生 理 学

主　编　林　玲　孙　韬

副主编　杨丽娜　高　丽　孔春艳　张跃红

编　委　(以姓氏笔画为序)

孔春艳 (河南医学高等专科学校)

师瑞红 (河南医学高等专科学校)

孙　韬 (河南医学高等专科学校)

杨丽娜 (河南医学高等专科学校)

沈　彬 (郑州大学第三附属医院)

张跃红 (河南中医药大学第一附属医院)

陈文超 (河南医学高等专科学校)

林　玲 (河南医学高等专科学校)

高　丽 (河南医学高等专科学校)

韩瑞征 (郑州大学第三附属医院)

樊志刚 (河南医学高等专科学校)

北京科学技术出版社

图书在版编目（CIP）数据

生理学/林玲，孙韬主编 . — 北京：北京科学技术出
版社，2022.9（2024.8 重印）
　　ISBN 978-7-5714-2427-5

　　Ⅰ . ①生… Ⅱ . ①林… ②孙… Ⅲ.①人体生理学-
高等职业教育-教材 Ⅳ. ①R33

　　中国版本图书馆 CIP 数据核字（2022）第 138025 号

策划编辑：马　驰　曾小珍
责任编辑：李晓玢
责任校对：贾　荣
图文制作：舒斋文化
责任印制：李　茗
出 版 人：曾庆宇
出版发行：北京科学技术出版社
社　　址：北京西直门南大街 16 号
邮政编码：100035
电　　话：0086-10-66135495（总编室）　　0086-10-66113227（发行部）
网　　址：www.bkydw.cn
印　　刷：河北鑫兆源印刷有限公司
开　　本：889 mm×1194 mm　1/16
字　　数：350 千字
印　　张：14.75
版　　次：2022 年 9 月第 1 版
印　　次：2024 年 8 月第 3 次印刷
ISBN 978-7-5714-2427-5

定　　价：54.00 元

前　言

《生理学》作为重要的医学基础教材，不仅要主动适应新时代卫生职业教育发展的新要求，还要为培养德技并修，并能够从事临床护理、社区护理、健康保健等工作的高端技能型护理专业人才打下坚实的基础。

编写团队根据教育部和国家卫生健康委员会关于新时代职业教育和护理服务业人才培养等文件精神，坚持"立德树人"的根本任务，科学整合、优化生理学课程体系，积极探索、创新编写形式，遵循"三基""五性""四贴近"原则，体现知识、技能、素质并重的育人理念，力求更加符合新时代卫生职业教育发展的新要求，以满足高职高专护理、助产等专业学生的教学需求。

本版教材在保留原版教材的优点的基础上，做出如下更新和调整。

1. 进一步优化、整合生理学知识内容，全面揭示正常人体的生理功能与代谢机制，更好地体现正常人体生理功能的逻辑性、系统性和完整性。

2. 在教材内容选取上，紧扣护理专业人才培养方案，紧密结合护士执业资格考试大纲，围绕临床岗位需求编排教学内容，充分体现基础课为专业课服务、为护理职业岗位需求服务的理念。

3. 增设"情境导入""知识拓展""本章小结"等特色栏目，将生理学基本知识与护理工作的临床实践有机结合，注重生理学的基础理论在护理工作实践中的应用。例如，在各章的理论叙述之前，以"情境导入"为引导，并提出相应的问题，激发学生的求知欲，引导学生积极探索机体生命的奥秘。又如，精心设计"知识拓展"栏目，对部分知识和内容进行了补充，拓宽学生视野。

4. 每一章的学习目标、特色栏目及相关内容都渗透了人文素质教育等内容，将"敬佑生命、救死扶伤、甘于奉献、大爱无疆"的卫生职业精神贯穿于教材全过程，突出职业道德与人文素养的培养，充分发挥教材的教育教学功效。

5. 充分体现"互联网＋"的融合理念，增加数字资源内容，丰富和拓展教材知识，增强教材的可读性、可视性和实用性，构建立体化教材，加强学生对重点、难点内容的理解和掌握。

6. 每章后附有临床病例思考题，试题内容均为护士执业资格考试真题，目的是有意识地培养学生临床思维能力和综合应用能力。

本教材在编写过程中，参考了国内最新的《生理学》《正常人体功能》等教材，得到了参编学校的大力支持。在此表示衷心的感谢！

由于编者水平有限，不当之处在所难免，恳请广大读者批评指正。

林　玲

2022 年 5 月

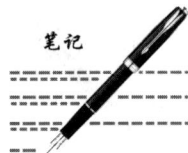

目　录

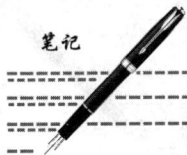

第一章 绪 论

1. 掌握生命活动的基本特征；内环境与稳态的概念及生理意义；人体功能调节的方式及特点。

2. 熟悉正反馈、负反馈的概念及意义。

3. 了解生理学的概念；研究对象及任务；生理学的学科发展史。

4. 能用本章节的相关知识解释相关护理操作技术（如肌内注射）；能用理论知识解释日常生活现象和临床问题。

5. 培养感悟生命、珍爱生命的价值观，以及精益求精、严谨科学的科研精神；培养逻辑思维和辩证思维。

情 境 导 入

王阿姨，60岁，有冠心病史10余年，近段时间感觉非常疲劳。近日偶感心慌、胸闷，自行服药可缓解。王阿姨今日在小区与人发生争吵，突然脸色苍白、呼吸急促、随后晕倒。刚好两名医学生经过此地，她们立即拨打了120急救电话，随后她们发现王阿姨的呼吸、脉搏均消失，便立刻对王阿姨进行了人工呼吸和胸外按压，王阿姨很快苏醒，恢复了心跳和呼吸。随后，120急救车将王阿姨送到医院治疗，两名学生一起护送王阿姨到医院，医院的诊断结果为冠心病、心律失常，需住院治疗。家属赶到后非常感谢两名学生，她们只说："这是我们应该做的"，便离开了。

请思考：

1. 王阿姨为什么会突发心跳和呼吸骤停？

2. 王阿姨的发病经历给了我们哪些启示？

3. 作为护理专业的学生，你能从这两名医学生身上学到什么？

第一节 概 述

一、生理学的概念

生理学（physiology）是生物科学的一个分支，是研究生物体功能活动规律的科学。根据研究对象的不同，生理学可分为植物生理学、动物生理学、人体生理学等。人体生

生理学

理学的主要任务是研究正常人体及其各组成部分的活动规律、活动发生机制，以及机体内、外环境变化对功能活动的影响和人体所做的相应调节，并揭示各种生理功能在整体生命活动中的意义。

二、生理学与护理学

现代护理学的目的是"帮助患者恢复健康，帮助健康人提高健康水平"，护理工作的范畴已从"以疾病为中心"的治疗型护理转为"以健康为中心"的整体护理，护理工作者也从被动的执行者转为相对独立的决策者。这就要求护理人员必须具备正常人体功能的基本知识，掌握其与疾病的关系，并应用相关原理指导护理实践。生理学是护理专业的一门非常重要的基础理论课程，在护理专业课程体系中具有重要的地位和作用。生理学以人体解剖学、组织胚胎学为基础，同时又是药理学、病理生理学等临床课程的基础，具有承前启后的作用。因此，只有掌握了生理学的基本知识，才能更好地理解疾病的发生和发展过程，并为做出正确的护理诊断、制订正确的护理措施提供重要的理论基础，也为学习其他医学课程和认识疾病、防治疾病、促进健康奠定必要的理论基础。

三、生理学研究的内容

生理学是一门实验科学，其理论知识主要来自实验研究和临床实践的科学总结。由于人体的结构和功能非常复杂，生理学的研究一般从3个不同的层次进行：整体水平、器官和系统水平、细胞和分子水平。

（一）整体水平

以完整的机体为对象，研究人体与环境的相互作用及人体各系统之间的相互影响，如情绪激动时血糖、心率和呼吸频率的变化等。

（二）器官和系统水平

以器官和系统为对象，研究各器官和系统的功能、机制、特点及作用，如心脏搏动是如何发生的、有什么特点、起什么作用等。

（三）细胞和分子水平

以细胞及其所含的物质分子为对象，研究人体各种细胞超微结构的功能，以及细胞内各种物质分子的理化变化规律，目的在于揭示生命活动最本质、最基本的规律。例如，细胞间的信息转导、肌细胞收缩时的肌丝滑行、细胞兴奋时离子的跨膜移动、细胞膜的生物电现象等。

上述3个层次是互相联系、相辅相成的，只有将这3个方面的研究成果有机地结合起来，进行综合分析和判断，才能科学地认识正常人体功能活动的规律。

知识拓展

威廉·哈维

1628年，英国医生威廉·哈维（William Harvey）首次应用动物实验的方法，第一次科学地阐明了血液循环的途径和规律，指出心脏是血液循环的中心，描述了血液由心脏射入动脉，再由静脉回流到心脏而不断循环，并发表了著名的《心血运动论》。这是历史上第一部基于实验证据的生理学著作，是生理学发展史上的里程碑。因此，

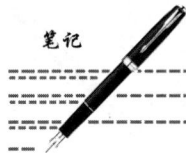

威廉·哈维被认为是近代生理学的奠基人。1926年，中国的林可胜教授发起并成立了中国生理学会，他发现的"肠抑胃素"也是中国人首次发现的激素。因此，林可胜教授被认为是中国近代生理学的奠基人。

第二节　生命活动的基本特征

生命活动的基本特征是指所有生命个体最本质的共同特征。自然界中的生命个体种类繁多，生命活动的表现形式各异。例如，植物的生根、发芽、开花、结果是生命活动；动物的觅食、迁徙、求偶、争斗是生命活动；人的运动、思维也是生命活动。如此不同的生命现象，表面看不出有什么共同之处，但究其实质却有一些共同的特征，这些共同的特征即生命活动的基本特征，包括新陈代谢、兴奋性、适应性和生殖等。

一、新陈代谢

新陈代谢（metabolism）是生命最普遍的、最显著的特征，生物体的新陈代谢是通过吸取营养和排泄废物来进行的。生物体从外界环境摄取一些物质，如氧气和食物；同时还要从体内排出一些物质，如二氧化碳和液体。摄入物质与排出物质的不同，提示摄入物质在体内发生了一系列非常复杂的化学变化。我们把生物体与外界环境之间的物质和能量交换，以及生物体内物质和能量的转变过程称为新陈代谢。营养物质在体内，或者合成机体的组成部分，或者分解以释放能量，所以新陈代谢可分为两个过程：一是合成代谢，是指机体从外界环境中摄取营养物质，合成自身物质的过程；二是分解代谢，是指机体分解自身成分，并且将分解产物排出体外的过程。机体的生长、发育和修补，都需要通过合成代谢提供原料。同时，分解代谢过程中释放出来的能量则是生命活动的根本能源。

新陈代谢是一切生命活动的基础，是生命体区别于非生命体的根本标志。新陈代谢一旦停止，人体的功能活动也立即停止，生命也就随之终结。

二、兴奋性

兴奋性（excitability）是指机体对刺激发生反应的能力或特性。近年来，人们从电生理角度对兴奋性提出了新的认识，认为兴奋性的实质是细胞接受刺激时产生动作电位的能力。兴奋性是生命现象的一个重要特征，任何器官、组织和细胞对刺激发生的反应都必须以兴奋性为前提，丧失了兴奋性，机体就中断了与环境的联系，生命也将终止。

1. 刺激与反应

（1）刺激：生理学中将能引起机体发生反应的各种内、外环境变化称为刺激（stimulus）。按其性质不同可分为：①物理性刺激，如机械、压力、电、温度、声、光等；②化学性刺激，如酸、碱、化学药物等；③生物性刺激，如细菌、病毒等；④社会心理性刺激，如情绪波动、社会变革等。由于电刺激容易控制，且不易损伤组织，因此在生理学实验中最常使用。

刺激要引起细胞或机体发生反应必须具备3个要素，即足够的强度、足够的作用时间、一定的强度变化率，只有具备了这 3 个要素才能成为有效刺激。刺激强度过小或作用时间过短则不能引起反应，强度变化率过小会使刺激作用减弱。

知识拓展

　　临床上，护士在给患者做肌内注射时，要做到态度和蔼，遵循"两快一慢"的操作规范（进针和拔针快、推药的速度慢），从而降低强度 – 时间的变化率、减轻患者的痛苦。

　　请思考：

　　1. "两快一慢"为什么可以减轻患者的疼痛？

　　2. 如果你是患者，你希望护士怎么做？

　　（2）反应：机体接受刺激后所引起的功能活动变化称为反应（reaction），如神经传导、肌肉收缩、腺体分泌等。反应包括兴奋和抑制两种形式。兴奋（excitation）是指机体受刺激后，由相对静止转变为活动，或活动由弱变强。抑制（inhibition）是指机体受刺激后，由活动状态变为相对静止，或活动由强变弱。例如，心肌接受乙酰胆碱（acetylcholine，ACh）刺激后，出现心率减慢、收缩减弱等。

　　兴奋和抑制是人体功能活动状态的两种基本表现形式，二者互为前提，既对立又协调，并可随环境条件的改变相互转化。组织接受刺激后究竟是发生兴奋还是抑制，取决于刺激的质和量及组织接受刺激时的功能状态。同类刺激，由于强度不同，反应也可不同。同一组织的功能状态不同，对相同刺激的反应也不相同。

　　2. **衡量兴奋性的指标——阈值**　　不同组织的兴奋性不同，同一组织在不同的功能状态下兴奋性也不一样。以肌肉收缩为例，将刺激强度变化率和作用时间固定，从小到大逐渐增加刺激强度，可测得一个刚能引起肌肉收缩的最小刺激强度。生理学上把能使机体发生反应的最小刺激强度称为阈强度，简称阈值（threshold）。阈值与组织细胞的兴奋性呈反变关系：阈值越低，组织的兴奋性越高；阈值越高，组织的兴奋性越低。阈值是衡量兴奋性高低的指标。以阈值为标准，把强度等于阈值的刺激称为阈刺激（threshold stimulus），强度小于阈值的刺激称为阈下刺激，强度大于阈值的刺激称为阈上刺激。单个阈下刺激不能引起细胞兴奋；阈刺激和阈上刺激都可引起组织细胞兴奋。在人体内，因神经组织、肌组织、腺体组织的兴奋性较高，对刺激反应灵敏，兴奋时伴有动作电位的产生，故将这些组织称为可兴奋组织。

　　当组织受到刺激发生兴奋时，兴奋性会出现一系列周期性变化。如图 1 – 1 所示，纵坐标表示兴奋性的高低，正常水平以上表示兴奋性高于正常，正常水平以下表示兴奋性低于正常，零点表示兴奋性为零，即兴奋性暂时消失。在 a 点给予组织一次刺激，在它兴奋的同时，其兴奋性立即下降到零并持续一段时间，即从 a 到 b，在这段时间给组织任何强大的刺激均不会引起组织再次兴奋，称为绝对不应期（absolute refractory period，ARP）。接着组织的兴奋性逐渐回升并达到正常水平，即从 b 到 c，在这段时间组织的兴奋性低于正常，必须给予阈上刺激才能引起组织发生反应，称为相对不应期（relative refractory period，RRP）。此后组织的兴奋性高于正常，对阈下刺激即能发生反应，此时期称为超常期（supranormal period，SNP）。超常期之后组织的兴奋性低于正常，对阈上刺激才能发生反应，此时期称为低常期（subnormal period）。

　　组织受刺激兴奋时其兴奋性即经历这样一次周期性的变化：要经过绝对不应期、相对不应期、超常期、低常期才能恢复到兴奋前的水平。

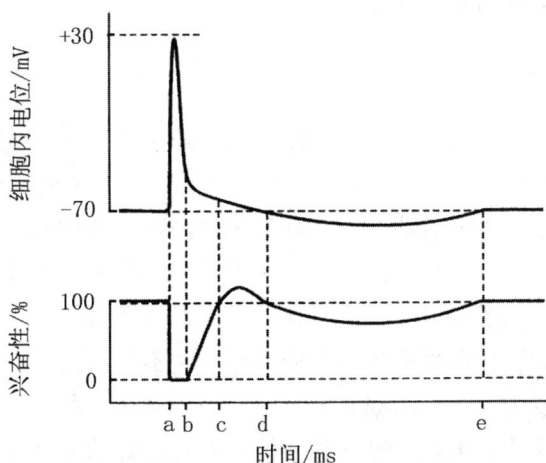

图 1-1 组织兴奋时兴奋性的周期性变化

ab：绝对不应期；bc：相对不应期；cd：超常期；de：低常期。

本图选自白波、王福主编的人民卫生出版社国家卫生健康委"十三五"规划教材《生理学》第八版

组织兴奋时兴奋性的变化具有十分重要的意义，特别是在绝对不应期，它的长短决定了组织两次兴奋的最短时间间隔，即决定了组织在单位时间内能够产生反应的最多次数。也就是说，不管给组织的刺激频率有多高，组织依其绝对不应期的长短，在单位时间内只能产生一定次数的反应。

三、适应性

机体具有根据内、外环境变化调整自身各部分的活动及相互关系以保持自身生存的能力或特性，称为适应性（adaptability）。人类在生存过程中既受自然环境的影响，又受社会环境的影响。自然界中的生物、理化因素，以及语言、文字、思想、情感等社会心理因素的改变，均可影响人体的生命活动，而人体也可随着环境的变化调整其心理和生理活动，以适应环境变化、维持正常生存。

适应性包括行为性适应和生理性适应。行为性适应是生物界普遍存在的本能行为，常通过躯体活动的改变而实现，如夏天趋凉、冬天趋暖、遇到伤害性刺激时躲避等。生理性适应是指机体内部的协调性反应，如在高温环境下皮肤血管扩张、血流量增加、汗腺分泌增多等，机体通过加强散热过程而保持体温的相对稳定。

四、生殖

机体生长发育到一定阶段后，通过雌雄成熟生殖细胞的结合，可产生与自身相似的子代个体，这种功能称为生殖（reproduction）。生殖是生物体繁衍后代、延续种系的基本生命特征。

第三节 人体与环境

环境是机体赖以生存和生长发育的必要条件，脱离环境的机体和细胞将无法生存。

生理学

人体生存的环境分为外环境和内环境。

一、人体与外环境

人体生存的外环境包括自然环境和社会环境。自然环境的各种变化（如光照、气压、温度、湿度的变化等）形成刺激，不断地作用于人体，而人体能够对此做出相应的反应，以适应环境，维持正常的生命活动。但当过于剧烈的环境变化超过人体适应能力时，将对人体造成不良影响，甚至危及生命。社会环境是影响人体生理功能活动的另一重要因素，如各种社会关系、风俗习惯、文化教育、工作及生活条件等，都可引起人体生理功能的改变。当前常见的社会环境刺激是人们工作和生活的压力。随着社会的发展，社会环境的成分也越来越复杂，对人体健康的影响也越来越大。稳定和谐的社会环境、和睦友好的人际关系，健康的人生观、世界观、价值观及良好的心理素质可预防疾病、促进健康、延长寿命；反之，动荡的社会环境、失和的人际关系、消极的情绪、恶劣的心境则可导致人体多种生理功能紊乱，甚至引起疾病。

二、内环境与稳态

（一）体液与内环境

1. 体液及其分布　体内的水分及其溶质总称为体液（body fluid），约占体重的60%。以细胞膜为界，分布在细胞内的称为细胞内液，约占体重的40%；分布在细胞外的称为细胞外液，包括血浆、组织液、淋巴液和脑脊液等，约占体重的20%。由于细胞膜、毛细血管壁、毛细淋巴管壁都有选择通透性，所以，各部分体液既彼此分开，又相互沟通。

2. 内环境　人体内绝大多数细胞并不与外界环境直接接触，而是浸泡在细胞外液中，细胞在代谢过程中需要不断从细胞外液摄取 O_2 及营养物质，同时又向细胞外液排放代谢产物。细胞外液是细胞直接接触和赖以生存的环境，故将其称为人体的内环境（internal environment）。

（二）稳态

内环境中各种化学成分（水、无机盐、有机物及气体等）和理化性质（如温度、渗透压、pH、各物质的浓度等）保持相对稳定的状态，称为内环境稳态，简称稳态（homeostasis）。

稳态并不是内环境的各种成分及理化性质都保持不变，相反，由于受外环境变化和细胞代谢的双重影响，内环境稳态将不可避免地被干扰或破坏。如 O_2 和营养物质减少，CO_2 和代谢产物增多等。但正常情况下，机体在神经和体液等因素的调节下，可通过多种组织、器官的生理活动不断恢复和维持稳态。例如，通过呼吸补充 O_2，排出 CO_2；通过肾的泌尿作用排出多余的代谢产物；通过消化器官从外界摄入水分及营养物质等。从这个意义上说，稳态是在体内各种调控机制的作用下，通过各系统的功能活动所维持的一种动态平衡。稳态具有十分重要的生理意义，它是维持细胞正常生理功能和机体正常生命活动的必要条件。如果内环境遭到严重破坏，其程度超过人体的调节能力，就会导致疾病的发生，甚至危及生命。

目前，生理学中关于稳态的概念已不只限于内环境，而是扩展到泛指体内从细胞水平到整体水平的各种生理功能活动相对稳定状态的维持和调节，凡能保持协调、稳定的各种生理过程均属于稳态。

第四节　人体功能的调节

　　人体有多种功能系统，它们在生命活动中分别发挥着不同的作用，但它们的活动并非相互独立、互不相干，而是相互协调、紧密配合。同时，机体又能对复杂多变的内、外环境做出适应性反应，使机体与环境保持协调统一，这些均需要通过人体的调节功能来实现。

一、人体功能的调节方式

（一）神经调节

　　神经调节是指通过神经系统的活动对人体功能进行的调节。神经调节的基本方式是反射（reflex）。反射是指在中枢神经系统的参与下，机体对刺激做出的规律性反应，例如，手指受到伤害性刺激时立即缩回，这就是一种简单的反射活动。

　　反射的结构基础是反射弧（reflex arc）。反射弧包括5个环节：感受器→传入神经→神经中枢→传出神经→效应器（图1-2）。反射的实现有赖于反射弧的完整，反射弧的任何一个环节损坏，都可使反射异常或消失。

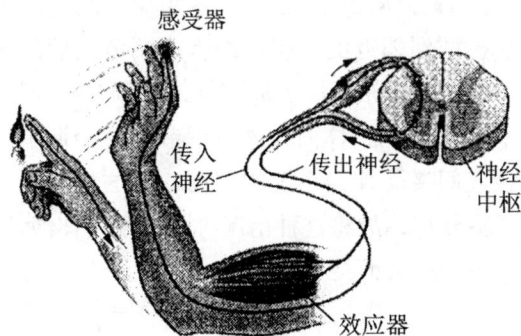

图1-2　反射弧模式图

　　反射的种类很多，按其形成条件和反射弧的特点，可分为非条件反射和条件反射两种类型（表1-1）。

　　1. 非条件反射　非条件反射（unconditioned reflex）是指生来就有的反射。例如，新生儿的吮吸活动、食物刺激口腔引起的唾液分泌、异物刺激眼睛引起的眨眼反射、针刺足趾引起的缩腿反射等均属于非条件反射。非条件反射的反射弧固定，反射数量有限，反射中枢位于中枢神经系统的较低级部位，是较初级的神经活动，是人和动物维持生命的本能性活动，对个体生存和种族繁衍具有重要意义。

　　2. 条件反射　条件反射（conditioned reflex）是后天获得的，是人和动物在非条件反射的基础上结合个体生活经历而建立起来的反射。例如，"望梅止渴"就是一种典型的条件反射。建立条件反射必须有大脑皮层的参与，即其反射弧要通过大脑皮层，因此条件反射是一种较高级的神经调节方式。

　　不同个体由于生活经历不同，所形成条件反射的种类及数量也不相同。即便是已经形成的条件反射也会随着环境的改变而改变。可见，条件反射是灵活可变、数量无限的。

机体通过建立条件反射，使其活动更具有灵活性和预见性，从而提高人和动物适应环境变化的能力。

神经调节的特点是迅速、精确而短暂。

表 1-1　非条件反射与条件反射的比较

比较内容	非条件反射	条件反射
形成	先天遗传，种族共有	后天在一定条件下形成
举例	吸吮反射、膝跳反射等	"望梅止渴"等
神经联系	有恒定、稳固的反射弧联系	易变、暂时性的反射弧联系
中枢	在大脑皮层中枢的参与下可完成反射	必须有大脑皮层的参与
意义	数量有限，适应性弱	数量无限，适应性强

（二）体液调节

体液调节是指体液因素（激素、特殊化学物质和某些代谢产物）通过体液途径对机体各部分所进行的调节。

1. 全身性体液调节　全身性体液调节主要是指内分泌细胞所分泌的激素（hormone）随血液循环运往全身，调节相应器官、组织的生理活动。例如，甲状腺素、肾上腺皮质激素的作用等就属于全身性体液调节。

2. 局部性体液调节　局部性体液调节是指某些组织细胞所产生的一些特殊化学物质或代谢产物，通过组织液扩散到邻近的组织、细胞并调节它们的活动。例如，一般组织细胞的酸性代谢物引起局部血管舒张就属于局部性体液调节。

3. 神经-体液调节　在完整的机体内，体液调节与神经调节是密切联系的，内分泌细胞分泌激素的活动直接或间接受神经系统的控制，在这种情况下，体液调节作为神经调节的一个传出环节而发挥作用，故将这种情况称为神经-体液调节（图1-3）。

体液调节的特点是缓慢、弥散而持久。

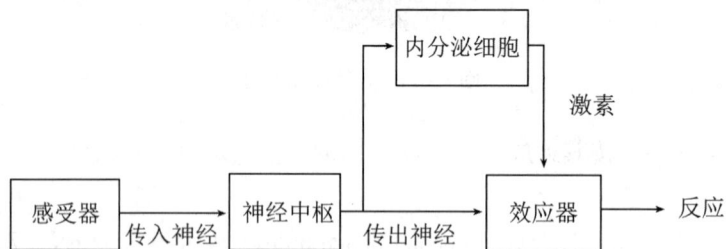

图 1-3　神经-体液调节示意图

（三）自身调节

组织、细胞不依赖于神经调节或体液调节，而由自身对刺激产生适应性反应，称为自身调节。例如，肾动脉灌注压为 80~180 mmHg（1 mmHg = 0.133 kPa）时，肾血流量基本保持稳定；在一定范围内，心肌收缩力随心肌初长度的增加而增强，这些都是自身调节的表现。

自身调节的特点是调节幅度和范围小，灵敏度低。

在机体内，神经调节、体液调节、组织器官的自身调节紧密联系、相互配合，共同调节机体的各项功能，从而使人体生理功能活动更趋完善。

二、人体功能的反馈控制

机体通过调节把许多不同的生理反应统一起来，组成完整的互相协调的生理过程，从而时刻保持机体内部各种生理功能的相对稳定，并与环境取得动态平衡。这种强弱适中、恰到好处的调节效果的实现，有赖于生理调节中的反馈控制。反馈控制系统是一个闭环系统，即控制部分发出指令控制受控制部分的活动，同时受控制部分的功能状态（输出变量）经检测装置检测后发出反馈信息，以影响控制部分的活动。（图1-4）这种受控制部分发出的信息反过来影响控制部分活动的过程称为反馈（feedback）。

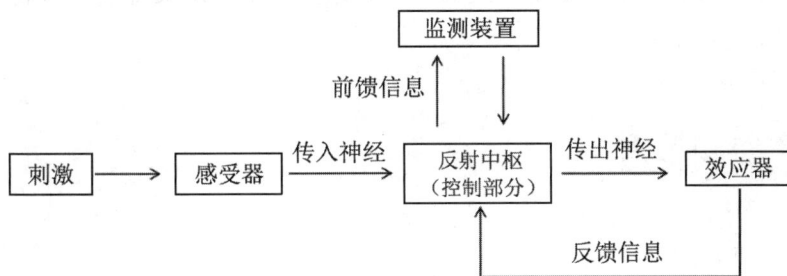

图1-4 反馈控制系统

在生理学中，通常把神经中枢或内分泌腺看作控制部分，而把效应器或靶细胞看作受控制部分。控制部分发出控制信息调节受控制部分的活动，受控制部分则把其活动效应作为反馈信息回送到控制部分，以纠正和调整控制部分的活动，从而使调节作用更加精确，使反应强度恰到好处。

根据反馈作用效果的不同，可将反馈分为正反馈和负反馈两种。

（一）正反馈

反馈信息与控制信息的作用相同称为正反馈（positive feedback）。也就是说，受控制部分发出的反馈信息能促进或加强控制部分的活动，从而使那些连续发生的生理过程不断增强，直至完成。在生理调节中正反馈机制很少，只见于一些速发速止、需要一次进行到底的活动，如血液凝固、排尿和分娩等。

（二）负反馈

反馈信息与控制信息的作用相反称为负反馈（negative feedback）。也就是说，当受控制部分活动增强时，反馈信息可抑制控制部分的活动，使原有的调节效应减弱，使受控制部分的活动恢复适宜状态；相反，当受控制部分的活动过弱时，反馈信息可加强控制部分的活动，使原有的调节效应增强。可见，负反馈的作用是使受控制部分的活动保持在适宜的状态，其在维持各器官、系统的正常功能及内环境稳态中起重要作用。负反馈机制普遍存在于各种需要保持相对稳定的生理过程的调节中，例如，血压、血糖水平和体温的相对稳定就是通过负反馈调节实现的。

知识拓展

生理功能的调节控制

20世纪40年代，人们通过运用数学和物理学的原理和方法，研究了各种工程技术的控制和人体功能调节，发现了调节和控制过程的共同规律，进而产生了一个新的学科，这就是控制论。研究者运用控制论原理分析人体的调节活动，将人体的各种功能调节分为三类控制系统。第一类是非自动控制系统,这是一个开环系统,其控制部分不受受控制部分的影响,即受控制部分不能反馈改变控制部分的活动。在这种情况下,刺激决定反应,而反应不能改变控制部分的活动,这种控制系统的活动在体内不多见。第二类是反馈控制系统,反馈控制系统是一个闭环系统,其控制部分不断接受受控制部分的影响,改变着控制部分的活动,这种控制系统具有自动控制的能力。第三类是前馈控制系统,前馈控制系统所起的作用是预先监测干扰或超前洞察动因,以便及时做出适应性反应。条件反射活动是一种前馈控制系统活动。例如,动物见到食物就分泌唾液,这种分泌比食物进入口中后引起的唾液分泌来得快,而且富有预见性,更具有适应性意义。

本章小结

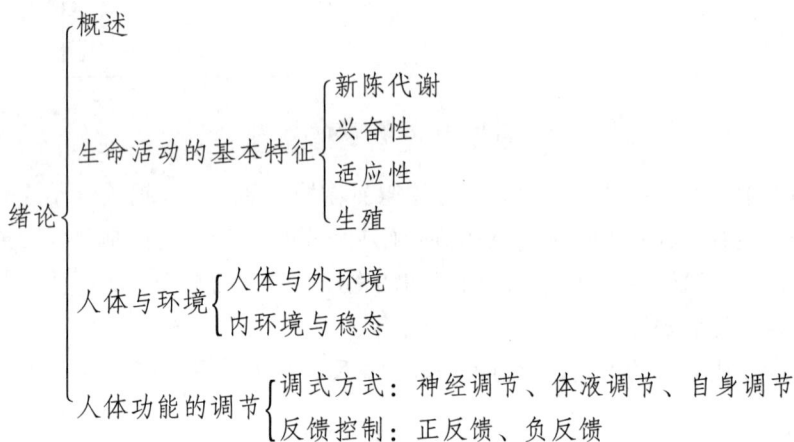

思考题

患者,女,46岁,患糖尿病十余年,因严重昏迷入院。体格检查:BP 90/40 mmHg, P 101 次/分,呼吸深大,28 次/分。实验室检查:血糖 10.1 mmol/L, 血钾 6.6 mmol/L, pH 7.13, $PaCO_2$ 30 mmHg, 尿酮体(+++),尿糖(+++)。

临床诊断:糖尿病酮症酸中毒,电解质紊乱(高钾血症)。

请思考:

1. 作为责任护士,要对该患者的哪些指标进行评估?
2. 该患者的哪些指标属于失稳态?
3. 在护理工作中应该采取哪些护理措施?

(林 玲)

第二章 细胞的基本功能

1. 掌握细胞膜物质转运的方式及特点；静息电位和动作电位的概念、特征及其产生原理；骨骼肌神经肌肉接头处兴奋的传递过程、特点及影响因素；骨骼肌的兴奋－收缩耦联。

2. 熟悉动作电位的传导；肌丝滑行理论。

3. 了解局部反应及其特点；骨骼肌的收缩形式。

4. 学会运用本章所学知识，解释相关护理操作要点（瘫痪）和日常生活现象。

5. 热爱生活、热爱工作、关爱患者，把全心全意为患者服务、为人民健康服务当作自己人生的最高追求。

情境导入

> 王某，18 岁，因患有原发性高血钾周期性瘫痪而入院治疗。临床表现为肌无力、周期性挛缩并伴有疼痛，随后反应迟缓，肌肉瘫痪。体格检查：血钾 6.8 mmol/L（正常为 4.5 mmol/L）。细胞内钾离子明显降低，症状发生时，骨骼肌细胞静息电位幅度降低。
>
> 请思考：
> 1. 尝试分析患者细胞内钾离子明显降低的原因？
> 2. 针对此患者，在护理中应注意哪些问题？

细胞是人体结构和功能的基本单位，也是完成与控制人体基本生命活动的最小单位。人体内所有的生命活动，都是在细胞及其产物的基础上进行的。细胞功能活动的研究经历了显微水平、亚显微水平和分子水平的发展历程。研究细胞有助于揭示生命活动的本质，了解整个人体及各器官、各系统的基本生命活动的规律。尽管细胞的种类繁多，不同种类的细胞有不同的功能，但它们均具有一些基本的功能特征。因此，要阐明人体各系统、各器官的功能活动，首先要学习细胞的基本功能。本章重点介绍细胞膜的物质转运功能、细胞的生物电现象和肌细胞的收缩功能。

第一节 细胞膜的物质转运功能

细胞膜又称质膜，在细胞和环境之间起着屏障作用，而且还是细胞与外界实现物质、能量和信息交换的通道。细胞膜的具体功能主要归纳为以下 3 个方面。①屏障作用：细胞膜将细胞内容物和细胞外环境分隔开，使细胞能相对独立地存在于环境中，维持细胞膜内微环境的相对稳定。②物质转运功能：细胞膜在细胞和外界物质交换过程中具有重要作用，细胞可从细胞膜外摄取 O_2 和营养物质，并将代谢产物排出。③信息的传导作用：细胞膜可接受环境变化的刺激，并将外界信息传导入细胞膜内。此外，细胞膜还与机体的免疫、代谢调控、细胞识别、细胞的分裂与分化等过程有着密切的关系。

在电镜下细胞膜分为内、中、外 3 层，厚度约为 7.5 nm。内、外两层为电子密度高的暗带，厚度均为 2 nm，中层为电子密度低的明带，厚度约为 3.5 nm，因此，就形成了暗 - 明 - 暗的图像。尽管不同类型的细胞膜中各种物质的比例与组成均不相同，但一般都以蛋白质和脂质为主，糖类仅占极少量。对于细胞膜的基本结构和组成，目前已被公认的是 20 世纪 70 年代初期 Singer 和 Nicholson 提出的细胞膜的液态镶嵌模型（fluid mosaic model）学说（图 2 - 1）。这一学说的基本内容是，细胞膜以液态的脂质双分子层为基架，其中镶嵌着不同分子结构和不同生理功能的蛋白质分子，即膜蛋白。脂质双分子层中磷脂分子有两个极：一端为亲水极，朝向细胞膜的外表面和内表面；另一端为疏水极，朝向双分子层内部。膜脂质的这种结构使它具有较好的稳定性和流动性。镶嵌于膜上的蛋白质主要以 α-螺旋或球形蛋白质的形式存在：有的贯穿整个脂质双分子层，两端露出膜内外；有的则靠近膜内侧或膜外侧。细胞膜上的糖类含量极少，它们主要是一些寡糖链与多糖链，以共价键的形式和膜脂质或蛋白质结合，形成糖脂和糖蛋白，这些糖链绝大多数裸露在细胞膜外侧。

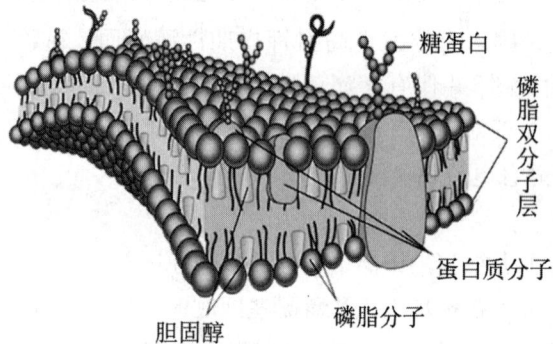

图 2 - 1　细胞膜分子结构示意图

一个不断进行着新陈代谢的细胞，必然有许多物质进出细胞，包括各种营养物质、代谢产物、维生素、O_2、CO_2 及 Na^+、K^+、Cl^-、Ca^{2+} 等各种离子。这些物质大多数是水溶性的，很少能直接通过脂质双分子层，它们进出细胞都与镶嵌于细胞膜上的各种特定蛋白质有关。团块性固态或者液态物质进出细胞（如细胞对细菌、病毒等异物的吞噬或分泌物的排出）则与细胞膜更复杂的生物学过程相关。由于被转运的物质的理化性质不同，因而转运的形式也不同。常见的物质转运形式有以下 4 种。

一、单纯扩散

脂溶性的小分子物质从细胞膜高浓度一侧向低浓度一侧转运的过程称为单纯扩散（simple diffusion）。这是一种单纯的物理过程，由于细胞膜主要由脂质分子构成，而体液中脂溶性的物质并非很多，所以通过单纯扩散的物质较少，其中比较肯定的有 O_2、CO_2、

N_2 和 NH_3 等气体分子。单纯扩散的特点是，被转运的物质是顺浓度差进行的，不需要提供能量，且没有细胞膜上蛋白质的参与。物质扩散量的多少用扩散通量来表示，即每秒通过每平方厘米平面的摩尔或毫摩尔数 [$mol/(s \cdot cm^2)$ 或 $mmol/(s \cdot cm^2)$]。

影响某种物质单纯扩散的因素有 2 个。①浓度差：被转运物质在细胞膜两侧的浓度差是物质扩散的动力，浓度差愈大，扩散通量愈大。②通透性：物质通过细胞膜的难易程度称为通透性。通透性愈大，单位时间内的扩散通量愈大。

二、易化扩散

非脂溶性或脂溶性低的物质借助于细胞膜上的载体蛋白或通道蛋白的帮助，从细胞膜的高浓度一侧向低浓度一侧转运的过程称为易化扩散（facilitated diffusion）。通过易化扩散方式进行跨膜转运的物质有葡萄糖、氨基酸、K^+、Na^+、Ca^{2+} 等。根据细胞膜上蛋白质特性的不同，易化扩散可分为载体转运（carrier transport）和通道转运（channel transport）两种类型。

1. 载体转运　载体转运是以载体为中介的易化扩散。载体是指细胞膜上具有运载功能的蛋白质分子，这些蛋白质分子上有一个或多个能与某种转运物质相结合的位点。在细胞膜的高浓度一侧，这些位点能与被转运物质相结合，然后通过其本身构型的变化而将该物质运至细胞膜的另一侧，然后，被转运物质和载体分离，从而完成转运。载体完成物质转运后恢复原来结构，供下次使用（图 2-2）。某些小分子亲水性物质（如葡萄糖、氨基酸）就是以载体转运方式进出细胞的。

载体转运具有以下 3 个特点。①高度特异性：一种载体只能转运某种特定构型的物质，如人体内葡萄糖载体只能转运右旋葡萄糖，不易转运左旋葡萄糖，这是因为载体的结合位点和被转运物质之间存在着严格的化学结构上的适配性。②饱和现象：实验发现，当细胞膜一侧被转运物质的浓度增加至一定限度时，再增加其浓度也不能使转运量随之增加，即达到了饱和。其原因是载体蛋白分子的数目和结合位点的数目是有限的，所以，当载体已被充分利用时，转运量不再随被转运物质的浓度增大而增加。③竞争性抑制：当一种载体同时转运两种结构类似的物质时，如果其中一种物质浓度增加，将导致另一种物质的转运量减少，这一现象也是由载体结合位点有限导致的。

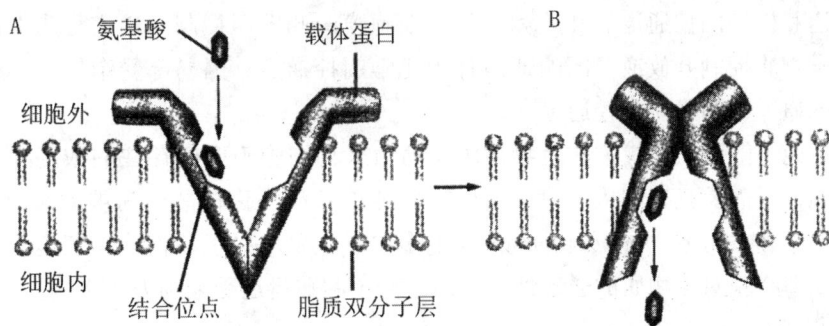

图 2-2　载体转运模式图
A. 载体蛋白与被转运物质结合；B. 载体蛋白与被转运物质分离

2. 通道转运　通道转运是以通道为中介的易化扩散。通道蛋白是贯穿于细胞膜全层的蛋白质分子，组成这种蛋白质分子的若干亚单位围成一个水性孔道。各种离子（如 K^+、Na^+、Ca^{2+} 等）主要通过这种方式进出细胞（图 2-3）。通道也有其特异性，即不同的离子，一般由特定的通道转运，如钠通道、钾通道和钙通道等。

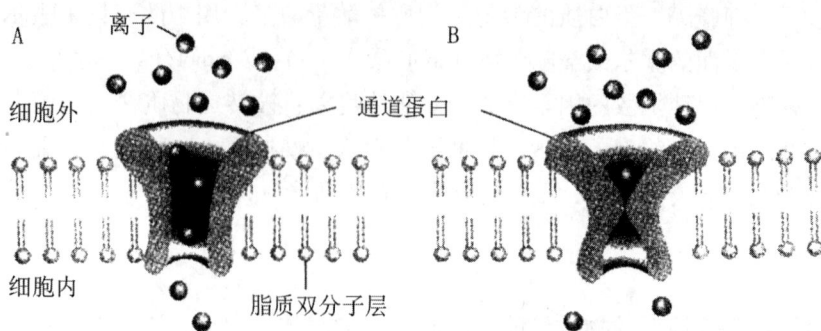

图 2-3 通道转运模式图
A. 通道开放；B. 通道关闭

通道有激活、失活和备用 3 种功能状态。当膜电位改变或膜受到某些化学物质的作用时，通道蛋白的构型可发生改变，从而造成通道功能状态的变化。激活状态即通道被打开，被转运的离子可以顺浓度梯度进行跨细胞膜扩散。失活状态即通道关闭，被转运的离子不能通过细胞膜，即细胞膜对该离子没有通透性。处于失活状态时，即使给予刺激，通道也不能再次打开。备用状态即通道复活，在适当的刺激作用下通道可以再次被激活开放。例如，心室肌细胞受到刺激后，钠通道开放，Na^+ 顺浓度梯度，从细胞外扩散到细胞内，使细胞产生动作电位，由于钠通道开放后迅速进入失活状态，需要一段时间才能恢复到备用状态。因此，心室肌细胞在此后的一段时间内对刺激无反应，不能再次产生动作电位，这段时期称为有效不应期（详见第四章）。

通道转运具有以下 3 个特点。①离子选择性：每一种通道都对某一种或某几种离子具有较高的通透性，而对其他离子不通透或不易通透。由于通道具有离子选择性，故可将其命名为 Na^+ 通道、K^+ 通道、Ca^{2+} 通道和 Cl^- 通道等。②转运速度快：当离子通道开放时，每秒钟通过通道的离子数目可达 106～108 个，远大于载体每秒钟 102～105 个离子的转运速度。③门控特性：离子通道的门控特性是指通道开放或者关闭往往是由通道蛋白结构中一个或两个"闸门"结构控制的，此种闸门控制通道开放或者关闭的现象称为门控（gating）。根据通道对不同刺激的敏感性，可将离子通道分为电压门控通道、化学门控通道和机械门控通道。开放和关闭受细胞膜两侧电压控制的通道称为电压门控通道；由化学物质控制开放或关闭的通道称为化学门控通道；因局部受牵拉变形而控制开放或关闭的通道称为机械门控通道。

由于单纯扩散和易化扩散转运物质时，动力来自细胞膜两侧存在的浓度差或电位差所含的势能，不需要直接利用能量，所以将单纯扩散和易化扩散称为被动转运（passive transport 28）。通过这种方式转运的物质量的多少，主要取决于该物质在细胞膜两侧的浓度差，以及细胞膜对该物质的通透性。此外，离子的转运还受电场力的影响。

知识拓展

水通道的发现

1988 年美国科学家 Agre 在分离纯化红细胞膜上的 Rh 血型抗原时，发现了一个 28 KD 的疏水性跨膜蛋白，称为 CHIP28（channel-forming integral membrane protein 28），1991 年 Agre 得到 CHIP28 的 cDNA 序列，他将 CHIP28 的 mRNA 注入非洲爪蟾的卵母细胞中，在低渗溶液中，卵母细胞迅速膨胀，并于 5 分钟内破裂。将纯化的 CHIP28

置入脂质体内，也会得到同样的结果。此外，细胞的这种吸水膨胀现象会被 Hg^{2+} 抑制，而这正是已知的抑制水通透的处理措施。这一发现揭示了细胞膜上确实存在水通道，Agre 因此与离子通道的研究者 Roderick MacKinnon 共享了 2003 年的诺贝尔化学奖。

三、主动转运

主动转运（active transport）是指某些小分子物质或离子在细胞膜上特殊蛋白质的帮助下，逆浓度差和（或）电位差跨膜转运的过程。根据蛋白载体是否直接消耗能量，将主动转运分为两种，即原发性主动转运和继发性主动转运，通常所说的主动转运是指原发性主动转运。

（一）原发性主动转运

细胞膜利用能量将物质由膜的低浓度（或低电位）一侧转运到高浓度（或高电位）一侧的转运方式，称为原发性主动转运（primary active transport）。在细胞膜的主动转运中，研究最清楚的是对 Na^+ 和 K^+ 的主动转运。正常细胞膜两侧的 Na^+ 和 K^+ 的浓度有很大差异，以神经细胞和骨骼肌细胞为例，细胞膜内 K^+ 的浓度约为膜外的 39 倍，而细胞膜外 Na^+ 的浓度约为膜内的 12 倍。这种浓度差的形成和维持依靠细胞膜上一种特殊蛋白质的活动，这种膜蛋白称为钠 - 钾泵，简称钠泵（sodium pump），它是由两个亚单位组成的二聚体蛋白质。由于钠泵本身具有腺苷三磷酸（ATP）酶活性，因此它可以依靠分解 ATP 来获得能量，并利用此能量进行 Na^+ 和 K^+ 的主动转运。因此，钠泵又称为 $Na^+ - K^+$ 依赖式 ATP 酶。

当细胞膜内 Na^+ 增多，或者细胞膜外 K^+ 增多时，钠泵会被激活，通过钠泵活动把细胞膜内的 Na^+ 转运到细胞膜外，同时把细胞膜外的 K^+ 转运到细胞膜内。一般情况下，每分解 1 分子 ATP，可将 3 个 Na^+ 泵到细胞膜外，同时将 2 个 K^+ 泵入细胞膜内（图 2 - 4），这个过程是逆浓度差进行的，需要消耗能量。细胞能量代谢产生的 ATP 中，约有 1/3 以上都用于维持钠泵的活动。

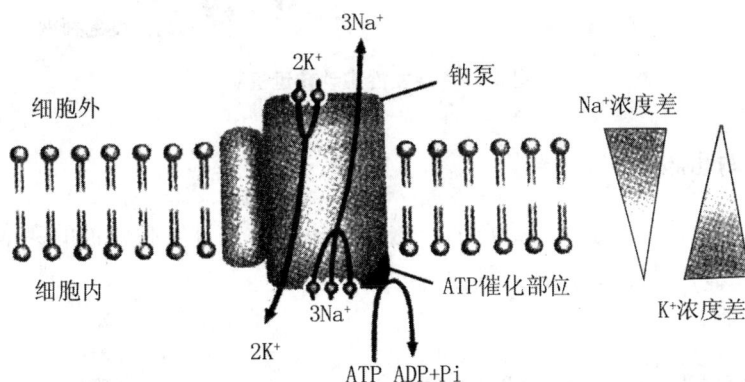

图 2 - 4 钠泵活动机制模式图

钠泵的活动所造成的细胞内高 K^+ 和细胞外高 Na^+ 具有重要的生理意义。①维持细胞膜内低 Na^+ 状态，阻止细胞膜外水分大量进入细胞内，维持细胞正常结构和功能。②维持细胞膜内高 K^+ 状态，保证细胞内多种功能活动的进行。③维持细胞膜两侧 Na^+ 和 K^+ 的浓度差，这是细胞产生生物电的基础。④维持细胞膜外高 Na^+ 状态，为继发性主动转运提供能量。⑤钠泵的活动是生电性的，能够直接影响细胞的膜电位。

人体内存在很多离子泵，除上述钠泵外，还有钙泵和质子泵等。

（二）继发性主动转运

一些物质在进行主动转运时，所需的能量不是直接来自 ATP 的分解，而是利用原发性主动转运建立的高势能，依靠细胞膜上的蛋白载体，将物质逆浓度差和（或）电位差进行跨膜转运，由于被转运物质利用的能量是间接获得的，所以将此转运方式称为继发性主动转运（secondary active transport），又称联合转运。介导这种转运的载体需要同时结合、转运两种甚至两种以上的分子或离子。根据被转运物质与 Na^+ 转运方向是否相同，将其分为同向转运和逆向转运。同向转运即被转运物质和 Na^+ 转运方向相同。例如，小肠上皮细胞刷状缘上存在葡萄糖转运体，葡萄糖分子与 Na^+ 可以同时结合于转运载体上，使葡萄糖逆着浓度差跟随 Na^+ 同步转运至细胞内。具体过程包括小肠上皮细胞的侧膜上存在钠泵，钠泵不断地将 Na^+ 泵到细胞外，造成细胞外 Na^+ 的高势能，当 Na^+ 顺浓度差被葡萄糖转运体转运到细胞内时，储存的势能被释放出来并使葡萄糖分子逆浓度差进入细胞。由此可见，提供葡萄糖转运的能量并非直接来源于 ATP 的分解，而是来源于钠泵活动所建立的势能储备（图 2-5）；逆向转运即被转运物质和 Na^+ 转运方向相反，又称交换。例如，心肌细胞在兴奋 - 收缩耦联过程中，通过 $Na^+ - Ca^{2+}$ 交换，将 Ca^{2+} 转出细胞，流入肌质，以维持肌质内低 Ca^{2+} 的状态。

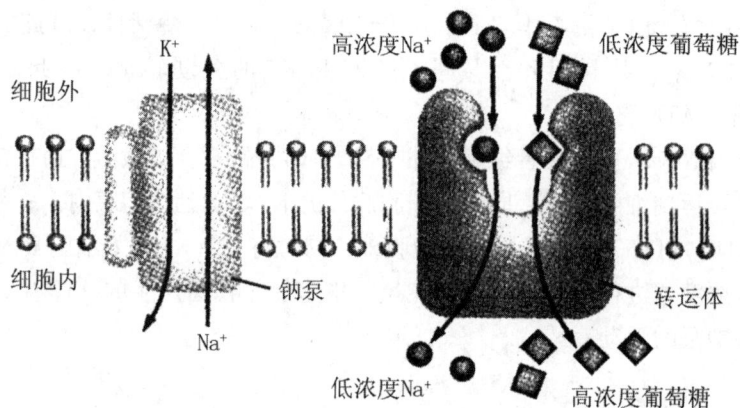

图 2-5 继发性主动转运机制

四、入胞与出胞

大分子物质或团块不能穿过细胞膜，这些物质可以通过质膜包被的囊泡，以出胞或入胞的方式完成跨膜转运，也称为膜泡转运。

（一）入胞

大分子物质或团块进入细胞的过程称为入胞（endocytosis），也称胞吞。例如，细菌、异物等进入细胞时，先是细胞膜对这些物质进行识别，然后细胞膜伸出伪足将吞入物包裹起来，继而出现细胞膜结构的融合、断裂，最后吞入物连同包裹它的细胞膜一同进入细胞内，形成吞噬小泡，之后，吞噬小泡与溶酶体融合，溶酶体中的蛋白水解酶将吞入物消化分解（图 2-6）。固体物质入胞称为吞噬，液体物质入胞称为吞饮。

（二）出胞

大分子物质或团块被细胞排出的过程称为出胞（exocytosis），也称胞吐。出胞主要见于细胞的分泌活动。例如，内分泌细胞分泌激素、腺细胞分泌酶、神经末梢释放递质等活动。首先，被分泌的物质在细胞膜内形成，然后由膜性物包裹形成囊泡，当分泌活动开始时，囊泡向细胞膜靠近并融合，然后在融合处出现裂孔，将囊泡内容物排空（图2-6）。

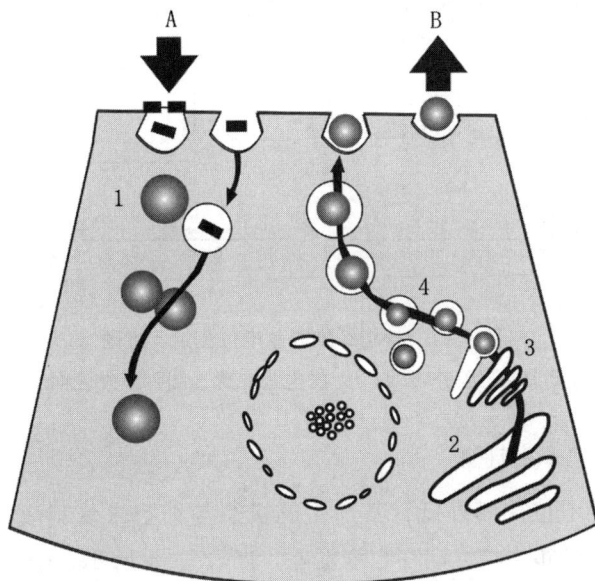

图2-6　入胞和出胞模式图
A：入胞；B：出胞；1：溶酶体；2：粗面内质网；3：高尔基复合体；4：分泌颗粒

第二节　细胞的生物电现象

活的细胞无论是静息时还是活动时，均存在电现象，这种电现象称为生物电。生物电是人体细胞的一种重要活动形式，它与机体的功能活动密切相关。例如，临床上常用的心电图、脑电图与肌电图等都是利用体表电极将各个器官的生物电活动引导到放大器与描记装置而记录到的。由于生物电发生在细胞膜的两侧，故又称为跨膜电位，简称膜电位（membrane potential）。细胞的生物电主要有两种表现形式，即细胞处于静息状态下的静息电位和细胞处于兴奋活动状态下的动作电位。下面以神经纤维细胞为例，介绍其生物电现象。

一、静息电位

（一）静息电位的概念

静息电位（resting potential，RP）是指细胞在静息状态时细胞膜两侧的电位差，又称为跨膜静息电位。静息状态是指细胞未受刺激时所处的状态。

如图2-7所示，如果把电极 a 和电极 b 均置于细胞膜外表面或均插入细胞内，示波器荧光屏上的光点无上下位移，说明在细胞膜外两点间，或在细胞内的两点间均没有电位差。如果把电极 b 插入细胞膜内，而将电极 a 仍留在细胞膜外表面，在电极 b 插入细胞的瞬间，荧光屏上的光点立即向下移位，并停在一个稳定的电位值上，这表明细胞膜内外存在电位差，如果规定细胞膜外的电位为零，那么细胞内的电位即为负电位，即细胞内电位较细胞外低，这种电位差简称为"内负外正"。人体内大多数细胞的静息电位是一种稳定的直流电位，为 $-100 \sim -50$ mV。例如，高级哺乳动物的神经纤维的静息电位为 $-90 \sim -70$ mV，平滑肌细胞的静息电位为 $-60 \sim -50$ mV。

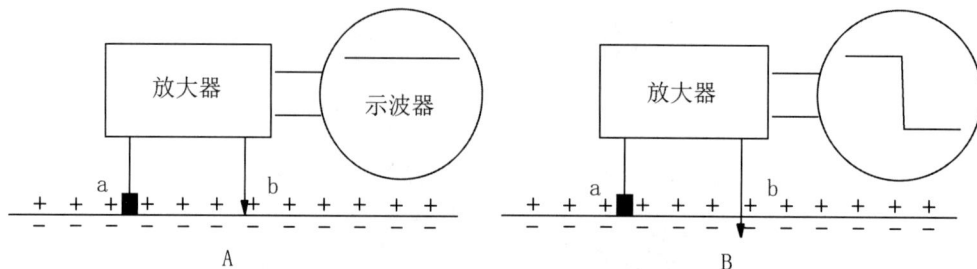

图 2-7 神经纤维静息电位测定示意图

A. 将电极 a 与电极 b 均置于细胞膜外表面；B. 将电极 a 置于细胞膜外表面，将电极 b 插入细胞膜内

（二）静息电位的产生机制

细胞静息时膜内电位比膜外低，其产生的机制与细胞未受刺激时所处的状态有关。细胞内外各种离子的分布不均，即存在浓度差。如表 2-1 所示，哺乳动物骨骼肌细胞内的 K^+ 浓度是细胞外的 39 倍，而细胞外的 Na^+ 浓度是细胞内的 12 倍，细胞外的 Cl^- 浓度是细胞内的 30 倍。细胞内的负离子主要是大分子的有机负离子（A^-），多为蛋白质离子，而细胞外的有机负离子极少。当细胞膜上某一通道开放时，相应的离子将顺浓度差进行易化扩散，即出现 K^+、A^- 的外流和 Na^+、Cl^- 的内流。另外，在不同状态下，细胞膜对各种离子的通透性不同。细胞处于静息状态时，钾通道处于开放状态，细胞膜对 K^+ 有通透性，对 Na^+ 的通透性很小，而对 A^- 几乎没有通透性。因此，K^+ 在浓度差的驱使下，以易化扩散的方式，由细胞内向细胞外扩散。由于 K^+ 本身带正电荷，所以 K^+ 外流就会造成细胞外电位升高，细胞内电位降低，即形成内负外正的电位差。随着 K^+ 的向外转运，膜内的 A^- 不能通过细胞膜而留在细胞内，细胞内外的电位差将愈来愈大。但是 K^+ 外流并不能无限制地进行下去，这是因为随着 K^+ 外流，形成的内负外正的电场力将会阻止带正电荷的 K^+ 继续外流。当促使 K^+ 外流的力量（浓度差）与阻止 K^+ 外流的力量（电场力）达到平衡时，将不再有 K^+ 的净移动，此时，细胞膜两侧就形成了一个相对稳定的电位差，即静息电位。由于静息电位主要是 K^+ 外流达到平衡时的电位，所以又称为 K^+ 平衡电位。

表 2-1 哺乳动物骨骼肌内外离子的浓度

离子成分	细胞外液/(mmol·L^{-1})	细胞内液/(mmol·L^{-1})	细胞内外浓度比
K^+	4.0	155.0	1:39
Na^+	140.0	12.0	12:1
Cl^-	120.0	4.0	30:1
A^-		155.0	

注：A^- 表示有机负离子，多为蛋白质离子。

根据细胞外液和细胞内液中 K^+ 的浓度差，可计算出 K^+ 的平衡电位，而它和实测值存在一定的差别。例如，枪乌贼巨大的神经纤维细胞静息电位的计算值约为 -87 mV，实测值约为 -77 mV，这是由于静息电位产生时，还有少量的 Na^+ 内流。此外，钠泵的活动是生电性的，每次活动时，将 3 个 Na^+ 泵到细胞膜外，同时将 2 个 K^+ 泵入细胞膜内，从而造成细胞膜内负电位。由此可见，钠泵的活动在某种程度上也参与了静息电位的形成。

静息电位的大小受细胞外 K^+ 浓度的影响。当细胞外 K^+ 浓度升高时，膜内外 K^+ 浓度差减小，K^+ 外流减少，静息电位减小；反之，如果细胞外 K^+ 浓度降低，则膜内外 K^+ 浓度差增大，K^+ 外流增加，静息电位增大。

二、动作电位

（一）动作电位的概念

动作电位（action potential，AP）是指细胞受刺激后在静息电位的基础上产生的短暂的、可扩布的电位变化。动作电位是细胞兴奋的标志，不过细胞在兴奋时有不同的外部表现形式。例如，肌肉表现为收缩活动、腺体表现为分泌活动等，但是它们都有一个共同的特征，就是在受到刺激后在静息电位的基础上发生一次迅速而短暂、可以扩布的电位波动，这种电位波动就是动作电位。

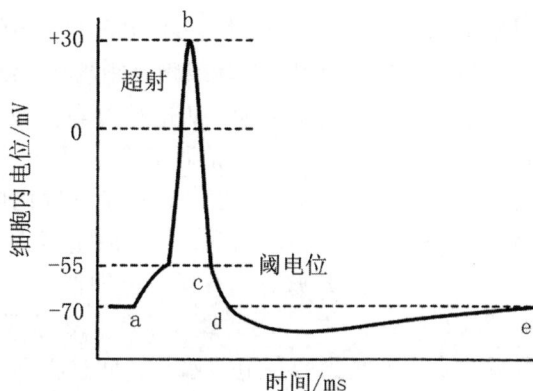

图 2-8　神经纤维动作电位曲线图
ab：锋电位上升支；bc：锋电位下降支；cd：负后电位；de：正后电位

不同组织细胞的动作电位具有不同的形态。例如，神经纤维的动作电位时程仅为 $0.5 \sim 2.0$ 毫秒，而心室肌细胞的动作电位持续时间较长，可达数百毫秒。图 2-8 是神经纤维动作电位曲线图，如图所示，动作电位是一个连续变化的过程，由上升支和下降支构成。动作电位上升支是神经纤维受到刺激后，膜内电位从 -70 mV 迅速上升到零电位，进而转变为 $+30$ mV，即膜两侧的电位由原来静息时的"内负外正"转变为"内正外负"，接着又出现膜内电位的下降，即膜两侧的电位又迅速恢复到接近静息电位水平，形成动作电位下降支。动作电位上升支和下降支形似尖锋，故称为锋电位（spike potential）。膜内电位从 0 升高到 $+30$ mV，称为超射（overshoot）。锋电位一般只持续 $0.5 \sim 2.0$ 毫秒，锋电位与后电位（after-potential）组成动作电位的下降支。后电位是指动作电位下降支后期到稳定于静息电位水平之前，膜电位所经历的微小而缓慢的波动。后电位包括负后电位（去极化后电位）和正后电位（复极化后电位）。一般情况下，后电位持续时间较长，最后稳定于静息电位水平。

在上述电位变化的过程中，我们将细胞静息时膜两侧内负外正的状态称为极化状态（polarization）；极化状态逐渐减弱直至消失的过程称为去极化（depolarization）；膜两侧电位变化出现极化状态的逆转，即出现内正外负的状态，称为反极化；膜内电位从零电位恢复到原来静息状态的过程称为复极化（repolarization）；细胞静息时膜内电位的负值增大称为超极化。

（二）动作电位的特点

1. 具有"全或无"现象　动作电位一旦产生就达到最大值，其幅度不会因刺激强度加强而增大。也就是说，给予细胞阈下刺激时，细胞不会产生动作电位；刺激强度一旦达到阈值，即可触发细胞产生最大幅值的动作电位，再增加刺激强度，动作电位的幅值不再增大。即动作电位要么不产生（无），一旦产生就达到最大值（全）。

2. 不衰减性传导　动作电位一旦在细胞膜的某一部位产生，它就会迅速向整个细胞膜扩布，即由兴奋部位向邻近未兴奋部位传导，而且动作电位的幅度不会因为传导距离的增加而衰减。

3. 脉冲式　由于绝对不应期的存在，动作电位不能重叠在一起，动作电位之间总有一定时间间隔，从而形成脉冲样的图形。

（三）动作电位的产生机制

动作电位的产生机制是细胞受到有效刺激后，细胞膜对离子的通透性突然发生变化，引起了离子的跨膜流动。当神经纤维受到阈刺激或阈上刺激时，细胞膜上的钠通道开放，先是少量的 Na^+ 内流，使细胞膜内正离子增加，膜电位升高，即去极化。钠通道是电压门控通道，当去极化使膜电位达到一定值时，钠通道大量开放，Na^+ 迅速内流，膜内电位进一步迅速上升，形成动作电位上升支。随着 Na^+ 内流，膜内电位由负电位转变成正电位，当这一电场力增大到足以阻止 Na^+ 内流时，Na^+ 内流停止，膜内电位达到了一个平衡点，即 Na^+ 平衡电位。钠通道的开放时间很短，随即便关闭，Na^+ 内流停止，与此同时，钾通道被激活而开放，细胞膜对 K^+ 的通透性增大，于是膜内的 K^+ 向膜外迅速扩散，使膜内电位逐渐降低，直至恢复到静息电位水平，此过程即为复极化。复极化结束之后，由于去极化和反极化过程中离子的流动，细胞内外的离子分布发生了变化，即细胞内增加了 Na^+，细胞外增加了 K^+，于是细胞膜上的钠泵被激活，钠泵将流入细胞内的 Na^+ 泵到细胞膜外，同时把流出的 K^+ 泵入细胞膜内，从而恢复了细胞膜内、外 Na^+ 与 K^+ 的正常浓度差。

综上所述，动作电位上升支是由细胞膜对 Na^+ 的通透性突然增大，引起 Na^+ 快速内流所形成的；而下降支主要是钠通道关闭后，出现钾通道的开放，引起 K^+ 外流所形成的。

研究者发现，河鲀毒素可以阻断钠通道，四乙胺可以阻断钾通道，在实验研究中，常将它们作为工具药，以研究钠通道和钾通道对动作电位的影响。

知识拓展

河鲀毒素

河鲀毒素（tetrodotoxin，TTX）是鲀鱼类（俗称河豚）及其他生物体内含有的一种生物碱，曾一度被认为是自然界中毒性最强的非蛋白类毒素。河豚在生殖季节毒性大，且雌性的毒性大于雄性，不同部位的毒性大小为卵巢＞脾脏＞肝脏＞血液＞眼睛＞鳃耙＞皮肤＞精巢，提取毒素的主要部位为卵巢和肝脏。一般情况下，河豚的肌肉

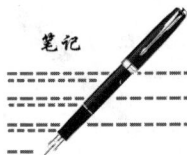

中不含有河鲀毒素，但河豚死后内脏中的毒素可渗入肌肉，导致此时的鱼肉中也含有少量毒素。毒素对肠道有局部刺激作用，被吸收后迅速作用于神经末梢和神经中枢，可高选择性和高亲和性地阻断神经兴奋膜上钠离子通道，阻碍神经传导，从而引起神经麻痹甚至死亡。

（四）动作电位的产生条件

1. 阈电位 前已述及，动作电位上升支是由于细胞受到刺激后，钠通道大量开放，Na^+内流造成的。因此，刺激是否能够引起细胞产生动作电位，取决于刺激是否能够使细胞膜上的钠通道大量开放。换言之，钠通道属于电压门控通道，细胞受到刺激后发生去极化，当膜电位达到某一临界值时，就造成钠通道蛋白质分子构型发生变化，使钠通道突然大量开放，Na^+大量内流，从而导致细胞产生动作电位。可见，去极化达到膜电位的临界值是产生动作电位的必要条件。我们将能触发动作电位的膜电位临界值称为阈电位（threshold potential）。通常阈电位的绝对值比静息电位的绝对值小 10～20 mV，例如，神经纤维的静息电位为 -70 mV，其阈电位为 -55 mV（图 2-9）。

一般情况下，细胞兴奋性的高低与静息电位和阈电位的差值呈反变关系：差值愈大，细胞的兴奋性愈低；差值愈小，细胞的兴奋性愈高。例如，超极化时静息电位增大，与阈电位之间的差值增大，需要给予阈上刺激才能使细胞去极化达到阈电位，因此，超极化时细胞的兴奋性降低。

知识拓展

低钙惊厥

发生低钙惊厥时，血钙浓度下降，抑制作用减弱，神经肌肉的兴奋性增高，肌肉发生不由自主的收缩，即抽筋。低钙惊厥尤其多见于新生儿，而且和维生素 D 缺乏密切相关，故临床上又称之为维生素 D 缺乏性手足抽搐症。低钙惊厥最具特征性的临床表现是手足抽搐，常见于年长儿。婴幼儿则常常表现为全身症状，典型的表现常为面肌、口角的抽动，屡发屡止。低钙惊厥最严重的症状（也是最为致命的表现）为喉痉挛，发作时可出现吸气性的呼吸困难，严重的可导致窒息性死亡，因此，临床必须加以高度重视。防治工作包括适当补充钙和维生素 D 制剂，经常食用富含钙质和优质蛋白的食物，多吃水果，多晒太阳。

2. 局部反应 给予细胞一次阈刺激或阈上刺激可使细胞膜去极化达到阈电位，从而引发动作电位。那么阈下刺激会对细胞造成什么结果呢？实验表明，阈下刺激只能引起细胞膜上少量钠通道开放，使受刺激的局部膜电位减小，但尚未达到阈电位水平，故不能使钠通道大量开放，触发动作电位。阈下刺激引起受刺激局部膜电位微小的去极化反应称为局部反应（local response），产生的电位称为局部电位（local potential）。局部反应具有 3 个特点。①等级性现象：局部反应不具有"全或无"的特点，即局部电位随阈下刺激强度的增强而增大。②呈衰减性传导：局部电位的幅度随传播距离的增加而减小，最后消失，不能在细胞膜上进行远距离的传播。③总和效应：多个阈下刺激引起的局部电位可以叠加起来。如果在同一点先后给予多个阈下刺激，发生的局部电位叠加，称为时间总和或相继总和；如果在相邻几点同时给予阈下刺激，发生的局部电位的叠加，称为空间总和或同时总和。若局部电位的总和使膜电位达到阈电位水平，则最终能够引发动作电位（图 2 - 9）。

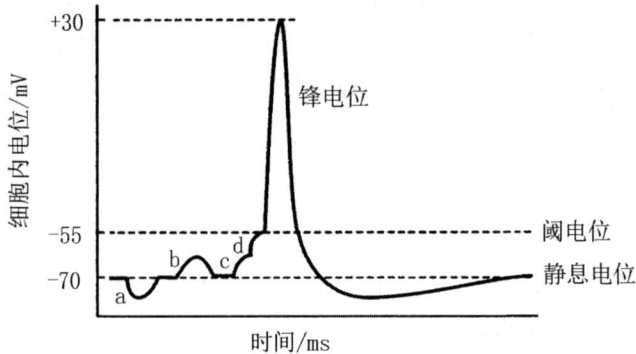

图 2 - 9　局部反应及其总和现象

a：超极化；b：局部去极化；c、d：局部去极化的时间总和

（五）动作电位的传导

细胞受刺激后产生的动作电位，并不局限在受刺激部位，而是要沿着细胞膜向周围进行不衰减地传播，直到传遍整个细胞。这里的"不衰减"是指在传导的过程中动作电位的幅度不会随传导距离的增加而减小。动作电位在同一细胞上的传播称为传导（conduction），在神经纤维上传导的动作电位又称为神经冲动（nerve impulse）。

动作电位传导的原理可用局部电流学说来解释，下面以无髓神经纤维为例加以说明。如图 2 - 10A 所示，神经纤维兴奋时，兴奋部位产生动作电位，出现了内正外负的反极化状态，与它相邻的未兴奋部位仍处于内负外正的极化状态，这样在兴奋部位与未兴奋部位之间就有了电位差，将会产生由正电位到负电位的电流流动，其流动的方向为：在细胞膜外侧，电流由未兴奋部位流向兴奋部位；在细胞膜内侧，电流则由兴奋部位流向未兴奋部位，这种在兴奋部位和未兴奋部位之间产生的电流称为局部电流（local current）。由于局部电流可以同时在神经纤维兴奋部位的两端产生，故动作电位可以从被刺激点向两侧传导，从而使未兴奋部位成为新的兴奋点，我们将这种动作电位的传导方式称为逐点式传导。

有髓神经纤维的髓鞘具有绝缘作用，动作电位的传导只能在没有髓鞘的郎飞结处进行。传导时，局部电流从已兴奋的郎飞结传导到与它相邻的郎飞结，使相邻的郎飞结受刺激而爆发动作电位。这样，动作电位就从一个郎飞结跳跃到下一个郎飞结，故称跳跃式传导（图 2 - 10B）。跳跃式传导的速度很快，所以有髓神经纤维的传导速度要比无髓神经纤维快得多，同时，能量消耗得也较少。

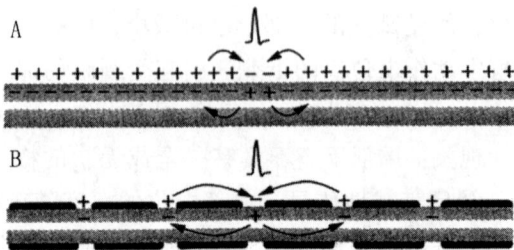

图 2 - 10　兴奋在神经纤维上传导的机制

A. 无髓神经纤维；B. 有髓神经纤维

第三节　肌细胞的收缩功能

人体各种形式的运动都是靠肌细胞的收缩活动来完成的。人体肌肉按部位、结构及功能分为骨骼肌、心肌和平滑肌。骨骼肌是人体内最多的组织，约占体重的40%，在骨和关节的配合下，通过骨骼肌的收缩和舒张，人体完成各种躯体运动。本节主要以骨骼肌为例介绍骨骼肌细胞的收缩机制和影响骨骼肌收缩的因素。

骨骼肌的收缩是在中枢神经系统的控制下完成的，每个肌细胞都受到来自运动神经元轴突分支的支配，当神经将兴奋冲动传递到神经末梢时，兴奋通过神经肌肉接头传递给肌肉，引起肌肉的兴奋收缩。

一、骨骼肌神经肌肉接头处兴奋的传递

（一）骨骼肌神经肌肉接头处的结构

运动神经纤维在到达神经末梢处前先失去髓鞘，末梢部位膨大（图2-11）。在神经末梢中含有大段直径约50 nm的囊泡，称为突触小泡，一个囊泡内约含有1万个乙酰胆碱（acetylcholine，ACh）分子。骨骼肌的神经肌肉接头（neuromuscular junction）是由接头前膜、接头间隙、接头后膜（终板膜）三部分组成。接头前膜是运动神经末梢嵌入肌细胞膜的部位，也就是神经轴突的细胞膜。接头后膜又称终板膜（endplate membrane），是与接头前膜相对应的肌细胞膜，它较一般的细胞膜厚，并有规律地向细胞内凹陷，形成许多皱褶，以增加与接头前膜的接触，有利于兴奋的传递。在接头后膜上有与ACh特异性结合的N_2型乙酰胆碱受体，它们集中分布于皱褶的开口处，是化学门控通道的一部分，属于阳离子通道耦联受体。在终板膜的表面还分布着胆碱酯酶（choline esterase），它可将ACh分解为胆碱和乙酸；接头前膜和接头后膜之间并未直接接触，两者的间隔约50 nm，充满了细胞外液。

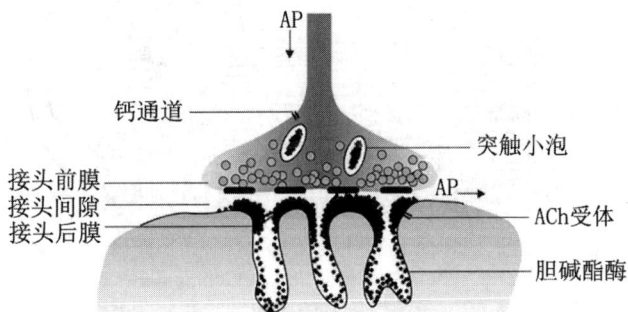

图2-11　神经肌肉接头的结构与化学传递过程示意图

（二）骨骼肌神经肌肉接头处兴奋的传递过程

神经肌肉接头处的兴奋传递要经过电—化学—电的过程。当神经冲动沿神经纤维传到末梢时，运动神经末梢发生去极化，使该处膜上的Ca^{2+}通道开放，细胞外液中的Ca^{2+}进入轴突末梢，促使囊泡向前膜移动，并与前膜融合，进而破裂。囊泡内的乙酰胆碱进入接头间隙，通过扩散到达终板膜，与其膜上的受体结合，使终板膜上Na^+通道开放，

终板膜对 Na^+ 和 K^+ 通透性增加，引起 Na^+ 内流和 K^+ 外流，以 Na^+ 内流为主，Na^+ 的内流使终板膜去极化，这一去极化的电位变化称为终板电位（图 2-11）。终板电位属于局部电位，当达到阈电位水平时，就会在附近的肌膜上产生动作电位，并向整个肌细胞膜进行传导，进而引起肌肉收缩。另外，神经肌肉接头处每次兴奋所释放的乙酰胆碱，在引起肌细胞兴奋收缩后都会被终板膜上的胆碱酯酶及时水解失活，因此一次神经兴奋只引起一次肌肉收缩。

（三）骨骼肌神经肌肉接头处兴奋的特点

1. 单向传递　兴奋只能由接头前膜传向接头后膜，不能反向传递。

2. 时间延搁　兴奋通过神经肌肉接头的时间为 0.5～1.0 毫秒，远比神经纤维传递神经冲动的速度要慢得多。

3. 易受内环境因素的影响　细胞外液的离子成分、pH、药物等因素，容易影响神经肌肉接头处的传递。

二、骨骼肌的兴奋-收缩耦联

刺激在引起骨骼肌收缩之前，先在肌细胞膜上引起一个可传导的动作电位，然后才出现肌细胞的收缩反应。将骨骼肌细胞膜的电变化兴奋过程与收缩过程联系起来的中介过程称为兴奋-收缩耦联（excitation-contraction coupling）。实现兴奋-收缩耦联的结构基础是肌管系统，起关键作用的物质是 Ca^{2+}。

（一）肌管系统

肌管系统指包绕在每一条肌原纤维周围的膜性囊管状结构，由来源和功能都不相同的两组独立的管道系统组成，包括横管（transverse tubule）和纵管（longitudinal tubule）（图 2-12）。

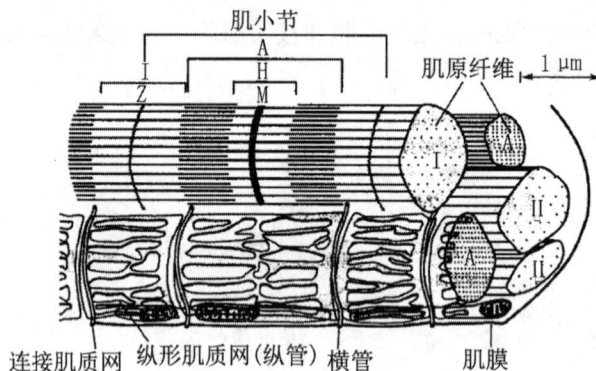

图 2-12　骨骼肌细胞的肌原纤维和肌管系统
A：暗带；H：暗带中的 H 带；I：明带；M：M 线；Z：Z 线

1. 横管　与肌管的走行方向和肌原纤维相垂直的管道，称为横管。它是由肌细胞的表面膜向内凹陷而形成的，其作用是将肌细胞兴奋时出现在细胞膜上的电变化沿横管膜传入细胞内部。

2. 纵管　肌原纤维周围还有另一组肌管系统，就是肌质网，其走行方向和肌小节平行，称为纵管。纵管系统或肌质网主要包绕每个肌小节的中间部分，这是一些相互连接的管道，但是在接近肌小节两端的横管时，管腔出现膨大，称为终池（terminal cisterna），它使纵管以较大的面积和横管相靠近。横管系统的肌质网和终池的作用是通过对钙离子的贮存、释放和再积聚，触发肌小节的收缩和舒张。

3. 三联管　每一个横管和来自两侧肌小节的终池，构成了三联管结构（图 2 – 12），它是把肌细胞膜的电变化和细胞内的收缩过程衔接或耦联起来的关键部位。

（二）骨骼肌的兴奋 – 收缩耦联过程

此耦联过程包括 3 个步骤。①电兴奋通过横管系统传向肌细胞的深处。②三联管结构处的信息传递。③纵管系统对 Ca^{2+} 的释放和回收。其中，起关键作用的物质是 Ca^{2+}，因此，将 Ca^{2+} 称为兴奋 – 收缩耦联因子。若肌质中 Ca^{2+} 浓度不足，尽管肌细胞发生了兴奋，也不能引起收缩，此现象称为兴奋 – 收缩脱耦联。

三、骨骼肌的收缩机制

骨骼肌细胞兴奋后，经过兴奋 – 收缩耦联过程，肌质中 Ca^{2+} 浓度显著升高，从而诱发肌肉收缩。

（一）骨骼肌的微细结构

1. 肌原纤维和肌小节　每个肌细胞内含有大量平行排列的肌原纤维，每一条肌原纤维均由明带和暗带组成（图 2 – 12）。明带中央和肌原纤维垂直的线为 Z 线，其联结很多细肌丝。相邻两条 Z 线之间的区域称为一个肌小节，它是肌肉收缩和舒张的基本功能单位。通常暗带的长度一般不变，其中央的横线为 M 线。暗带中央相对透亮的区域为 H 带。肌细胞的收缩或舒张，其实就是肌小节的缩短或伸长。

2. 肌丝的分子组成　肌小节由两种肌丝组成：粗肌丝和细肌丝。

（1）粗肌丝主要由肌球蛋白（也称肌凝蛋白）组成。一条粗肌丝含有 200～300 个肌球蛋白分子，每个肌球蛋白分子呈杆状，杆的一端有两个球形的头。在组成粗肌丝时，各杆状部朝向 M 线而聚合成束，形成粗肌丝的主干，球状部则有规则地裸露在 M 线两侧的粗肌丝主干的表面，形成横桥（cross-bridge）（图 2 – 13）。横桥所具有的生物化学特性对于肌丝的滑行有重要意义。横桥的主要特性有两点：一是横桥在一定条件下可以和细肌丝上的肌动蛋白分子呈可逆性的结合，同时横桥向 M 线方向扭动，继而出现横桥和细肌丝的解离、复位，然后再同细肌丝上另外的位点结合，出现新的摆动，如此反复，使细肌丝继续向 M 线方向移动；二是横桥具有 ATP 酶的作用，可以分解 ATP 而获得能量，以作为横桥摆动和做功的能量来源。

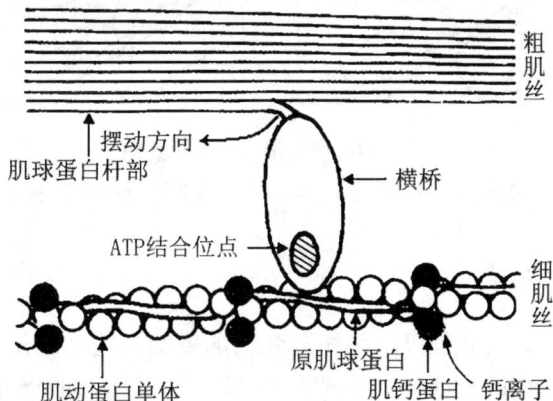

图 2 – 13　肌小节的结构和肌丝的分子组成示意图

（2）细肌丝由肌动蛋白、原肌球蛋白和肌钙蛋白组成：肌动蛋白单体呈球状，它们在细肌丝中聚合成双螺旋状，构成细肌丝的主干，其上有能与横桥结合的位点。原肌球蛋白也呈双螺旋结构，在肌肉安静时位于横桥与肌动蛋白之间，恰好盖住肌动蛋白上的结合位点，阻止了横桥与肌动蛋白的结合（位阻效应）。肌球蛋白和肌动蛋白直接参与肌丝滑行，称为收缩蛋白质，原肌球蛋白和肌钙蛋白虽然不直接参与肌丝间的相互作用，但可影响和控制收缩蛋白质之间的相互作用，故称为调节蛋白质。

（二）肌细胞的收缩过程

目前公认的肌肉收缩机制是肌丝滑行理论（sliding filament theory）。该理论认为肌肉收缩时虽然在外观上可以看到肌纤维的缩短，但在肌细胞内并无肌丝或它们所含的分子结构的缩短，而是在每一个肌小节内发生了细肌丝向粗肌丝之间的滑行，细肌丝与粗肌丝发生了更大程度的重叠。

当肌细胞上的动作电位引起肌浆中 Ca^{2+} 浓度升高时，作为 Ca^{2+} 受体的肌钙蛋白结合了足够数量的 Ca^{2+}，这就引起了肌钙蛋白分子构象的某些改变，这种改变"传递"给原肌球蛋白，使后者的构象也发生了某些改变，从而使原肌球蛋白的双螺旋结构发生了某种扭转，这就把安静时阻止肌动蛋白和横桥相互结合的阻碍因素消除了，出现了两者的结合。在横桥与肌动蛋白的结合、摆动、解离、复位和再结合、再摆动构成的横桥循环过程中，细肌丝不断向暗带中央移动，致使肌小节缩短。与此过程相伴随的是 ATP 的分解消耗和化学能向机械能的转换（图 2 - 14）。上述横桥与肌动蛋白的结合、摆动、解离、复位和再结合的过程，称为横桥周期（cross-bridge cycle），周期的长短决定了肌肉的缩短速度。释放到肌质中的 Ca^{2+} 能够激活肌质网上的钙泵，将 Ca^{2+} 转运至终池，肌质中的 Ca^{2+} 浓度降低，肌钙蛋白即与 Ca^{2+} 解离，原肌球蛋白的位阻效应恢复，横桥周期停止，细肌丝恢复到收缩前的位置，肌小节恢复至原来的长度，肌细胞舒张。肌肉收缩需要不断消耗 ATP，以用于横桥的摆动；肌肉舒张也要消耗 ATP，以用于钙泵的活动。肌肉的收缩和舒张都属于主动过程。

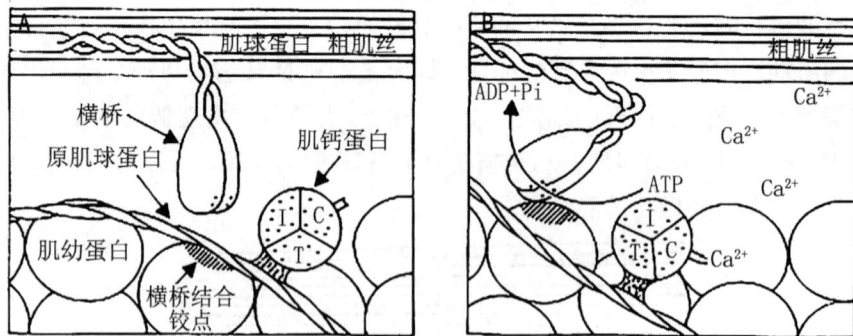

图 2 - 14　肌丝滑行机制示意图
A. 肌舒张；B. 肌收缩。I、C、T 为肌钙蛋白的亚单位

四、骨骼肌的收缩形式

骨骼肌的收缩主要表现在长度的缩短与张力的增加，这些变化和肌肉所受的负荷及刺激频率有关。根据肌肉收缩的外部表现，可将收缩分为等长收缩和等张收缩。

（一）等长收缩和等张收缩

肌肉收缩过程中仅有张力的增加而长度不变的收缩形式称为等长收缩（isometric contraction）。肌肉收缩时先表现为张力增加，一旦张力超过负荷就保持不变，再表现为肌肉的缩短。肌肉收缩时张力不变而长度缩短的收缩形式称为等张收缩（isotonic contraction）。在整体骨骼肌收缩过程中，既改变长度又增加张力，则属于混合型。

（二）单收缩和强直收缩

在肌肉收缩实验中，给骨骼肌一次有效的刺激，肌肉将发生一次迅速的收缩与舒张，称为单收缩（single twitch）。收缩过程分潜伏期、收缩期、舒张期3个时期。若肌肉受到连续的有效刺激，当刺激频率达到一定程度时，可引起肌肉收缩的融合并出现强而持续的收缩，称为强直收缩（tetanus）。在刺激频率不同时，强直收缩的表现不同。后一个刺激在前一个收缩的舒张期内产生的收缩称为不完全强直收缩（incomplete tetanus）；后一个刺激在前一个收缩的收缩期内产生的收缩称为完全强直收缩（complete tetanus）。正常情况下，人体骨骼肌的收缩为强直收缩（图2-15）。

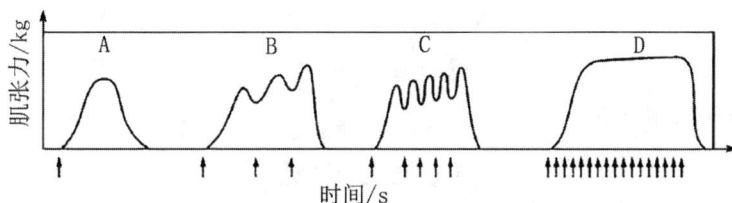

图2-15 肌肉收缩的形式

A：单收缩；B、C：不完全强直收缩；D：完全强直收缩；曲线下方的箭头表示刺激

五、影响骨骼肌收缩的主要因素

影响骨骼肌收缩的主要因素有3个，即前负荷、后负荷和肌肉收缩能力。前负荷与后负荷是外部作用于骨骼肌的力，而肌肉收缩能力则是骨骼肌自身内在的功能状态。

（一）前负荷

肌肉在收缩前所承受的负荷，称为前负荷（preload）。前负荷使肌肉在收缩前就处于某种程度的被拉长状态，使肌肉具有一定的长度，即初长度。前负荷的作用是增加肌肉收缩前的长度（初长度），进而增加肌张力。一定范围内肌肉的初长度与肌张力呈正变关系。当前负荷与相应的初长度达到一定程度时，可产生最大的肌张力，此时的前负荷称为最适前负荷，此时肌肉的初长度称为最适初长度。骨骼肌在体内所处的自然长度，大致相当于它们的最适初长度。此时细肌丝和粗肌丝重叠的程度处于最理想状态，收缩时起作用的横桥数量达到最多，因而能出现最有效的收缩。但当前负荷与初长度继续增加时，肌张力则减小，例如，快速大量输液时，可使心室舒张末期容积过大（前负荷过大），心肌收缩力下降，导致急性心力衰竭的发生。

（二）后负荷

肌肉收缩过程中遇到的负荷称为后负荷（afterload），它是肌肉收缩的阻力。后负荷主要影响肌肉收缩的速度。随着后负荷的增加，肌张力逐渐增大，肌肉收缩的速度将逐渐减慢。当后负荷达到某一定值时，产生的肌张力最大。反之，后负荷减小，收缩的阻力减小，肌张力也变小，收缩的速度加快。适度的后负荷将能获得肌肉做功的最佳效率。

（三）肌肉收缩能力

肌肉收缩能力（contractility）是指与前负荷和后负荷无关的肌肉本身的内在特性。肌肉的这种内在的收缩特性与多种因素有关，如兴奋 - 收缩耦联期间胞质中 Ca^{2+} 的水平、横桥的 ATP 酶活性、细胞内各种功能蛋白的表达水平等。假定其他条件不变时，肌肉收缩能力越强，肌张力越大，肌肉收缩速度越快。体内许多神经递质、体液因素、疾病时的病理变化及一些药物大都是通过调节肌肉收缩能力来改变肌肉的收缩效能的。例如，缺氧、酸中毒等可引起兴奋 - 收缩耦联、肌肉蛋白质或横桥功能特性的改变，从而降低肌肉收缩能力；钙离子、咖啡因、肾上腺素等体液因素可通过影响肌肉的收缩机制来提高肌肉收缩能力。

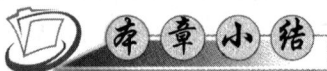

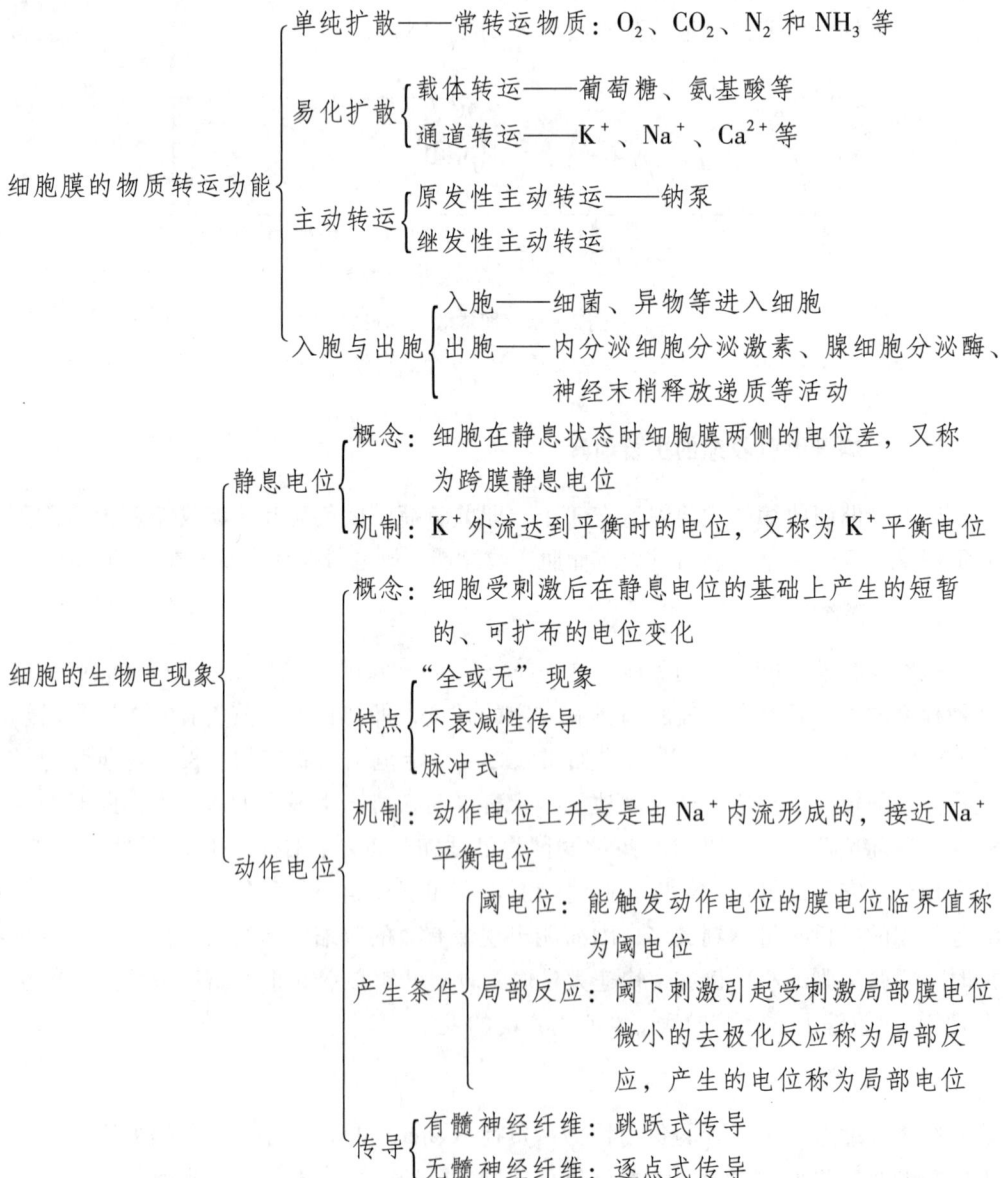

本章小结

细胞膜的物质转运功能
- 单纯扩散——常转运物质：O_2、CO_2、N_2 和 NH_3 等
- 易化扩散
  - 载体转运——葡萄糖、氨基酸等
  - 通道转运——K^+、Na^+、Ca^{2+} 等
- 主动转运
  - 原发性主动转运——钠泵
  - 继发性主动转运
- 入胞与出胞
  - 入胞——细菌、异物等进入细胞
  - 出胞——内分泌细胞分泌激素、腺细胞分泌酶、神经末梢释放递质等活动

细胞的生物电现象
- 静息电位
  - 概念：细胞在静息状态时细胞膜两侧的电位差，又称为跨膜静息电位
  - 机制：K^+ 外流达到平衡时的电位，又称为 K^+ 平衡电位
- 动作电位
  - 概念：细胞受刺激后在静息电位的基础上产生的短暂的、可扩布的电位变化
  - 特点
    - "全或无" 现象
    - 不衰减性传导
    - 脉冲式
  - 机制：动作电位上升支是由 Na^+ 内流形成的，接近 Na^+ 平衡电位
  - 产生条件
    - 阈电位：能触发动作电位的膜电位临界值称为阈电位
    - 局部反应：阈下刺激引起受刺激局部膜电位微小的去极化反应称为局部反应，产生的电位称为局部电位
  - 传导
    - 有髓神经纤维：跳跃式传导
    - 无髓神经纤维：逐点式传导

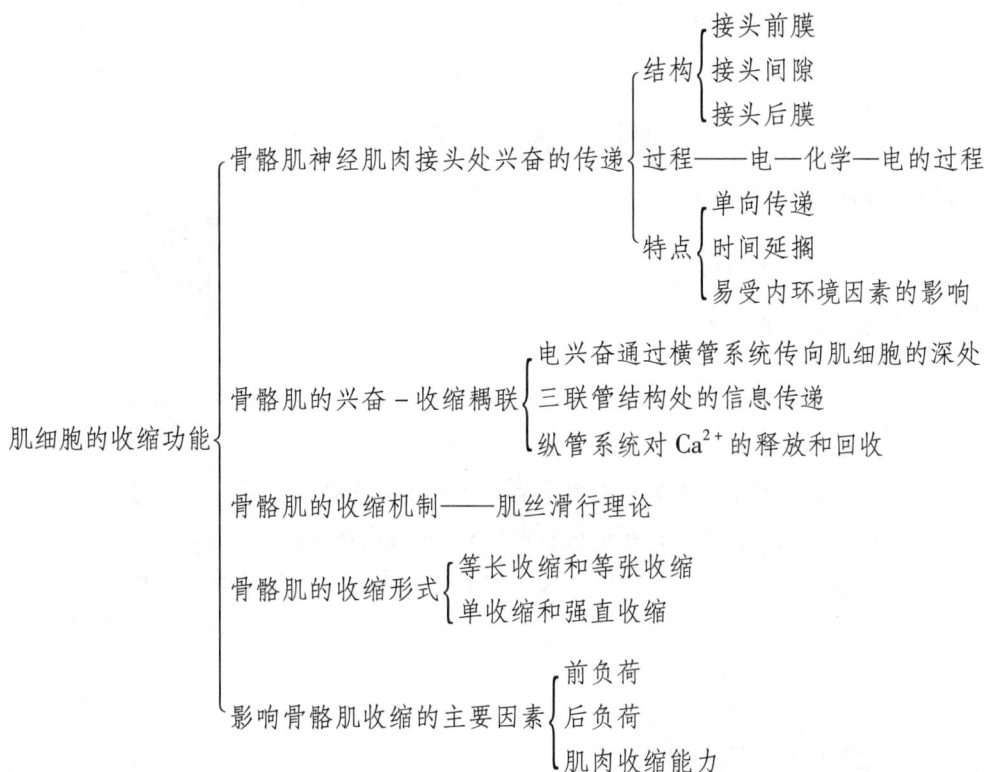

骨骼肌神经肌肉接头处兴奋的传递
- 结构
  - 接头前膜
  - 接头间隙
  - 接头后膜
- 过程——电—化学—电的过程
- 特点
  - 单向传递
  - 时间延搁
  - 易受内环境因素的影响

肌细胞的收缩功能

骨骼肌的兴奋－收缩耦联
- 电兴奋通过横管系统传向肌细胞的深处
- 三联管结构处的信息传递
- 纵管系统对 Ca^{2+} 的释放和回收

骨骼肌的收缩机制——肌丝滑行理论

骨骼肌的收缩形式
- 等长收缩和等张收缩
- 单收缩和强直收缩

影响骨骼肌收缩的主要因素
- 前负荷
- 后负荷
- 肌肉收缩能力

思考题

患者，女，32岁。1小时前与家人吵架后，自服敌敌畏180 ml，约20分钟后出现腹痛、恶心、呕吐、多汗、流涎和流涕，伴头痛，发病以来，出现稀水样大便1次，小便未解。体格检查：T 36.3 ℃，P 72 次/分，R 22 次/分，BP 93/54 mmHg，嗜睡，呼气时有蒜臭味。

请思考：

1. 该患者可能的诊断是什么？
2. 作为护士，在该患者的护理过程中需要注意哪些问题？

（杨丽娜）

第三章 血 液

学习目标

1. 掌握血液的组成、血细胞比容、血浆渗透压、红细胞的生理特性、红细胞的生成条件；血液凝固的概念及过程；血型的概念、ABO 血型系统的分型依据及输血原则。

2. 熟悉白细胞和血小板的正常值及生理功能；生理性止血的基本过程。

3. 了解血液的理化特性；纤维蛋白溶解；Rh 血型系统。

4. 能运用本章基本知识分析临床常见的贫血类型，会正确地鉴定血型。

5. 具有高尚的职业道德素养，关爱生命、尊重生命、关爱他人；认同无偿献血和骨髓捐献的意义，培养高尚的道德情操。

情境导入

> 张某，女，40岁，近2年来月经量多，时常活动后心悸，伴面色苍白、神疲乏力、头晕、视物昏花、精神不集中、食欲减退及腹泻等症状。诊断为缺铁性贫血。
>
> 请思考：
>
> 1. 贫血患者为什么会感到头晕乏力？
>
> 2. 该患者贫血的原因可能是什么？
>
> 3. 你知道还有哪些原因也可以引起缺铁性贫血吗？
>
> 4. 护理该患者时应该注意哪些问题？

血液（blood）是存在于心血管中的一种流体组织，由血浆和悬浮于血浆中的血细胞组成。在心脏的驱动下，血液在心血管系统内循环流动，实现运输、防卫及调节等重要生理功能。

第一节 概 述

一、血液的组成

血液由血浆和悬浮于其中的血细胞构成（图 3-1）。

将一定量的血液与抗凝剂混匀，置于比容管中，以每分钟 3000 转的速度离心 30 分钟，由于比重不同，血细胞将与血浆分开，比容管中上层的淡黄色液体为血浆，下层的深红色部分为红细胞，二者之间有一薄层白色不透明的物质为白细胞和血小板。血细胞

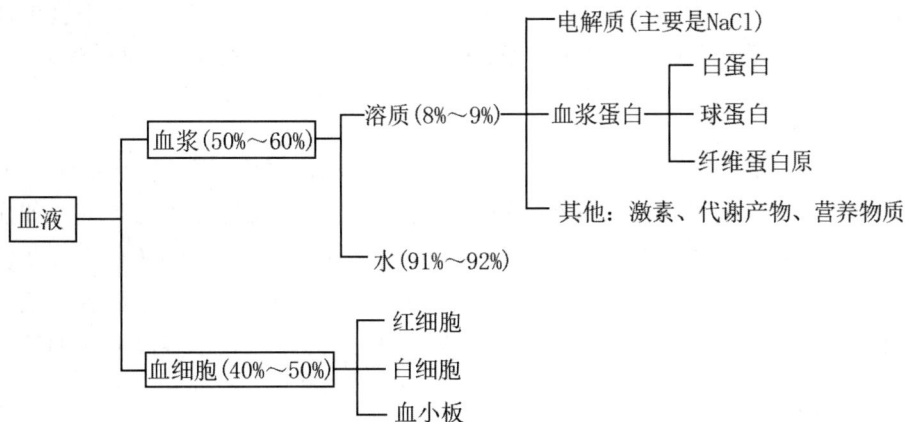

图 3 - 1 血液的组成

在血液中所占的容积百分比称为血细胞比容（hematocrit）。正常成年男性的血细胞比容为40% ~50%，成年女性为37% ~48%。由于血液中白细胞和血小板仅占总容积的0.15% ~1%，因此血细胞比容可反映血液中红细胞的相对浓度。贫血患者的红细胞数量减少，血细胞比容就会降低；大面积烧伤或严重腹泻、呕吐而导致体液大量丢失时，血细胞比容会升高。

血浆的主要成分是水，水占血浆的91% ~92%，溶质占血浆的8% ~9%，溶质中主要是血浆蛋白，其余为营养物质、代谢产物、激素和电解质。

二、血液的理化特性

（一）血液的颜色

血液呈红色，这是由于红细胞内含有血红蛋白。血液的颜色取决于红细胞所含血红蛋白的量及携氧量。动脉血含氧较多，氧合血红蛋白较多，故呈鲜红色；静脉血含氧较少，血液呈暗红色。血浆因含有少量胆红素，故呈淡黄色。发生溶血时，血浆变为红色。空腹血浆清澈透明，进餐后，尤其摄入较多的脂类物质时，血浆中因悬浮着脂蛋白微滴而变得混浊。因此，在临床上做某些血液化学成分检测时，要求空腹采血，以避免食物对检测结果产生影响。

（二）血液的相对密度（比重）

正常人全血的比重为1.050 ~1.060。血液中红细胞数量越多，全血比重就越大。血浆的比重为1.025 ~1.030，血浆比重的高低主要取决于血浆蛋白的含量。红细胞的比重为1.090 ~1.092，与红细胞内血红蛋白的含量呈正相关。利用红细胞和血浆比重的差异，可进行血细胞比容和红细胞沉降率的测定以及红细胞与血浆的分离。

（三）血液的黏滞性

液体的黏滞性（viscosity）来源于液体内部分子或颗粒间的摩擦（即内摩擦）。如果水的黏滞性为1，则全血的相对黏滞性为4 ~5，全血的黏滞性主要取决于红细胞的数量；血浆的相对黏滞性为1.6 ~2.4（温度为37 ℃时），血浆的黏滞性主要决定于血浆蛋白的含量。长期生活在高原地带的人，其红细胞数增多，血液的黏滞性增大；大面积烧伤的患者，由于血浆的大量渗出，红细胞数相对增多，血液的黏滞性增高。血液的黏滞性是形成血流阻力的重要因素之一。当出现微循环障碍时，血流速度减慢，红细胞可发生叠连和聚集，血液黏滞性升高，血流阻力明显增大，从而影响微循环的正常灌注。

（四）血液的酸碱度

正常人的血浆呈弱碱性，pH 为 7.35～7.45，变动范围极小。血液 pH 低于 7.35，为酸中毒；高于 7.45，为碱中毒。血液的酸碱平衡主要取决于血浆中的缓冲对，如血浆中的 $NaHCO_3/H_2CO_3$、蛋白质钠盐/蛋白质和 Na_2HPO_4/NaH_2PO_4 3 个缓冲对，其中最重要的是 $NaHCO_3/H_2CO_3$。当酸性或碱性物质进入血液时，血浆中的缓冲物质可有效地减轻酸性或碱性物质对血浆 pH 的影响。此外，肺和肾在排出体内过剩的酸和碱中起重要作用。

三、血液的功能

由于血液在体内不停地循环流动，加之血液由许多重要成分组成，因此血液能够完成多种功能，并在维持内环境稳态中起着重要作用。

首先是运输功能，红细胞能够运输 O_2 和 CO_2，血浆可运输各种营养物质、代谢产物、抗原、抗体和各种调节物质等。血液的循环流动可将营养物质和 O_2 运送到各组织细胞，将 CO_2 和细胞代谢的终产物运送到排泄器官并将它们排出体外，将激素运送到靶细胞以发挥调节作用等。

其次，血液循环起到了沟通各组织器官之间的联系以及组织器官与内外环境之间联系的作用，使细胞外液中各种物质的组成和理化性质保持相对稳定。

最后，血液中存在着与免疫功能有关的白细胞和免疫物质（免疫球蛋白和补体），它们通过特异性和非特异性免疫反应对入侵的细菌等异物及体内衰老、坏死的组织进行吞噬、分解、清除；血中的抗毒素还可中和某些毒性物质，从而消除毒性物质对机体的伤害；血小板和血浆中的凝血因子在血管破裂时能参与止血和凝血过程，这也体现了血液的防御和保护功能。

第二节　血　浆

一、血浆的成分及作用

血浆占血液总容积的 50%～60%。血浆是位于血管内、血细胞外的淡黄色透明液体，占人体体重的 5%，是机体内环境的重要组成部分，同时它也是各部分体液与外界环境进行物质交换的重要媒介，是各部分体液中最活跃的部分。血浆中的水与小分子物质很容易通过毛细血管壁与组织液进行交换。因此，测定血浆成分可反映体内物质代谢或某些器官的功能状况，对诊断疾病有很大帮助。血浆的主要成分是水，水占血浆的 91%～92%。溶质占 8%～9%，溶质中含量最多的是血浆蛋白，其余为无机盐及非蛋白含氮化合物等。血浆中电解质的含量与组织液的基本相同，临床检测循环血浆中各种电解质的浓度可大致反映组织液中电解质的浓度，但血浆蛋白（plasma protein）的浓度和组织液相比有较大的区别。血浆的化学成分见表 3 - 1。

表 3-1 血浆的化学成分

化学成分	正常值	化学成分	正常值
血浆蛋白	60 ~ 80 g/L	氯离子	96 ~ 107 mmol/L
白蛋白 (A)	40 ~ 50 g/L	钠离子	135 ~ 148 mmol/L
球蛋白 (G)	20 ~ 30 g/L	钾离子	4.1 ~ 5.6 mmol/L
白蛋白/球蛋白 (A/G)	1.5 ~ 2.5	钙离子	2.25 ~ 2.9 mmol/L
纤维蛋白原 (血浆)	2 ~ 4 g/L	镁离子	0.8 ~ 1.2 mmol/L
非蛋白氮 (NPN)	200 ~ 400 mg/L	尿素氮	90 ~ 200 mg/L
肌酐 (全血)	0.010 ~ 0.018 g/L	葡萄糖 (全血)	4.0 ~ 6.7 mmol/L
尿酸 (全血)	0.02 ~ 0.4 g/L	总胆固醇	1.1 ~ 2.0 g/L

（一）无机盐

血浆中的营养物质、代谢产物均溶解于水中而被运输。血浆中的水对于实现血液的物质运输、调节体温等功能具有重要作用。无机盐主要以离子状态存在，故称为电解质。阳离子以 Na^+ 为主，还有少量的 K^+、Ca^{2+}、Mg^{2+} 等，阴离子主要是 Cl^-，还有少量的 HCO_3^-、HPO_4^{2-} 等。无机盐对形成和维持血浆晶体渗透压，维持酸碱平衡和神经肌肉的兴奋性等有重要的作用。

（二）血浆蛋白

血浆蛋白是血浆中多种蛋白的总称。用盐析法可将血浆蛋白分为白蛋白、球蛋白和纤维蛋白原三类。其中白蛋白最多，球蛋白次之，纤维蛋白原最少。正常成人血浆蛋白含量为 60 ~ 80 g/L，其中白蛋白为 40 ~ 50 g/L，球蛋白为 20 ~ 30 g/L。用电泳法又可进一步将球蛋白分为 α_1、α_2、β 和 γ 球蛋白等。除 γ 球蛋白来自浆细胞外，白蛋白和大多数球蛋白主要由肝脏产生。白蛋白和球蛋白的正常比值为 1.5 ~ 2.5，肝病常引起血浆白蛋白/球蛋白的比值下降。血浆蛋白的主要功能如下。①形成血浆胶体渗透压，可保持部分水在血管内。②与甲状腺激素、肾上腺皮质激素、性激素等结合，使血浆中的这些激素不会很快地经肾脏排出，从而维持这些激素在血浆中相对较长的半衰期。③作为载体运输脂质、离子、维生素、代谢废物及一些异物（包括药物）等低分子物质。④参与血液凝固、抗凝和纤溶等生理过程。⑤抵御病原微生物（如病毒、细菌、真菌等）的入侵。⑥营养功能。

（三）非蛋白有机物

非蛋白有机物包括尿素、尿酸、肌酐、肌酸和氨基酸等，这些物质大部分主要由肾脏排出体外。当肾功能严重损伤时，血中这些物质含量显著增加。

（四）其他成分

血浆中还含有葡萄糖、多种脂类、酶、激素、维生素、酮体、乳酸、O_2 和 CO_2 等。

二、血浆渗透压

（一）渗透现象和渗透压

渗透压（osmotic pressure）是一切溶液具有的特性，即指溶质分子吸引水分子通过半

生理学

透膜的力量。渗透压越大，则表示该溶液通过半透膜的吸水力越强。渗透压的高低取决于溶液中溶质颗粒（分子或离子）数目的多少，而与溶质的种类和颗粒的大小无关。只要溶液中溶质颗粒数目多，它所形成的渗透压就大；溶液中溶质颗粒数目少，渗透压就小。渗透压是渗透现象的动力。渗透现象是指两种不同浓度的溶液被半透膜隔开，水分子从低浓度溶液向高浓度溶液扩散的现象（图3-2），这种现象可以理解为高浓度溶液中含有较多的溶质颗粒，因而具有较高的保留和吸引水分子的能力。

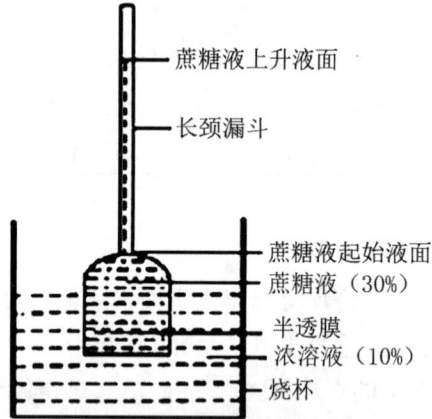

图 3-2 渗透现象

渗透压的单位有两种，一种为 Pa 或 mmHg；另一种是渗透克分子（Osm），由于体液的溶质浓度较低，故医学上用此单位的千分之一［即毫渗透克分子（mOsm，1 mOsm = 2.57 kPa），简称毫渗］表示。但由于渗透压的大小取决于物质的摩尔浓度，所以医学上常用 mol/L 或 mmol/L 来间接表示渗透压的大小，这个浓度也称为渗透浓度。

（二）血浆渗透压的组成和正常值

血浆正常渗透压约为 300 mOsm/(kg·H_2O)，相当于 770 kPa 或 5790 mmHg。血浆的渗透压主要来自溶解于其中的晶体物质。由晶体物质所形成的渗透压称为晶体渗透压（crystal osmotic pressure），其 80% 来自 Na^+ 和 Cl^-。血浆中虽含有较多蛋白质，但蛋白质的分子量大，分子数量少，因此所形成的渗透压较小，一般为 1.3 mOsm/(kg·H_2O)，约等于 3.3 kPa 或 25 mmHg，由蛋白质所形成的渗透压称为胶体渗透压（colloid osmotic pressure）。在血浆蛋白中，白蛋白的分子量小，其分子数量远多于球蛋白，故血浆胶体渗透压的 75% ~80% 来自白蛋白。若血浆中白蛋白的数量减少，即使其他蛋白相应增加并保持血浆蛋白总量不变，血浆胶体渗透压也将明显降低。

（三）血浆渗透压的生理作用

血浆渗透压的恒定，对维持血管内、外的水平衡和维持红细胞的正常形态具有重要的生理意义。由于细胞膜和毛细血管壁是两种不同性质的半透膜，因此血浆晶体渗透压与血浆胶体渗透压表现出不同的生理作用。

因为毛细血管壁通透性较大，水和晶体物质可以自由通过，所以血浆晶体渗透压和组织液晶体渗透压差异不大，血浆晶体渗透压对毛细血管内、外的水平衡影响不大。细胞膜具有选择通透性，水分子可自由通过，而晶体物质大多不易通过，因此细胞外的晶体渗透压保持相对稳定，这对维持细胞内、外的水平衡和保持细胞的正常形态具有重要作用。血浆蛋白分子量大，不易通过毛细血管壁进入组织，组织中的蛋白质很少，这就造成了血浆胶体渗透压高于组织液胶体渗透压，水分由组织液进入毛细血管，因此血浆胶体渗透压的作用是调节血管内、外的水平衡和维持正常的血容量（图3-3）。肝肾疾病患者因血浆中的白蛋白含量减少，血浆胶体渗透压明显降低，组织液中的水分增多，引起水肿。

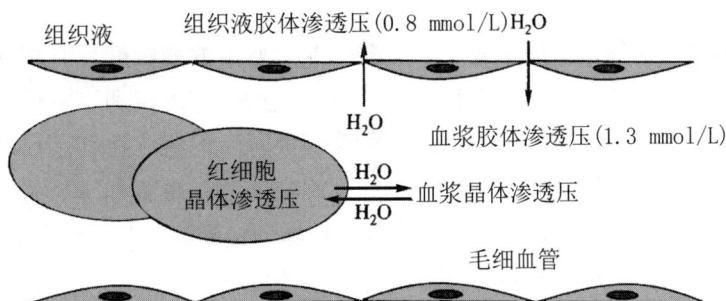

图3-3　血浆渗透压的作用

图示红细胞内晶体渗透压与血浆晶体渗透压基本相等，可维持红细胞正常状态；而血浆胶体渗透压大于组织液胶体渗透压，可将组织液中的水转移到血管中

在临床和生理实验中所使用的各种溶液，若其渗透压与血浆渗透压相等，则称为等渗溶液（iso-osmotic solution），渗透压高于或低于血浆渗透压的溶液称为高渗或低渗溶液。浓度为0.9%的NaCl溶液为等渗溶液，红细胞悬浮于其中可保持正常形态和大小。需要指出的是，并非每种物质的等渗溶液都能使悬浮于其中的红细胞保持正常形态和大小，如1.9%的尿素溶液虽然与血浆等渗，但红细胞置于其中后，立即发生溶血。这是因为尿素分子可自由通过红细胞膜，并依其浓度梯度进入红细胞，导致红细胞内渗透压增高，水进入细胞，结果使红细胞肿胀破裂而发生溶血；NaCl不易通过红细胞膜，因而不会发生上述现象。一般把能够使悬浮于其中的红细胞保持正常形态和大小的溶液称为等张溶液（isotonic solution）。实际上，等张溶液是由不能自由通过细胞膜的溶质所形成的等渗溶液。因此，0.9% NaCl溶液既是等渗溶液，也是等张溶液；1.9%尿素虽是等渗溶液，却不是等张溶液。

第三节　血细胞

一、红细胞

（一）红细胞的形态、数量和功能

正常的成熟红细胞无核，平均直径为7~8 μm，周边最厚处的厚度为2.5 μm，中央最薄处约为1 μm。正面观察时，红细胞呈双凹圆碟形；侧面观察时，红细胞呈哑铃状。红细胞保持正常双凹圆碟形需要消耗能量。红细胞的这种形态结构既使表面积增大，又有利于气体交换；同时，使红细胞能挤过直径比它小的毛细血管和血窦孔隙。

红细胞是血液中数量最多的血细胞。一般用1 L血液中红细胞的个数来表示红细胞的数量。我国成年男性红细胞的数量为（4.0~5.5）×10^{12}/L，成年女性为（3.5~5.0）×10^{12}/L。红细胞内的蛋白质主要是血红蛋白（hemoglobin，Hb）。我国成年男性血红蛋白浓度为 120～160 g/L，成年女性为 110～150 g/L。正常人的红细胞数量和血红蛋白浓度不仅有性别差异，还可因年龄、生活环境和机体功能状态的不同而有差异。例如，儿童低于成人（但新生儿高于成人）；高原居民高于平原居民；妊娠后期因血浆量增多而致红细胞数量和血红蛋白浓度相对减少。若血液中红细胞数量和（或）血红蛋白浓度低于正常，则称为贫血（anemia）。

红细胞的主要功能是运输氧和二氧化碳，并对血液的酸碱度具有缓冲作用，这两项功能都是靠血红蛋白来完成的。红细胞通过血红蛋白携带的氧和二氧化碳比溶解于血浆中的氧和二氧化碳分别多 65 倍和 18 倍。血液中 98.5% 的氧与血红蛋白结合并以氧合血红蛋白的形式存在。血红蛋白只有存在于红细胞内才有携带氧和二氧化碳的能力，一旦红细胞破裂，血红蛋白进入血浆中，即丧失运输氧的功能。

（二）红细胞的生理特性

1. 可塑变形性　正常红细胞在外力作用下具有变形的能力。红细胞的这种特性称为可塑变形性（plastic deformation）。红细胞双凹圆碟形的形态使其具有很强的变形能力，当红细胞在通过直径比它小得多的毛细血管和血窦孔隙时，红细胞将发生变形，外力撤除后，变形的红细胞又可恢复其正常的双凹圆碟形。球形红细胞和衰老、受损的红细胞变形能力常降低。

2. 悬浮稳定性　将盛有抗凝剂的血沉管垂直静置，尽管红细胞的相对密度大于血浆，但红细胞下沉缓慢。红细胞能相对稳定地悬浮于血浆中不易下沉的特性称为悬浮稳定性（suspension stability）。通常以红细胞在第一小时末下沉的距离来表示红细胞的沉降速度，称为红细胞沉降率（erythrocyte sedimentation rate，ESR）。正常成年男性红细胞沉降率为 0～15 mm/h，成年女性为 0～20 mm/h。沉降率越快，表示红细胞的悬浮稳定性越小。

红细胞能相对稳定地悬浮于血浆中，这是由于红细胞与血浆之间的摩擦阻碍了红细胞的下沉。双凹圆碟形红细胞的表面积与体积的比值较大，所产生的摩擦较大，故红细胞下沉缓慢。在某些疾病（如活动性肺结核、风湿热等）中，红细胞之间能较快地以凹面相贴，称为红细胞叠连（erythrocyte rouleaux formation）。发生叠连后，红细胞团块的总表面积与总体积之比减小，摩擦力相对减小，红细胞沉降率加快。决定红细胞叠连快慢的因素不在于红细胞本身，而在于血浆成分的变化。若将正常人的红细胞置于红细胞沉降率快者的血浆中，红细胞也会较快发生叠连而使沉降率加速；若将红细胞沉降率快者的红细胞置于正常人的血浆中，则沉降率正常。当血浆中纤维蛋白原、球蛋白和胆固醇的含量增高时，可加速红细胞叠连和沉降率；当血浆中白蛋白、卵磷脂的含量增多时，则可抑制叠连发生，使沉降率减慢。

3. 渗透脆性　红细胞在低渗盐溶液中发生膨胀破裂的特性称为红细胞渗透脆性（osmotic fragility erythrocyte），简称脆性。红细胞在等渗的 0.9% NaCl 溶液中可保持其正常形态和大小。若将红细胞悬浮于一系列浓度递减的低渗 NaCl 溶液中，水顺着渗透压差进入红细胞，使红细胞逐渐膨胀；当 NaCl 浓度降至 0.42% 时，部分红细胞开始破裂而发生溶血；当 NaCl 浓度降至 0.35% 时，全部红细胞发生溶血。这一现象表明红细胞对低渗盐溶液具有一定的抵抗力。生理情况下，衰老红细胞对低渗盐溶液的抵抗力低，即脆性高；而初成熟的红细胞的抵抗力高，即脆性低。有些疾病可影响红细胞的脆性，例如，遗传性球形红细胞增多症患者的红细胞脆性变大。

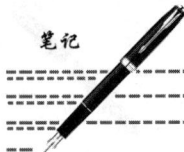

（三）红细胞的生成和红细胞生成的调节

1. 红细胞的生成部位　红骨髓是成人红细胞生成的唯一场所。红骨髓内的造血干细胞首先分化为红系定向祖细胞，再经过原始红细胞、早幼红细胞、中幼红细胞、晚幼红细胞和网织红细胞的阶段，成为成熟的红细胞。从原始红细胞到中幼红细胞阶段，红细胞经历了 3～5 次有丝分裂，每次有丝分裂约持续 1 天。一个原始红细胞可产生 8～32 个晚幼红细胞。晚幼红细胞不再分裂，细胞内血红蛋白的含量已达到正常水平，细胞核逐渐消失，成为网织红细胞。网织红细胞在骨髓中停留 2 天左右。因此，由原始红细胞发育至网织红细胞并释放入血需要历时 6～7 天。在红细胞发育成熟的过程中，红细胞的体积由大到小，细胞核从有到无，血红蛋白从无到有，红细胞的功能从幼稚到成熟。当机体在受到大量放射线（如 γ 射线、X 射线）照射或某些化学物质（如氯霉素、苯、某些抗癌药等）作用时，红骨髓的造血功能受到抑制，全血细胞减少，导致再生障碍性贫血。由此可见，红骨髓具有正常的造血功能是红细胞生成的前提条件。

2. 红细胞生成所需原料　在红细胞生成的过程中，需要有足够的蛋白质、铁的供应。蛋白质和铁是合成血红蛋白的重要原料。此外，红细胞生成还需要氨基酸、维生素 B_2、维生素 C、维生素 E 等。由于红细胞可优先利用体内的氨基酸来合成血红蛋白，因此单纯因缺乏蛋白质而发生贫血者较为罕见。

铁是合成血红蛋白的必需原料。正常成人体内共有铁 3～4 g，其中约 67% 存在于血红蛋白中。成人每日需要 20～30 mg 的铁用于红细胞生成，但每日仅需要从食物中吸收 1 mg 以补充排泄的铁，其余 95%～97% 来自体内铁的再利用。衰老的红细胞被巨噬细胞吞噬后，血红蛋白分解所释放的铁可再用于血红蛋白的合成。当铁的摄入不足或吸收障碍，或长期慢性失血以致机体缺铁时，可导致血红蛋白合成减少，引起小细胞低色素性贫血，即缺铁性贫血。

知识拓展

缺铁性贫血

缺铁性贫血是常见的营养缺乏病，该病是由于体内储存的铁消耗殆尽，不能满足正常红细胞生成的需要而发生的贫血，属小细胞低色素性贫血。在红细胞的产生受到影响之前，体内铁的贮存已经耗尽，此时称为缺铁。发生贫血是缺铁的晚期表现。缺铁性贫血宜用食物：肉、鱼、禽、动物血、动物的肝和肾，西红柿、柿子椒、心里美萝卜等蔬菜（尽量生食），柠檬、橘子、猕猴桃、酸梨、酸枣等水果。此类富含维生素 C 的水果、蔬菜与动物性食物一起食用，可使铁的吸收率提高 2～3 倍，甚至更高。忌（少）用食物：含草酸较高的蕹菜、菠菜、茭白等，未经发酵的谷类，浓茶、咖啡等。

3. 红细胞成熟因子　叶酸和维生素 B_{12} 是红细胞成熟所必需的物质。叶酸和维生素 B_{12} 是合成 DNA 所需的重要辅酶。叶酸在体内须转化成四氢叶酸才能参与 DNA 的合成。叶酸的转化需要维生素 B_{12} 的参与。维生素 B_{12} 缺乏时，叶酸的利用率下降，可引起叶酸的相对不足。因此，缺乏叶酸或维生素 B_{12} 时，DNA 的合成减少，红细胞分裂增殖减慢，红细胞体积增大，导致巨幼细胞贫血。正常情况下，食物中叶酸和维生素 B_{12} 的含量能满足红细胞生成的需要，但维生素 B_{12} 的吸收需要内因子的参与。内因子由胃黏膜的壁细胞产生，它与维生素 B_{12} 结合，形成内因子 – 维生素 B_{12} 复合物，内因子能保护维生素 B_{12} 免受消化酶的破坏，并通过回肠黏膜上特异性受体的介导，促进维生素 B_{12} 在回肠远端的吸收。

当胃大部分被切除或胃的壁细胞损伤时（机体缺乏内因子或体内产生抗内因子抗体），或回肠被切除后，均可因维生素 B_{12} 吸收障碍而导致巨幼细胞贫血。但在正常情况下，体内储存着 1000~3000 μg 维生素 B_{12}，而红细胞生成每日仅需 1~3 μg，故当维生素 B_{12} 吸收发生障碍时，常在 4 年后才出现贫血。正常人体内叶酸的储存量为 5~20 mg，每日叶酸的需要量约为 200 μg，当叶酸摄入不足或出现吸收障碍时，4 个月后才可发生巨幼细胞贫血。

4. 红细胞生成的调节　正常情况下，人体内红细胞数量保持相对恒定。红细胞的生成主要受促红细胞生成素（erythropoietin，EPO）和雄激素的调节。

（1）促红细胞生成素：EPO 是一种主要由肾合成的糖蛋白，它的主要作用是促进晚期红系祖细胞增殖、分化及促进骨髓释放网织红细胞。组织缺氧是刺激 EPO 合成和分泌增多的主要原因。当组织缺氧或耗氧量增加时，EPO 的分泌增加，使红细胞生成增多，提高血液的运氧能力，以满足组织对氧的需要。肾脏疾病严重时，肾合成的 EPO 减少，患者易发生肾性贫血。（图 3 – 4）

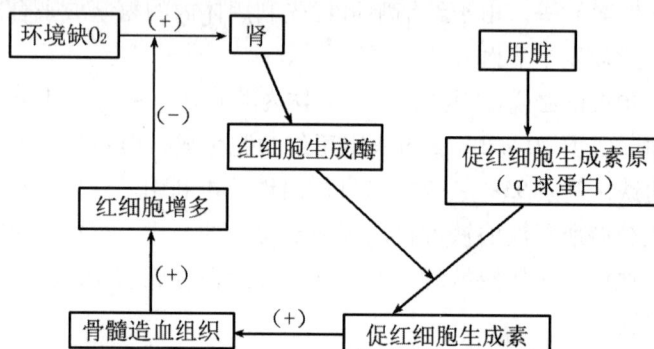

图 3 – 4　促红细胞生成素的生成和作用

（2）雄激素：主要通过促进肾合成 EPO，使骨髓造血功能增强。此外，雄激素还可直接刺激红骨髓造血，使红细胞数量增多。这些作用可能是成年男性红细胞数量多于女性的重要原因之一。

（四）红细胞的破坏

正常人红细胞的平均寿命为 120 天。衰老红细胞的变形能力减退、脆性增高，难以通过微小的孔隙，或在血流湍急处因机械冲撞而破损。衰老、破损的红细胞被肝、脾处的巨噬细胞所吞噬。脾是破坏红细胞的主要场所。脾功能亢进可使红细胞破坏增加，引起脾性贫血。

二、白细胞

（一）白细胞的分类及数量

白细胞为无色、有核的细胞，在血液中一般呈球形。白细胞可分为中性粒细胞、嗜酸性粒细胞、嗜碱性粒细胞、单核细胞和淋巴细胞 5 类。前 3 类因其胞质中含有嗜色颗粒，故总称为粒细胞。正常成人血液中白细胞数为（4.0~10.0）×10^9/L，其中中性粒细胞占

50% ~70%，嗜酸性粒细胞占 0.5% ~5%，嗜碱性粒细胞占 0 ~1%，单核细胞占 3% ~8%，淋巴细胞占 20% ~40%。白细胞的正常值及主要功能如表 3 - 2 所示。

表 3 - 2　我国健康成人血液中白细胞的正常值及主要功能

白细胞分类	平均值/L	百分比/%	主要功能
粒细胞			
中性粒细胞	4.5×10^9	50 ~70	吞噬细菌与坏死细胞
嗜酸性粒细胞	0.1×10^9	0.5 ~5	抑制组胺的释放
嗜碱性粒细胞	0.025×10^9	0 ~1	释放组胺与肝素
无粒细胞			
淋巴细胞	1.8×10^9	20 ~40	参与特异性免疫
单核细胞	0.45×10^9	3 ~8	吞噬细菌与衰老的红细胞

（二）白细胞的功能

各类白细胞均参与机体的防御功能。白细胞所具有的变形、游走、趋化、吞噬和分泌等特性是执行防御功能的生理基础。除淋巴细胞外，所有的白细胞都能伸出伪足做变形运动。凭借这种运动，白细胞得以穿过毛细血管壁，这一过程称为白细胞渗出（diapedesis）。白细胞渗出有赖于白细胞与内皮细胞间的相互作用和黏附分子的介导。渗出到血管外的白细胞也可借助变形运动在组织内游走，在某些化学物质的吸引下，白细胞可迁移到炎症区域发挥其生理作用。白细胞朝向某些化学物质运动的特性，称为趋化性（chemotaxis）。能吸引白细胞发生定向运动的化学物质，称为趋化因子（chemokine）。人体细胞的降解产物、抗原 - 抗体复合物、细菌毒素和细菌等都具有趋化活性。白细胞按照这些物质的浓度梯度游走到炎症部位，将细菌等异物吞噬（phagocytosis），进而将其消化、杀灭。

白细胞的吞噬具有选择性。正常细胞表面光滑，其表面存在可以排斥吞噬的保护性蛋白，故不易被吞噬。坏死的组织和外源性颗粒，因缺乏相应的保护机制而易被吞噬。此外，在特异性抗体和某些补体的激活产物的作用下，白细胞对外源性异物的识别和吞噬作用加强。

1. 中性粒细胞　中性粒细胞的胞核呈分叶状，故又称多形核白细胞（polymorphonuclear leukocyte）。中性粒细胞是血液中主要的吞噬细胞，其变形游走能力和吞噬活性都很强。当细菌入侵时，中性粒细胞在炎症区域产生的趋化性物质作用下，自毛细血管中渗出，随后被吸引到病变部位吞噬细菌。当中性粒细胞吞噬数十个细菌后，其本身发生解体，释放的各种溶酶体酶又可溶解周围组织而形成脓液。发生炎症时，由于炎症产物的作用，骨髓内储存的中性粒细胞被大量释放而使外周血液中的中性粒细胞数目显著增高，这有利于更多的中性粒细胞进入炎症区域。当血液中的中性粒细胞减少到 $1.0 \times 10^9/L$ 时，机体的抵抗力就会明显降低，容易发生感染。此外，中性粒细胞还可吞噬和清除衰老的红细胞和抗原 - 抗体复合物等。

2. 单核细胞　从骨髓进入血液的单核细胞仍是尚未成熟的细胞。单核细胞在血液中停留 2 ~3 天后迁移入组织中，继续发育成巨噬细胞（macrophage），细胞的体积增大，直径可达 60 ~80 μm，细胞内溶酶体颗粒和线粒体的数目增多，具有比中性粒细胞更强的吞噬能力，可吞噬更多（约中性粒细胞的 5 倍）、更大的细菌和颗粒。此外，巨噬细胞的溶酶体还含有大量的酯酶，可消化某些细菌（如结核杆菌）的脂膜。当有细菌入侵时，组织中已存在的巨噬细胞可立即发挥抗感染作用。由于单核细胞的趋化迁移速度较中性粒细胞慢，外周血和骨髓中储存的单核细胞数目较少，因此需要数日到数周时间巨噬细胞才能成为炎症局部的主要吞噬细胞。被激活的单核巨噬细胞也能合成、释放多种细胞因子，参与其他细胞活动的调控；对肿瘤和病毒感染细胞具有强大的杀伤能力；还可在特异性免疫应答的诱导和调节中起关键作用。

3. 嗜酸性粒细胞　因缺乏溶酶体，嗜酸性粒细胞基本上无杀菌作用。嗜酸性粒细胞的主要作用如下。①限制嗜碱性粒细胞和肥大细胞在 I 型超敏反应中的作用。嗜酸性粒细胞一方面通过产生前列腺素 E 抑制嗜碱性粒细胞合成和释放生物活性物质；另一方面又通过吞噬嗜碱性粒细胞、肥大细胞所排出的颗粒，以及释放组胺酶和芳香硫酸酯酶等酶类，分别灭活嗜碱性粒细胞所释放的组胺、白三烯（过敏性慢反应物质）等生物活性物质。②参与抗蠕虫的免疫反应。当机体发生过敏反应或蠕虫感染时，常伴有嗜酸性粒细胞增多。

4. 嗜碱性粒细胞　成熟的嗜碱性粒细胞存在于血液中，只有在发生炎症时受趋化因子的诱导才迁移到组织中。嗜碱性粒细胞的胞质中存在较大的碱性染色颗粒，颗粒内含有肝素、组胺、嗜酸性粒细胞趋化因子 A 等。当嗜碱性粒细胞被活化时，不仅能释放颗粒中的介质，还可合成、释放白三烯和 IL－4 等细胞因子。肝素具有抗凝血作用，有利于保持血管的通畅。组胺和过敏性慢反应物质可使毛细血管壁通透性增加，引起局部充血水肿，并可使支气管平滑肌收缩，从而引起荨麻疹、哮喘等 I 型超敏反应症状。此外，嗜碱性粒细胞被激活时释放的嗜酸性粒细胞趋化因子 A，可吸引嗜酸性粒细胞，使之聚集于局部，以限制嗜碱性粒细胞在过敏反应中的作用。近年来的研究还显示，嗜碱性粒细胞在机体抗寄生虫免疫应答中也起到重要作用。

5. 淋巴细胞　淋巴细胞在免疫应答反应过程中起核心作用。根据细胞生长发育的过程、细胞表面标志和功能的不同，可将淋巴细胞分为 T 淋巴细胞、B 淋巴细胞和自然杀伤（natural killer，NK）细胞三大类。T 淋巴细胞主要与细胞免疫有关，B 淋巴细胞主要参与体液免疫，而 NK 细胞则是机体天然免疫的重要执行者。淋巴细胞的功能详见免疫学。

（三）白细胞的生成与破坏

白细胞是由骨髓造血干细胞分化而来的。白细胞的增殖与分化受到能够促进白细胞生长发育的一组造血生长因子的调节。白细胞多在组织中发挥作用，寿命长短不一，中性粒细胞一般在循环血液中停留 8 小时左右进入组织，4～5 天后衰老死亡。单核细胞的寿命可能为数周，但组织内的单核细胞的寿命可长达数月。B 淋巴细胞一般生存 3～4 天，但有一小部分受抗原刺激的 B 淋巴细胞发展成为记忆细胞，寿命很长且保持特异性。T 淋巴细胞可生存 100 天以上，甚至数年。衰老的白细胞主要被肝、脾内的巨噬细胞吞噬和分解，少数可穿过消化道和呼吸道黏膜而排出。

三、血小板

（一）血小板的形态和数量

血小板（platelet）是从骨髓的巨核细胞胞质裂解过程中脱落下来的具有生物活性的小块胞质。血小板的体积小，无色、无核，呈梭形或椭圆形，直径为 2～4 μm。当血小

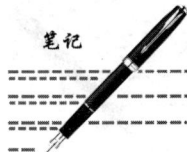

板与玻片接触或受刺激时，可伸出伪足而呈不规则形状。

正常成人血液中的血小板数量为（100～300）$\times 10^9$/L，通常午后较清晨高，冬季较春季高，剧烈运动后和妊娠中、晚期升高，静脉血的血小板数量较毛细血管高。机体受到较大损伤时，血小板增多，损伤后 7～10 天可达高峰。当血小板数量减少到 50×10^9/L 以下时，微小创口或仅血压增高也能使皮肤和黏膜下出现淤点，甚至出现大块紫癜，称血小板减少性紫癜；血小板数量超过 1000×10^9/L，称血小板过多，易发生血栓。

（二）血小板的生理特性

1. 黏附　血小板可附着在受损血管内膜下暴露的胶原组织上，称为血小板黏附。血小板黏附是生理性止血过程中十分重要的起始步骤。

2. 聚集　血小板与血小板之间的相互黏附，称为血小板聚集。可分为两个时相：第一时相发生迅速，为可逆性聚集，由受损组织释放的腺苷二磷酸（ADP）引起；第二时相发生缓慢，为不可逆性聚集，由受损组织的血小板自身释放的 ADP 引起。血小板聚集是形成血小板栓子的基础。

3. 释放　血小板受刺激后将储存在致密体、α-颗粒或溶酶体内的物质排出的现象，称为血小板释放或血小板分泌。从致密体释放的物质主要有 ADP、ATP、5-羟色胺（5-HT）、Ca^{2+}；从 α-颗粒释放的物质主要有 β-血小板球蛋白、血小板因子Ⅳ（PF_4）、血小板因子Ⅴ（PF_5）等，这些物质多数能引起血小板聚集。血小板的黏附、聚集与释放几乎同时发生。许多由血小板释放的物质可进一步促进血小板的活化、聚集，加速止血过程。

4. 收缩　血小板具有收缩能力。血小板的收缩能力与其收缩蛋白有关。在血小板中存在着类似于肌肉的收缩蛋白系统，血小板活化后，可引起血小板的收缩反应。当血凝块中的血小板发生收缩时，血凝块缩小硬化，有利于止血。若血小板数量减少或功能减退，可使血凝块回缩不良，生理性止血时间延长。

5. 吸附　血小板表面可吸附血浆中的多种凝血因子，血管内皮破损后，随着血小板黏附和聚集于破损局部，局部凝血因子浓度升高，有利于血液凝固和生理性止血。

（三）血小板的生理功能

1. 参与生理性止血　小血管受损后血液从小血管内流出，数分钟后出血自行停止，称为生理性止血（hemostasis）。生理性止血是机体重要的保护机制之一。生理性止血与血小板的功能和数量有密切关系。临床上用针刺破指尖或耳垂使血液自然流出，以测定出血延续的时间，这段时间称为出血时间（bleeding time）。出血时间正常为 1～3 分钟。若血小板数量减少或功能障碍，出血时间将延长。

生理性止血的基本过程如下。①受损血管收缩，裂口缩小。②血小板黏附、聚集，形成较松软的血小板血栓，血小板血栓暂时堵塞小的出血口。③血小板激活血液凝固系统，形成凝血块，继而使血小板收缩、血块回缩，使松软的血小板血栓变成坚实的止血栓，从而达到有效止血的目的。

2. 促进血液凝固　血小板可释放血小板因子，如纤维蛋白原激活因子（PF_2）、血小板磷脂表面因子（PF_3）、抗肝素因子（PF_4）、抗纤溶因子（PF_6）等，血小板因子使凝血酶原的激活速度加快 2 万倍。另外，血小板还可以吸附多种凝血因子，促进凝血过程的发生。

3. 维持血管内皮的完整性　血小板对毛细血管内皮具有营养、支持的作用。血小板能填补血管内皮细胞脱落留下的空隙，并与内皮细胞融合，促进内皮的修复，以维持毛细血管壁的正常通透性。

（四）血小板的破坏

血小板进入血液后，只在最初的两天具有生理功能，但平均寿命有 7～14 天。衰老的血小板在肝、脾和肺组织中被吞噬。

第四节　血液凝固和纤维蛋白溶解

一、血液凝固

血液凝固（blood coagulation）是指血液由流动的液体状态变成不能流动的凝胶状态的过程，其实质就是血浆中的可溶性纤维蛋白原转变成不可溶的纤维蛋白的过程。纤维蛋白交织成网，把血细胞和血液的其他成分网罗在内，从而形成血凝块。血液凝固是一系列复杂的酶促反应过程，需要多种凝血因子的参与。

（一）凝血因子

血浆与组织中直接参与血液凝固的物质，统称为凝血因子（blood coagulation factor 或 clotting factor）。根据世界卫生组织（WHO）的统一命名，凝血因子以罗马数字 I～XIII 编号，共有 12 个（表 3-3），即凝血因子 I～XIII 简称 FI～FXIII，其中 FVI 是血清中活化的 FVa，已不再被视为一个独立的凝血因子。此外还有前激肽释放酶、高分子量激肽原等。在这些凝血因子中，除 FIV 是 Ca^{2+} 外，其余的凝血因子均为蛋白质，而且 FII、FVII、FIX、FX、FXI、FXII 和前激肽释放酶都是丝氨酸蛋白酶，能对特定的肽链进行有限水解；但在正常情况下这些蛋白酶是以无活性的酶原形式存在的，必须通过其他酶的有限水解而暴露或形成活性中心后，才具有酶的活性，这一过程称为凝血因子的激活。习惯上在凝血因子代号的右下角加一个 "a"（activated），以表示其 "活化型"，如 FII 被激活为 FIIa。FIII、FV、FVIII 和高分子量激肽原在凝血反应中起辅因子的作用，可使相应的丝氨酸蛋白酶凝血因子的催化速率增快成千上万倍。除 FIII 外，其他凝血因子均存在于新鲜血浆中，且多数在肝内合成，其中 FII、FVII、FIX、FX 的生成需要维生素 K 的参与，故它们又称维生素 K 依赖性凝血因子。维生素 K 依赖性凝血因子的分子中均含有 γ 羧基谷氨酸，和 Ca^{2+} 结合后可发生变构，暴露出与磷脂结合的部位并参与凝血。当肝脏发生病变时，可出现凝血功能障碍。

表 3-3　按国际命名编号的凝血因子

编号	同义名称	特性和功能
I	纤维蛋白原	主要由肝合成，可被激活为纤维蛋白
II	凝血酶原	主要由肝合成（需维生素 K），可在凝血酶原激活物的作用下被激活为凝血酶
III	组织凝血激酶	由内皮细胞和其他损伤组织释放的磷脂蛋白复合体，在肺、脑、胎盘等组织中含量丰富，与因子结合后启动外源性凝血机制

编号	同义名称	特性和功能
IV	钙离子	从饮食和骨释放中获得，参与凝血的全过程
V	前加速素	由肝合成或血小板释放的血浆蛋白，可大大提高Xa的活性
VII	前转变素	由肝合成的血浆蛋白（需维生素K），参与外源性凝血机制
VIII	抗血友病因子	肝合成的球蛋白，可大大提高XIa的活性，缺乏时可引起血友病A
IX	血浆凝血激酶	肝合成的血浆蛋白（需维生素K），参与内源性凝血机制，缺乏时可引起血友病B
X	斯图亚特因子	肝合成的球蛋白（需维生素K），是形成凝血酶原激活物的主要成分，参与内源性和外源性凝血机制
XI	血浆凝血激酶前质	肝合成的血浆蛋白，参与内源性凝血，缺乏时可引起血友病C
XII	接触因子	为蛋白水解酶，启动内源性凝血机制，并可激活纤维蛋白溶解酶原
XIII	纤维蛋白稳定因子	为血浆和血小板中的酶，可加强纤维蛋白间的结合和稳定

注：其中因子VI是由因子V活化而来的，因而被取消了。

知识拓展

血友病

血友病为一组遗传性凝血功能障碍的出血性疾病，其共同的特征是活性凝血活酶生成障碍，凝血时间延长，终身具有轻微创伤后出血倾向，重症患者没有明显外伤也可发生自发性出血。血友病的分类如下。

1. 血友病A（血友病甲），即因子VIII促凝成分（VIII：C）缺乏症，也称AGH缺乏症，是一种性联隐性遗传疾病，女性传递，男性发病。

2. 血友病B（血友病乙），即因子IX缺乏症，又称PTC缺乏症、凝血活酶成分缺乏症，也是一种性联隐性遗传疾病，其发病数量较血友病A少。血友病B患者的出血症状多数较轻。

3. 血友病C（血友病丙），即因子XI（FXI）缺乏症，又称PTA缺乏症、凝血活酶前质缺乏症。血友病C为常染色体不完全隐性遗传，男女均可患病，是一种罕见的血友病。(15~20)/10万男孩中有发病，此发病率在所调查的不同的种族和地域之间没有差异。

血友病的发病率以血友病A为最多，血友病B占15%，血友病C较少见。

（二）血液凝固过程

血液凝固是由凝血因子按一定顺序相继激活而生成的凝血酶（thrombin）最终使纤维蛋白原（fibrinogen）变为纤维蛋白（fibrin）的过程。因此，凝血过程可分为凝血酶原酶复合物（也称凝血酶原激活物）的形成、凝血酶的形成和纤维蛋白的形成3个基本步骤（图3-5）。

1. 凝血酶原酶复合物的形成　凝血酶原酶复合物可通过内源性凝血途径和外源性凝血途径生成。两条途径的主要区别在于启动方式和参与的凝血因子有所不同。但两条途径中的某些凝血因子可以相互激活，故二者间存在密切联系，并不各自完全独立（图3-6）。

（1）内源性凝血途径：内源性凝血途径（intrinsic coagulation pathway）是指参与凝血

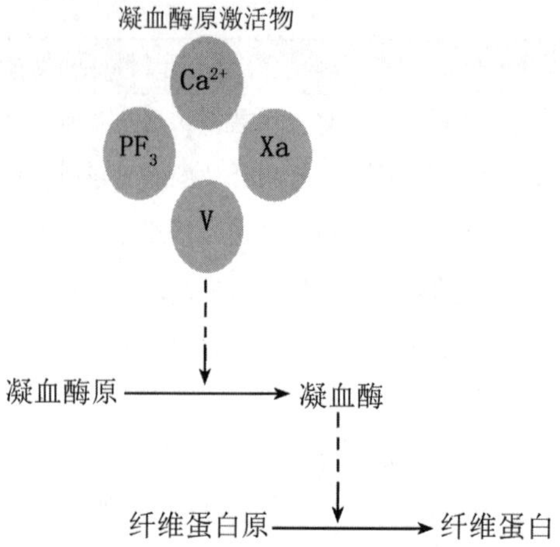

图 3 - 5　血液凝固的基本步骤

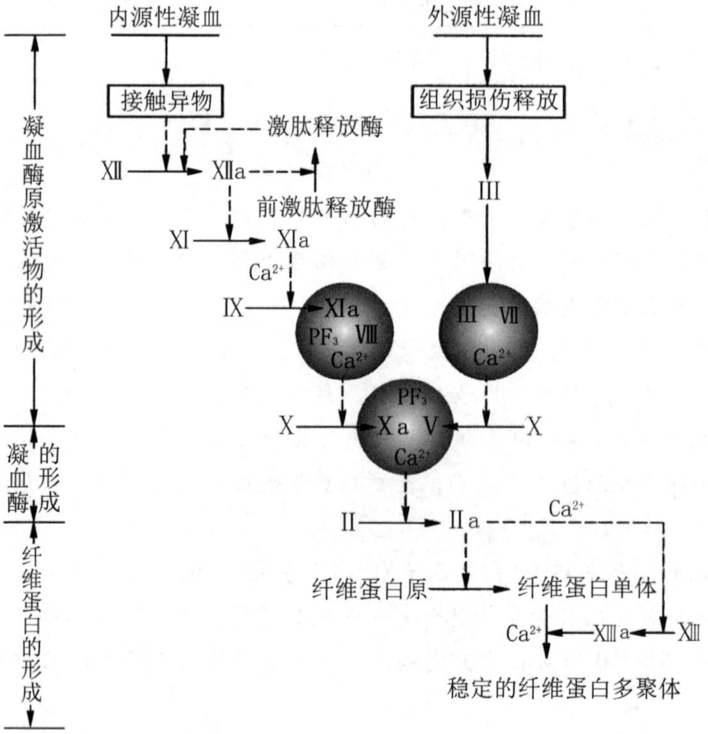

图 3 - 6　血液凝固过程示意图

的因子全部来自血液，通常因血液与带负电荷的异物表面（如玻璃、白陶土、硫酸酯、胶原等）接触而启动。当血液与带负电荷的异物表面接触时，首先是 FXII 结合到异物表面，并被激活为 FXIIa。FXIIa 的主要功能是激活 FXI 成为 FXIa，从而启动内源性凝血途径。此外，FXIIa 还能通过激活前激肽释放酶而正反馈促进 FXIIa 的形成。从 FXII 结合于异物表面到 FXIa 的形成过程称为表面激活。表面激活还需要高分子量激肽原的参与，它作为辅因子可加速表面激活过程。

表面激活所生成的 FXIa 在 Ca^{2+} 存在的情况下可激活 FIX 生成 FIXa。FIXa 在 Ca^{2+} 的作用下与 FVIII 在活化的血小板提供的磷脂表面结合成复合物（因子 X 酶复合物），可进一步激活 FX，生成 FXa。在此过程中，FVIIIa 作为辅因子，可使 FIXa 对 FX 的激活速度提

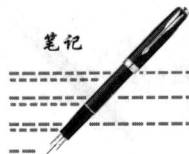

高 20 万倍。在正常情况下，血浆中 FⅧ与 vWF 以非共价形式结合成复合物，该复合物可避免 FⅧ被活化的蛋白 C 降解，提高其稳定性，FⅧ须从该复合物中释放出后，才能活化成为 FⅧa。

FⅧa 和 FⅨa 为因子 X 酶复合物的重要组分，FⅧ或 FⅨ的缺乏均可导致因子 X 酶复合物生成障碍，分别称为血友病 A 和血友病 B，都表现为凝血过程缓慢，轻微外伤常可引起出血不止。

（2）外源性凝血途径：由组织因子（tissue factor，TF）启动的凝血过程，称为外源性凝血途径（extrinsic pathway）。组织因子是一种跨膜糖蛋白，存在于大多数组织细胞中。在生理情况下，直接与循环血液接触的血细胞和内皮细胞不表达组织因子，但当血管损伤时，暴露出组织因子，组织因子与 FⅦa 相结合而形成 FⅦA - 组织因子复合物，此复合物在磷脂和 Ca^{2+} 存在时迅速激活因子 X 生成 Xa。组织因子能使 FⅦa 催化 FX 激活的效力增加 1000 倍。此外，FⅦA - 组织因子复合物在 Ca^{2+} 的参与下还能激活 FⅨ，FⅨa 除能与 FⅧa 结合而激活 FX 外，也能反馈激活 FⅦ。因此，通过 FⅦA - 组织因子复合物的形成，内源性凝血途径和外源性凝血途径相互联系、相互促进，共同完成凝血过程。

由内源性凝血途径和外源性凝血途径所生成的 FXa，在 Ca^{2+} 存在的情况下可与 FVa 在磷脂表面形成凝血酶原激活物，进而激活凝血酶原，完成血液凝固的第一步。

2. 凝血酶的形成　凝血酶原激活物可激活凝血酶原，形成凝血酶（Ⅱa）。凝血酶是一种多功能的凝血因子，其主要作用是分解纤维蛋白原。凝血酶还可激活 FⅩⅢ、FV、FⅧ、FⅪ，形成凝血过程中的正反馈机制。

3. 纤维蛋白的形成　纤维蛋白原在凝血酶的作用下被激活成纤维蛋白单体。同时，凝血酶在 Ca^{2+} 的帮助下激活因子ⅩⅢ，ⅩⅢa 使纤维蛋白单体聚合成不溶性的交联纤维蛋白多聚体凝块。后者交织成网，网罗红细胞形成血凝块，完成凝血过程。

由于凝血是一系列凝血因子相继酶解激活的过程，每一步骤之间都是密切联系的，一个环节受阻则整个凝血过程就会受到影响甚至停止。在病理情况下，缺乏Ⅷ、Ⅸ、Ⅺ因子的患者，凝血过程缓慢，轻微的创伤也会出血不止。临床上除掉血液中的 Ca^{2+}，就可以起到抗凝的作用。凝血过程是一种正反馈，每步反应均有放大效应，例如 1 分子 FⅪa 最终可产生上亿分子的纤维蛋白。一旦触发凝血过程，就会迅速、连续进行，形成"瀑布"样反应链，直至完成。凝血块形成的时间称为凝血时间，正常人为 5 ~ 15 分钟（试管法）。

在生理性止血过程中，既有内源性凝血途径的激活，也有外源性凝血途径的激活。近年来的研究和临床观察表明，缺乏内源性凝血途径启动因子Ⅻ及前激肽释放酶、激肽原的患者，几乎没有出血症状；而因子Ⅶ严重缺乏的患者却会产生明显的出血症状。目前认为，外源性凝血途径在体内生理性凝血反应的启动中起关键作用，而内源性凝血途径则在凝血过程的维持中起重要作用，因子Ⅲ被认为是凝血过程的启动因子。

（三）体内抗凝系统

正常人在日常活动中常有轻微的血管损伤发生，体内也常有低水平的凝血系统的激活，但循环血液并不凝固。即使当组织损伤而发生生理性止血时，止血栓也只局限于病变部位，并不延及未损部位。这表明体内的生理性凝血过程在时间和空间上受到严格的控制。这是多因素综合作用的结果，其中血管内皮细胞在防止血液凝固反应的蔓延中起重要作用。

1. 血管内皮的抗凝作用 正常的血管内皮作为一个屏障，可防止凝血因子、血小板与内皮下的成分接触，从而避免凝血系统的激活和血小板的活化。血管内皮还具有抗凝血和抗血小板的功能。血管内皮细胞能合成硫酸乙酰肝素蛋白多糖，使之覆盖于内皮细胞表面，与血液中的抗凝血酶（antithrombin）（曾称为抗凝血酶Ⅲ）结合，可灭活凝血酶、FXa等多种活化的凝血因子。内皮细胞可灭活自凝血部位扩散而来的活化凝血因子，阻止血栓延伸到完整内皮细胞部位。此外，血管内皮细胞还能合成、分泌组织型纤溶酶原激活物（tissue-type plasminogen activator，tPA），激活纤维蛋白溶解系统，降解已形成的纤维蛋白，保证血管的通畅。

2. 纤维蛋白的吸附、血流的稀释和单核巨噬细胞的吞噬作用 纤维蛋白与凝血酶有高度的亲和力。在凝血过程中所形成的凝血酶，85%~90%可被纤维蛋白吸附，这不仅有助于加速局部凝血反应的进行，也可避免凝血酶向周围扩散。进入循环的活化凝血因子可被血流稀释，并被血浆中的抗凝物质灭活和被单核巨噬细胞吞噬。

3. 生理性抗凝物质 体内的生理性抗凝物质可分为丝氨酸蛋白酶抑制物、蛋白质C系统、组织因子途径抑制物和肝素。

（1）丝氨酸蛋白酶抑制物：主要有抗凝血酶、肝素辅因子Ⅱ、C1抑制物等。抗凝血酶Ⅲ是最重要的抑制物，能与凝血酶FⅨa、FXa、FⅪa、FⅫa等分子活性中心的丝氨酸残基结合而抑制其活性，从而阻止血液凝固。

（2）蛋白质C系统：主要包括蛋白质C、凝血酶调节蛋白、蛋白质S等。蛋白质C系统可使FⅧa和FVa灭活，抑制FX和凝血酶原的激活，从而有助于避免凝血过程向周围正常血管部位扩展。此外，活化的蛋白质C还有促进纤维蛋白溶解的作用。

（3）组织因子途径抑制物：组织因子途径抑制物（TFPI）是一种糖蛋白，主要由血管内皮细胞产生，是外源性凝血途径的特异性抑制物。目前认为，TFPI是体内主要的生理性抗凝物质。

（4）肝素：肝素（heparin）是一种酸性黏多糖，主要由肥大细胞和嗜碱性粒细胞产生。肝素与抗凝血酶Ⅲ结合后，其抗凝作用可增强2000倍，但在缺乏抗凝血酶Ⅲ的条件下，肝素的抗凝作用很弱。因此，肝素主要通过增强抗凝血酶Ⅲ的活性而发挥间接抗凝作用。

（四）体外血液凝固的加速与抗凝

临床工作中常常需要采取各种措施加速血液凝固或者保持血液不发生凝固。外科手术时常用温热的盐水纱布等进行压迫止血，主要原因如下。①纱布是异物，可激活因子Ⅻ和血小板。②凝血过程为一系列的酶促反应，适当加温可使凝血反应加速。反之，降低温度和增加异物表面的光滑度（如在表面涂硅胶或石蜡）可延缓凝血过程。此外，血液凝固的多个环节中都需要Ca^{2+}的参加，故通常用枸橼酸钠、草酸铵和草酸钾作为体外抗凝剂，它们可与Ca^{2+}结合而除去血浆中的Ca^{2+}，从而起抗凝作用。由于少量枸橼酸钠进入血液循环不会产生毒性，因此常用它作为抗凝剂来处理输血用的血液。维生素K拮抗剂（如华法林）可抑制FⅡ、FⅦ、FⅨ、FX等维生素K依赖性凝血因子的合成，因而在体内也具有抗凝作用。肝素在体内、体外均能立即发挥抗凝作用，已广泛应用于临床，可防治血栓的形成。

二、纤维蛋白溶解

正常情况下，组织损伤后所形成的止血栓在完成止血使命后将逐步溶解，从而保证血管的畅通，也有利于受损组织的再生和修复。止血栓的溶解主要依赖于纤维蛋白溶解系统（简称纤溶系统）。

纤维蛋白被分解液化的过程称为纤维蛋白溶解（fibrinolysis），简称纤溶。纤溶系统主要包括纤维蛋白溶解酶原（plasminogen，简称纤溶酶原，又称血浆素原）、纤溶酶（plasmin，又称血浆素）、纤溶酶原激活物（plasminogen activator，PA）与纤溶抑制物。（图3-7）纤溶可分为纤溶酶原的激活与纤维蛋白（或纤维蛋白原）的降解两个基本阶段。

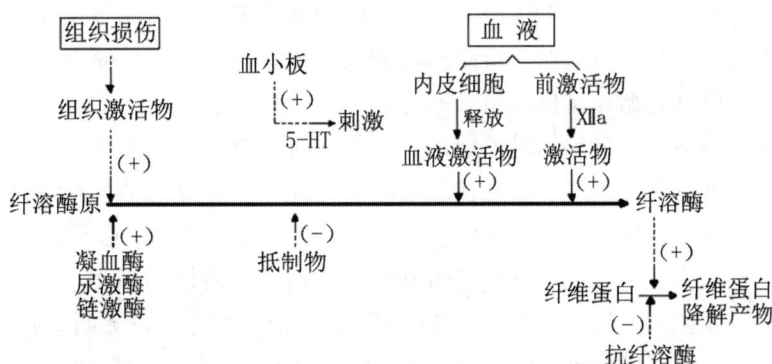

图3-7　纤溶系统示意图

+：促进；-：抑制

（一）纤溶酶原

纤溶酶原是一种主要由肝脏合成的糖蛋白。当血液凝固时，纤溶酶原大量吸附在纤维蛋白网上，在纤溶酶原激活物作用下，被激活成为纤溶酶。纤溶酶有很强的蛋白水解作用，能将纤维蛋白分解成很多可溶性的小分子肽。

（二）纤溶酶原激活物

纤溶酶原激活物根据来源不同分为3类。第一类为血管激活物，由小血管内皮细胞合成后释放于血中。第二类为组织激活物，它存在于很多组织中，尤以子宫、前列腺、肺、甲状腺等处较多（这些器官术后易渗血，这也是月经血不发生凝固的原因），如主要由肾脏合成的尿激酶型组织激活物，已被临床广泛应用。第三类为依赖因子Ⅻ的激活物，如被因子Ⅻa激活的激肽释放酶，可激活纤溶酶原。

（三）纤维蛋白的降解

在纤溶酶作用下，纤维蛋白和纤维蛋白原可被分解为许多可溶性小肽，称为纤维蛋白降解产物。纤维蛋白降解产物通常不再发生凝固，其中部分小肽还具有抗凝血作用。

（四）纤溶抑制物

体内有多种物质可抑制纤溶系统的活性，这些物质主要分为两类。一类是纤溶酶原激活物抑制物，它可以抑制纤溶酶原的激活。另一类是α_2纤溶酶抑制剂，它能与纤溶酶结合并使纤溶酶失去活性，从而抑制纤维蛋白的降解。

凝血与纤溶是两个既对立又统一的功能系统，它们之间的动态平衡使人体在出血时既能有效地止血，又能防止血块堵塞血管，从而维持血流的正常状态。在血管内，如果凝血作用大于纤溶，就将发生血栓；反之则会造成出血倾向。

第五节　血量、血型与输血

一、血量

人体内血液的总量称为血量（blood volume）。正常成人的血量大约相当于自身体重的 7%~8%，即每千克体重有 70~80 ml 血液。其中大部分血液在心血管中流动，称为循环血量；小部分血液滞留在肝、脾、肺、腹腔静脉及皮下静脉丛等储血库中，流动很慢，称为储存血量。在剧烈运动、情绪激动或大量出血等情况下，储血库中的储存血量可被释放出来，以补充循环血量的相对不足。

正常人体内血液的总量是相对恒定的，它使血管保持一定的充盈度，从而维持正常血压和血流，保证器官、组织、细胞在单位时间内能够获得充足的血液灌注。血量不足时将导致血压下降、血流减慢，最终引起细胞、组织、器官代谢障碍等功能损害。

健康成人一次失血不超过全身血量的 10% 时，由于心脏活动增强、血管收缩和储血库中血液释放等功能性的代偿，血管充盈度不会发生显著变化，可无明显临床症状出现，而且血量和血液的主要成分可较快恢复：水和电解质可由组织液加强回流，在 1~2 小时即可恢复；血浆蛋白质在肝脏处加强合成，24 小时左右可以得到恢复；由于骨髓造血功能加强，红细胞在 1 个月内得到补充而恢复正常。一次失血相当于全身血量的 20% 时，人体功能将难以代偿，会出现血压下降、脉搏加快、四肢冰冷、眩晕、口渴、恶心、乏力，甚至晕厥等现象。失血量达全身血量的 30% 以上时，可发生失血性休克，如不及时抢救，可危及生命。临床上抢救大失血患者时，最有效的方法就是输血。当然，在准备输血时首先要鉴定血型。

二、血型

血型（blood group）通常是指红细胞膜上特异性抗原的类型。若将血型不相容的两个人的血液滴在玻片上并使之混合，则红细胞可凝集成簇，这一现象称为红细胞凝集（agglutination）。在补体的作用下，可引起凝集的红细胞破裂，发生溶血。当给人体输入血型不相容的血液时，在血管内可发生红细胞凝集和溶血反应，甚至危及生命。因此，血型鉴定是安全输血的前提。由于血型是由遗传决定的，血型鉴定对法医学和人类学的研究也具有重要的价值。

红细胞凝集的本质是抗原-抗体反应。红细胞膜上抗原的特异性取决于其抗原决定簇，这些抗原在凝集反应中被称为凝集原（agglutinogen）。根据红细胞血型抗原决定簇的生物化学结构可将其分为多肽和糖两类。人出生时，抗原决定簇为多肽的红细胞表面血型抗原已发育成熟，而抗原决定簇为糖分子的血型抗原则在出生后逐渐发育成熟。能与红细胞膜上的凝集原起反应的特异性抗体则称为凝集素（agglutinin）。凝集素为 γ 球蛋白，存在于血浆中。发生抗原-抗体反应时，由于每个抗体上具有 2~10 个抗原结合位点，因此抗体可在若干个带有相应抗原的红细胞之间形成桥梁，使它们聚集成簇。

白细胞和血小板除了也存在一些与红细胞相同的血型抗原外，它们还有自己特有的血型抗原。白细胞上最强的同种抗原是人类白细胞抗原（human leukocyte antigen，

HLA）。HLA 系统是一个极为复杂的抗原系统，在体内分布广泛，是引起器官移植后免疫排斥反应的最重要的抗原。由于在不相关的个体间 HLA 表型完全相同的概率极低，所以 HLA 的分型成为法医学上用于鉴定个体或亲子关系的重要手段之一。人类血小板表面也有一些特异的血小板抗原系统，如 PI、Zw、Ko 等。血小板抗原与输血后血小板减少症的发生有关。

自 1901 年 Landsteiner 发现第一个人类血型系统（ABO 血型系统）以来，至今人们已发现 29 个不同的红细胞血型系统。在医学上较重要的血型系统是 ABO、Rh、MNSs、Lutheran、Kell、Lewis、Duff 和 Kidd 等，如果将这些血型的血液输给血型不相容的受血者，则可引起溶血性输血反应，其中，与临床关系最为密切的是 ABO 血型系统和 Rh 血型系统。

知识拓展

血型的发现

卡尔·兰德斯坦纳（Karl Landsteiner，1868—1943 年）是奥地利维也纳大学的著名医学家。1900 年他在 22 位同事的正常血液中发现红细胞和血浆之间能够发生"反应"，即某些人的血浆能够促使另一些人的红细胞凝集。兰德斯坦纳发表于 1901 年的论文成为人类血型分类研究的基础。1927 年经国际会议确认，血型有 A、B、O 和 AB 4 种类型，这标志着现代血型系统理论的正式诞生。1930 年兰德斯坦纳获得诺贝尔生理学或医学奖，他也因此被誉为"血型之父"。

（一）ABO 血型系统

1. ABO 血型系统的分型　根据红细胞膜上是否存在 A 抗原和 B 抗原可将血液分为 4 种 ABO 血型：红细胞膜上只含 A 抗原者为 A 型；只含 B 抗原者为 B 型；含有 A 与 B 两种抗原者为 AB 型；A 和 B 两种抗原均无者为 O 型。不同血型的人的血清中含有不同的抗体，但不会含有与自身红细胞抗原相对应的抗体。A 型血的血清中只含有抗 B 抗体；B 型血的血清中只含有抗 A 抗体；AB 型血的血清中没有抗 A 和抗 B 抗体；而 O 型血的血清中则含有抗 A 和抗 B 两种抗体。ABO 血型系统还有几种亚型，其中最为重要的亚型是 A 型中的 A_1 和 A_2 亚型。A_1 型红细胞上含有 A 抗原和 A_1 抗原，而 A_2 型红细胞上仅含有 A 抗原；A_1 型血的血清中只含有抗 B 抗体，而 A_2 型血的血清中则含有抗 B 抗体和抗 A_1 抗体。同样，AB 型血型中也有 A_1B 和 A_2B 两种主要亚型。虽然在我国汉族人中 A_2 型和 A_2B 型者分别只占 A 型和 AB 型人群的 1% 以下，但由于 A_1 型红细胞可与 A_2 型血清中的抗 A_1 抗体发生凝集反应，而且 A_2 型和 A_2B 型红细胞比 A_1 型和 A_1B 型红细胞的抗原性弱得多，在用抗 A 抗体做血型鉴定时，容易将 A_2 型和 A_2B 型误定为 O 型和 B 型。因此在输血时应注意 A_2 和 A_2B 亚型的存在。ABO 血型系统的抗原和抗体见表 3-4。

表 3-4　ABO 血型系统的抗原和抗体

血　型		红细胞膜上的凝集原	血清中的凝集素
A 型	A_1	$A + A_1$	抗 B
	A_2	A	抗 B + 抗 A_1
B 型		B	抗 A

(续表)

血　型		红细胞膜上的凝集原	血清中的凝集素
AB 型	A₁B	A + A₁ + B	无
	A₂B	A + B	抗 A₁
O 型		无 A, 无 B	抗 A + 抗 B

2. ABO 血型系统中各型间的相互输血关系　前已述及,凝集原与相应的凝集素相遇时,可发生特异性免疫反应,使红细胞凝集成团并解体,即发生凝集反应。因此在输血时必须选择相同的血型,以避免发生凝集反应。ABO 血型系统中各型之间的输血关系如表 3 - 5。

表 3 - 5　ABO 血型系统中各型之间的输血关系

供血者红细胞	受血者血清（凝集素）			
（凝集原）	O 型 （抗 A、抗 B）	A 型 （抗 B）	B 型 （抗 A）	AB 型 （无）
O 型	-	-	-	-
A 型	+	-	+	-
B 型	+	+	-	-
AB 型	+	+	+	-

注：+ 表示有凝集反应；- 表示无凝集反应。

从表 3 - 5 中可见,O 型血可输给其他各型血,AB 型血可接受其他各型血。这是因为在输血时应主要考虑避免供血者红细胞被受血者血浆中的凝集素所凝集。由于 O 型供血者红细胞膜上不含有 A、B 凝集原,因而其红细胞不会被受血者血浆中的凝集素所凝集。同样,AB 型受血者血浆中不含有抗 A、抗 B 凝集素,因而不会使供血者红细胞发生凝集。尽管如此,由于 O 型血血浆中含有抗 A 和抗 B 凝集素,当将 O 型血输给其他血型的受血者时,如输入 O 型血的量较大,则仍有可能凝集受血者体内的红细胞并发生广泛的凝集反应。因此,把 O 型血的人称为"万能供血者",或将 AB 型血的人称为"万能受血者"的说法是不正确的。

（二）Rh 血型系统

1. Rh 血型的分型和分布　1940 年 Landsteiner 和 Wiener 最先在恒河猴（Rhesus monkey）的红细胞上发现了一种凝集原,因此取其学名前两个字母,命名为 Rh 凝集原,把这个血型系统称为 Rh 血型系统。现已知 Rh 血型系统有 40 多种凝集原,与临床关系密切的是 C、c、D、E、e5 种凝集原。其中以 D 凝集原的抗原性最强,所以凡是红细胞膜上有 D 凝集原的就称为 Rh 阳性,没有 D 凝集原的称为 Rh 阴性。在我国各族人群中,Rh 阳性者约占 99%,Rh 阴性者只占 1% 左右。在有些民族的人群中,Rh 阴性者较多,如塔塔尔族约有 15.8%,苗族约有 12.3%,布依族和乌孜别克族约有 8.7%。在这些民族居住的地区,Rh 血型的问题应受到特别重视。

2. Rh 血型的特点及其临床意义　与 ABO 血型系统不同,人的血清中不存在抗 Rh 的天然抗体,只有当 Rh 阴性者在接受 Rh 阳性者的血液后,才会通过体液免疫产生抗 Rh 的免疫性抗体,输血后 24 个月血清中抗 Rh 抗体的水平达到高峰。因此,Rh 阴性受血者在第一次输入 Rh 阳性血液后，一般不产生明显的输血反应，但在第二次或多次输入 Rh 阳性的血液时，即可发生输血反应，输入的 Rh 阳性红细胞将被破坏而发生溶血。

Rh 血型系统与 ABO 血型系统之间的另一个不同点是抗体的特性。Rh 血型系统的抗体主要是 IgG，其分子较小，能透过胎盘。当 Rh 阴性的孕妇怀有 Rh 阳性的胎儿时，胎儿的少量红细胞或 D 抗原可进入母体，使母体产生免疫性抗体，主要是抗 D 抗体。这种抗体可透过胎盘进入胎儿的血液，使胎儿的红细胞发生溶血，造成新生儿溶血性贫血，严重时可导致胎儿死亡。由于一般只有在妊娠末期或分娩时才有足量的胎儿红细胞进入母体，而母体血液中的抗体的浓度是缓慢增加的，因此 Rh 阴性的母体怀第一胎 Rh 阳性的胎儿时，很少出现新生儿溶血的情况；但在第二次妊娠时，母体内的抗 Rh 抗体可进入胎儿体内而引起新生儿溶血。若在 Rh 阴性母亲生育第一胎后，及时输注特异性抗 D 免疫球蛋白，中和进入母体的 D 抗原，可避免 Rh 阴性母亲致敏，预防第二次妊娠时新生儿溶血的发生。

三、输血

输血是临床上抢救伤员、补充血容量和保证一些大手术顺利进行的重要措施。但是，输血不当会造成非常严重的后果，所以为了保证输血的安全、有效，必须严格遵守输血原则，在护理工作中，严格遵循输血指征，做好输血前的查与对，在输血过程中，严密观察，确保输血安全。

（一）输血原则

1. 在输血前必须鉴定血型　在输血前首先必须进行血型鉴定，保证供血者与受血者的血型相合，以免因血型不相容而引起严重的输血反应。

2. 必须进行交叉配血试验　在输血时为避免供血者红细胞被受血者血浆中的凝集素所凝集，输血前必须做交叉配血试验，根据结果决定能否输血及输血的量和速度。交叉配血试验是将供血者的红细胞与受血者的血清相混合（主侧），同时将受血者的红细胞与供血者的血清相混合（次侧）。（图 3-8）

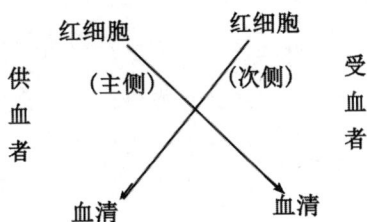

图 3-8　交叉配血试验示意图

如果交叉配血的主侧和次侧均不发生凝集，即为配血相合，可以输血。凡主侧凝集的则为配血不合，禁止输血。主侧不凝集、次侧凝集的（一般见于将 O 型血输给其他血型，或 AB 型受血者接受其他血型），一般不宜输血，在无法得到同型血源的特殊情况下，才可考虑将 O 型血输给其他血型的人。但输血量要少，应限制在 300 ml 以内，且速度缓慢，避免反复输入。这是因为 O 型血红细胞表面虽然不含任何抗原，但是它的血清中含有抗 A 和抗 B 两种抗体，所以 O 型血的血清被输入到 A 型、B 型或 AB 型受血者血管内时，均有可能与受血者的红细胞发生凝集反应。大多数 O 型血血清中的抗 A 和抗 B

抗体的效价较低，如果输血量较少，缓慢进入受血者血液中的抗体可以被稀释或被迅速冲散，达不到产生凝集的效价，也不会使受血者的红细胞凝集。如果大量、快速地把 O 型血输给其他不同血型的受血者，那么可能会因为输入的血清中的抗体不易被稀释或冲散，或者供血者的血清抗体效价很高，而使受血者的红细胞凝集。必要时要坚持"一少、二慢、三勤看"的原则，必须小心谨慎，以免发生意外。同型血（尤其是 A 型或 AB 型）之间输血，也必须做交叉配血试验（防止 A 亚型不合）。

（二）输血的类型

随着医学和科学技术的进步与发展，以及血液成分分离技术的广泛应用，输血疗法已从单纯的全血输入，发展为将血液的各种有效成分，如红细胞、粒细胞、血小板、血浆等分别制备成高纯度或高浓度的血液制品，实行按需输入（即成分输血）。这样既可提高疗效、减少不良反应，又可节约血源。因此，目前的输血技术已发展为一个相对独立的学科。

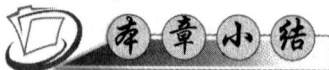

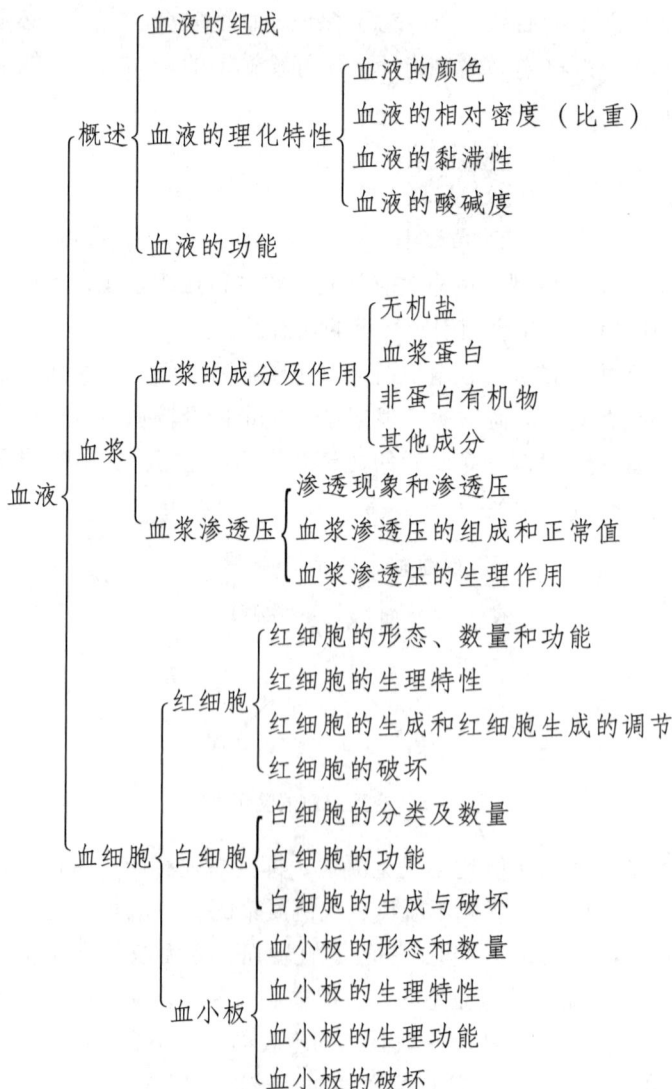

本章小结

- 血液
  - 概述
    - 血液的组成
    - 血液的理化特性
      - 血液的颜色
      - 血液的相对密度（比重）
      - 血液的黏滞性
      - 血液的酸碱度
    - 血液的功能
  - 血浆
    - 血浆的成分及作用
      - 无机盐
      - 血浆蛋白
      - 非蛋白有机物
      - 其他成分
    - 血浆渗透压
      - 渗透现象和渗透压
      - 血浆渗透压的组成和正常值
      - 血浆渗透压的生理作用
  - 血细胞
    - 红细胞
      - 红细胞的形态、数量和功能
      - 红细胞的生理特性
      - 红细胞的生成和红细胞生成的调节
      - 红细胞的破坏
    - 白细胞
      - 白细胞的分类及数量
      - 白细胞的功能
      - 白细胞的生成与破坏
    - 血小板
      - 血小板的形态和数量
      - 血小板的生理特性
      - 血小板的生理功能
      - 血小板的破坏

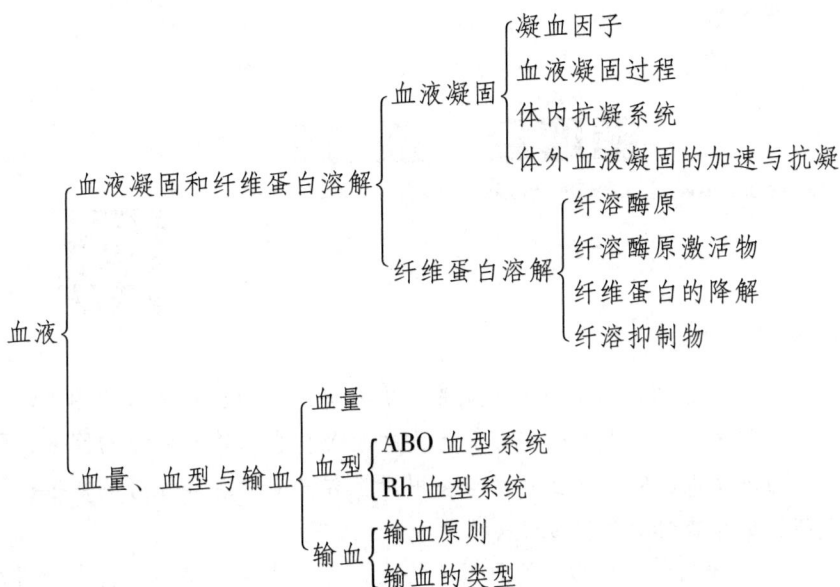

```
                                                    ┌ 凝血因子
                                          ┌ 血液凝固 ┤ 血液凝固过程
                                          │        │ 体内抗凝系统
                                          │        └ 体外血液凝固的加速与抗凝
              ┌ 血液凝固和纤维蛋白溶解 ┤
              │                          │          ┌ 纤溶酶原
              │                          └ 纤维蛋白溶解 ┤ 纤溶酶原激活物
              │                                       │ 纤维蛋白的降解
血液 ┤                                                 └ 纤溶抑制物
              │
              │                          ┌ 血量
              │                          │      ┌ ABO 血型系统
              └ 血量、血型与输血 ┤ 血型 ┤
                                          │      └ Rh 血型系统
                                          │      ┌ 输血原则
                                          └ 输血 ┤
                                                  └ 输血的类型
```

思考题

1. 某患者因腹痛、发热前来就诊。检查：右下腹压痛。血常规化验结果：红细胞 $5.0 \times 10^{12}/L$，血红蛋白 150 g/L，白细胞 $6.0 \times 10^{9}/L$，中性粒细胞 85%，嗜酸性粒细胞 1%，淋巴细胞 12%，单核细胞 2%。

请思考：

(1) 该患者可能患有的疾病是什么？为什么？

(2) 作为该患者的责任护士，在护理过程中应该注意哪些问题？

2. 某新生儿，第二胎，出生 24 小时即出现黄疸，血红蛋白明显降低。检查：ABO 血型为 A 型，Rh 血型为 Rh 阳性，其母亲 ABO 血型为 O 型，Rh 血型为 Rh 阳性。诊断为新生儿溶血病。

请思考：

(1) 该患儿为什么会出现溶血？

(2) 如果其母亲 Rh 血型为 Rh 阴性，其发病机制是否相同？

(3) 作为该患儿的责任护士，在护理过程中应该注意哪些问题？

(师瑞红)

第四章 血液循环

学习目标

1. 掌握心脏泵血过程；心脏泵血功能的评价指标；心输出量的影响因素；动脉血压的形成机制、正常值和影响因素；中心静脉压的概念和影响静脉回流的因素；颈动脉窦和主动脉弓压力感受性反射；肾上腺素与去甲肾上腺素对心脏和血管的调节；肾素－血管紧张素－醛固酮系统对心血管活动的调节。

2. 熟悉心肌细胞动作电位形成的原理及特点；心肌的生理特性及特点；组织液的生成及影响因素；心脏和血管的神经支配。

3. 了解心力储备；心电图；心音；血管的功能分类；心血管中枢。

4. 能够运用本章所学基本知识，对循环系统常见疾病（心力衰竭、心律失常、高血压等）的症状和体征进行护理评估。

5. 认识到血液循环的重要性，积极预防心血管疾病，增强健康宣教意识。

情境导入

某患者，男，60 岁，体表面积 1.7 m²，身高 1.6 m，由卧位突然站立时出现晕倒入院。查体：颈静脉怒张，肝大和双下肢水肿，BP 90/60 mmHg，CVP 20 cmH₂O。

请思考：

1. 该患者最可能患有何种心血管疾病？
2. 成人中心静脉压的正常值是多少？
3. 该患者出现晕倒的主要原因是什么？
4. 护理该患者时应注意哪些问题？

    循环系统主要由心脏和血管组成。心脏节律性地收缩和舒张，推动血液在血管中按一定方向周而复始地流动，称为血液循环（blood circulation）。血液循环是人体重要的生理功能之一，它的主要任务是完成物质运输，同时还能够维持内环境稳定、保证机体新陈代谢的正常进行、实现机体的体液调节和防御功能。循环功能一旦发生障碍，机体的代谢便不能正常进行，一些重要器官将受到严重损害，甚至危及生命。近年的研究发现，心血管系统还具有重要的内分泌功能。

    本章主要讨论心肌细胞的生物电现象和生理特性、心脏的泵血功能、血管生理及心血管活动的调节。

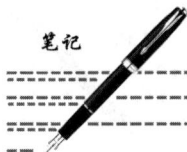

第一节　心脏生理

　　心脏是具有瓣膜结构的空腔器官，通过节律性的收缩和舒张实现对血液的驱动作用，从而完成其泵血功能。组成心脏的细胞分为自律细胞（rhythmic cardiac cell）和非自律细胞（non-rhythmic cardiac cell）两大类。自律细胞主要包括窦房结、房室交界区的房结区和房室束以及浦肯野细胞，具有自动产生节律性兴奋的能力，含有极少量肌原纤维，几乎没有收缩功能；非自律细胞主要包括心房和心室肌细胞，因含有丰富的肌纤维而具有收缩功能，故被称为工作细胞。正常情况下，两类心肌细胞的活动受神经和体液因素的调节，在完成心脏射血的过程中相互配合和协调，自律细胞的功能决定心脏活动的节律和频率，心房和心室肌细胞在自律细胞发出和传播兴奋的作用下，进行有节律的收缩和舒张，实现心脏的射血功能。

　　本节主要从以下几个方面阐明心脏的生理功能：心肌细胞的生物电现象、心肌细胞的生理特性、体表心电图和心脏泵血。

一、心肌细胞的生物电现象

　　心脏的射血功能是通过心肌收缩来实现的。和骨骼肌一样，心肌的收缩也是由心肌兴奋触发的，而心肌兴奋的本质是它的电活动。因此，要了解心脏如何能够保持终生节律性的舒缩活动，就必须知道心肌细胞生物电的形成原理。

　　（一）心肌细胞的分类

　　心肌细胞依其生物电特点分为不同的类型。

　　1. 自律细胞和非自律细胞　自律细胞是一些特殊分化的心肌细胞。例如，窦房结 P 细胞和浦肯野细胞等，它们具有自动产生节律性兴奋的能力，细胞中肌原纤维含量甚少，基本丧失了收缩能力，其主要功能是产生和传播兴奋，控制心脏的节律性活动；非自律细胞为构成心房和心室壁的普通心肌细胞，含丰富的肌原纤维，主要执行心肌的收缩功能，故又称为工作细胞。

　　2. 快反应细胞和慢反应细胞　心肌细胞膜上存在钙通道，钙通道激活开放的速度和失活关闭的速度比钠通道慢得多。因此，钙通道属于慢通道，钠通道属于快通道。主要由快钠通道被激活，Na^+ 快速内流而引发动作电位的心肌细胞，其去极化速率快，称为快反应细胞；主要由慢钙通道被激活，Ca^{2+} 内流而引发动作电位的心肌细胞，其去极化速率慢，称为慢反应细胞。

　　（二）心肌细胞的跨膜电位及其形成机制

　　与神经纤维和骨骼肌细胞相比，心肌细胞的生物电现象更为复杂，不同类型心肌细胞的跨膜电位及其形成机制也不完全相同（图 4-1）。

　　1. 工作细胞的跨膜电位及其形成机制　心室肌细胞的静息电位约为 -90 mV，其形成机制与神经纤维相似：心肌细胞膜内 K^+ 浓度比膜外高，且静息状态下心肌细胞膜对 K^+ 有较高的通透性。因此，K^+ 顺浓度梯度由膜内向膜外扩散而形成 K^+ 电 - 化学平衡电位。

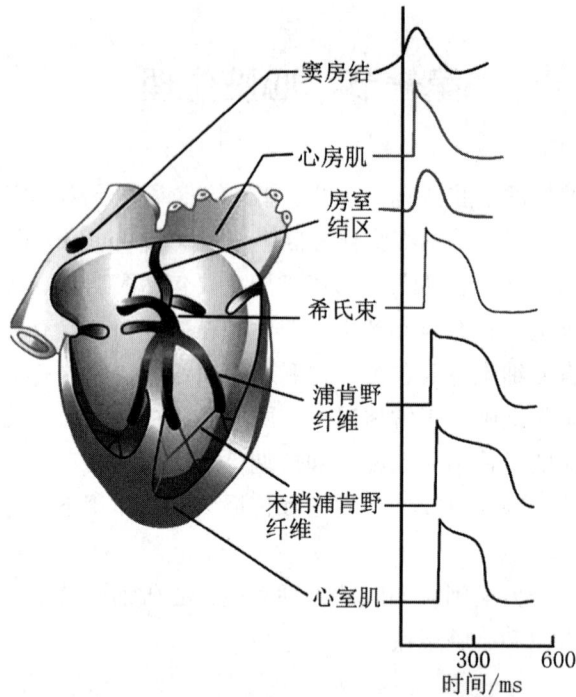

图 4-1　心脏各部分心肌细胞的跨膜电位

心室肌细胞的动作电位可分为 0 期、1 期、2 期、3 期和 4 期 5 个时期（图 4-2）。

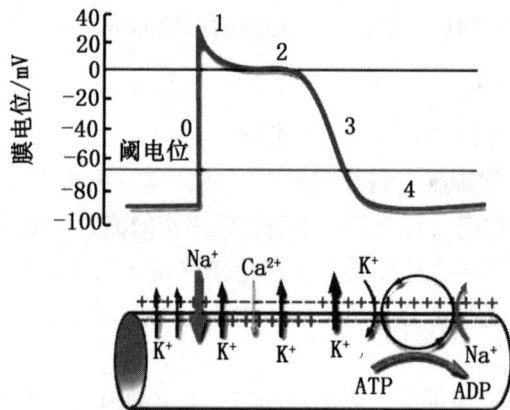

图 4-2　心室肌细胞的动作电位和主要离子流示意图

（1）0 期（快速去极化期）：在适宜的刺激作用下，膜内电位由静息时的 -90 mV 迅速上升到 +30 mV 左右，构成了动作电位上升支。0 期去极化的时间为 1~2 毫秒。其产生机制和神经纤维、骨骼肌基本相同。刺激引起细胞膜部分钠通道开放，少量 Na^+ 内流，使膜局部去极化，当去极化达到阈电位水平（-70 mV）时，大量钠通道被激活，出现再生性 Na^+ 内流，膜内电位急剧上升，直到 +30 mV 左右，接近 Na^+ 平衡电位。决定 0 期去极化的钠通道是一种快通道，它激活和失活的速度都很快，开放时间为 1 毫秒左右。

（2）1 期（快速复极初期）：动作电位达到峰值后，出现快速而短暂的复极化，膜内电位迅速由 +30 mV 恢复到 0 mV 左右，历时 10 毫秒。0 期去极化和 1 期复极化的速度均较快，构成峰电位。此时快钠通道已失活，同时激活一种瞬时外向电流（I_{to}），其主要离子成分为 K^+，可使膜电位迅速复极到 0 mV 左右，即 K^+ 外向流动是快速复极初期的主要原因。

（3）2 期（平台期）：1 期复极结束，当膜内电位降到 0 mV 左右时，复极化过程变得非常缓慢，膜电位基本停滞于 0 mV 水平，历时 100～150 毫秒，在下降支中形成坡度很小的平台，故称为平台期（plateau）。这是心室肌细胞动作电位的主要特征之一。平台期主要由于 Ca^{2+} 内流和 K^+ 外流同时存在，而且 Ca^{2+} 内流和 K^+ 外流的跨膜电荷量相当，因此膜电位稳定于 0 mV 左右。随着时间推移，钙通道逐渐失活，K^+ 外流逐渐增加，膜内电位逐渐下降，平台期延续为 3 期。

（4）3 期（快速复极末期）：膜内电位以较快的速度从 0 mV 左右下降至 -90 mV，复极化过程结束。钙通道已经失活，K^+ 通道开放随时间推移而递增，K^+ 外流进行性增强，直至复极化完成。

（5）4 期（静息期）：3 期结束时，膜电位基本上稳定于 -90 mV 水平，但离子分布状态尚未恢复。离子浓度的变化激活膜上的钠泵，钠泵逆浓度梯度将进入细胞内的 Na^+ 排出去，并将 K^+ 摄入细胞内，恢复细胞内外离子的正常浓度梯度。通过 Na^+ - Ca^{2+} 交换，Ca^{2+} 逆浓度梯度从细胞排出，使细胞内外 Ca^{2+} 分布恢复到兴奋前的水平。总的来看，此时转运过程引起的跨膜交换的电荷量基本相等。因此，膜电位不受影响并能维持稳定。

心房肌细胞的动作电位及其形成原理与心室肌细胞基本相同，只是其动作电位持续时间较短。

2. 自律细胞的跨膜电位及其形成机制

（1）自律细胞跨膜电位变化的特点：当动作电位 3 期复极达到最大值（称为最大复极电位）后，4 期的膜电位不像工作细胞那样维持稳定，而是立即开始自动去极化，而且其去极化过程随时间推移而逐渐增强，当去极化达到阈电位时就产生另一次动作电位，自律细胞正是如此周而复始地产生动作电位的。所以，4 期自动去极化是自律细胞的共同特点，也是自律细胞产生自动节律兴奋的基础。

（2）窦房结 P 细胞的跨膜电位及其形成机制：窦房结 P 细胞的动作电位与心室肌细胞明显不同（图 4-3）。最大复极电位的绝对值较小，约等于 -70 mV。当 4 期自动去极化达到阈电位时，慢钙通道开放，导致 Ca^{2+} 内流，形成动作电位上升支。由于 Ca^{2+} 离子内流速度比较缓慢，所以窦房结 P 细胞为慢反应细胞，其动作电位 0 期去极化的速度和幅度与心室肌细胞相比慢且低。复极过程没有明显的 1 期和 2 期，表现为 3 期、4 期，但 4 期可产生自动去极化。

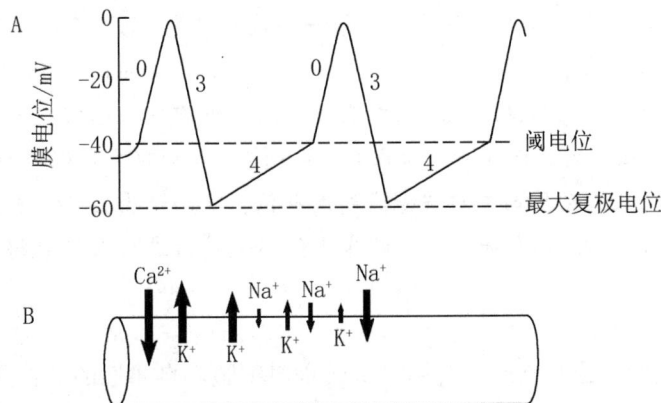

图 4-3　窦房结 P 细胞的动作电位（A）和离子流（B）示意图

窦房结P细胞4期自动去极化也是由离子流动产生的。这一过程主要是由于K^+外流逐渐减少，Na^+内流逐渐增加，导致细胞内电位逐渐上升，从而产生自动去极化，K^+外流减少和Na^+内流增加对自动去极化所做贡献的比例为6∶1。但4期自动去极化速度（约0.1 V/s）要比浦肯野纤维（约0.02 V/s）快得多，是心脏自律细胞4期自动去极化速度中最快的细胞。

（3）浦肯野细胞的跨膜电位及其形成机制：浦肯野细胞属于快反应自律细胞，最大复极电位约为 −90 mV，其动作电位的0、1、2、3期的离子机制与心室肌细胞相似，不同之处在于它的4期可以产生自动去极化。

浦肯野细胞4期自动去极化的离子基础是外向K^+电流进行性衰减，而内向Na^+电流逐渐增强，内向电流增强起主要作用，导致4期自动去极化（图4−4）。

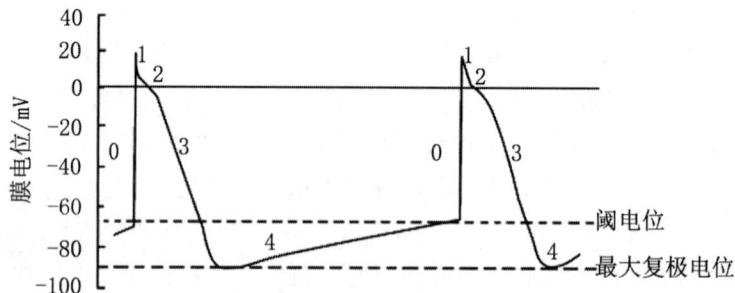

图4−4　浦肯野细胞的动作电位示意图

二、心肌细胞的生理特性

心肌细胞的生理特性包括自律性、传导性、兴奋性和收缩性。自律性、传导性、兴奋性是在心肌细胞生物电活动的基础上形成的，属于心肌细胞的电生理特性；收缩性是以心肌细胞收缩活动为基础的，属于心肌细胞的机械特性。

（一）自动节律性

自动节律性是指组织或细胞在没有外来刺激的作用下，能够自动地发生节律性兴奋的特性，简称自律性（autorhythmicity）。

知识拓展

起搏点的发现

1851年，德国斯坦尼（H. Srannius，1808—1883年）发现蛙心收缩起源于静脉窦。若在腔静脉与心房之间做一个结扎（第一斯氏结扎），则整个心跳停止，静脉窦却仍然在跳动。1907年，英国Keith（1866—1956年）与Flack（1882—1931年）首先描述了哺乳动物的心脏起搏点。近代电生理学应用细胞内微电极技术记录到窦房结P细胞4期自动去极化的速度最快，为0.1 V/s（浦肯野细胞为0.02 V/s），激动的时间最早，因此在每次心动周期中它首先达到阈电位，从而产生兴奋，发生冲动，引起整个心脏兴奋，成为心跳的起源中心。临床上使用起搏器进行人工起搏，其理论依据即在于此。

具有自律性的组织或细胞称为自律组织或自律细胞。自律性的高低用单位时间（每分钟）内能自动发生兴奋的次数来衡量，即每分钟产生兴奋的频率。在心脏的特殊传导系统中，不同部位自律细胞的自律性高低不同。

心脏的自律细胞分别存在于窦房结、房室交界区和浦肯野纤维。其中窦房结P细胞的自律性最高，约100次/分；房室交界区次之，约50次/分；浦肯野纤维自律性最低，约25次/分。正常情况下，由窦房结发出的兴奋向外扩布，心脏各部分按一定顺序，接受由窦房结传来的冲动而发生兴奋继而收缩，故把窦房结称为心脏的正常起搏点（pacemaker）。由窦房结控制的心搏节律，称为窦性心律（sinus rhythm）。

其他部位自律细胞的自律性较窦房结低。正常生理情况下，窦房结以外的自律细胞受到来自窦房结冲动的控制，本身的自律性表现不出来，只起到传导兴奋的作用，故称为潜在起搏点（latent pacemaker）。在某些异常情况下，窦房结的自律性降低、兴奋的传导受阻或其他自律组织的自律性异常升高，潜在起搏点的自律性也会表现出来，取代窦房结，进而引发心房或心室的兴奋和收缩，这些起搏部位称为异位起搏点（ectopic pacemaker）。由异位起搏点引起的心脏活动，称为异位心律。

（二）传导性

心肌的传导性（conductivity）是指心肌细胞之间传导兴奋的能力，心肌细胞传导性的高低可用兴奋的传播速度来衡量。

心肌细胞之间存在电阻很小的闰盘结构，此结构有利于局部电流的通过，使兴奋可以在细胞之间迅速传播，实现心房或心室的同步活动。但心房与心室之间有纤维结缔组织环将两者隔开。心房和心室能按一定顺序收缩与舒张，这是因为心脏内有特殊传导系统传导兴奋。心脏的特殊传导系统由窦房结、房室交界区、房室束（或称His束）和浦肯野纤维网共同组成。

心脏内正常的兴奋来自窦房结，窦房结发出的兴奋通过心房肌直接传到右心房和左心房，引起两心房的兴奋和收缩。目前认为在窦房结与房室交界区之间有一些心房肌，其传导速度比其他心房肌要快，从而在功能上构成了心房的"优势传导通路"。由于心房与心室之间有纤维结缔组织环隔开，正常情况下房室交界区是兴奋从心房传至心室的唯一通路，兴奋可经"优势传导通路"迅速传到房室交界区，再经过房室束，左、右束支和浦肯野纤维网传到左、右心室肌，引起心室肌兴奋。（图4-5）

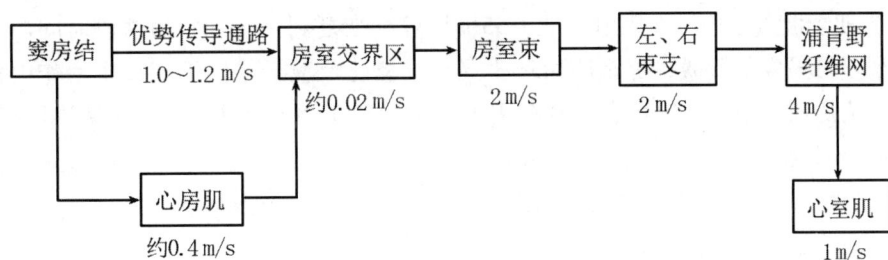

图 4-5 兴奋在心脏内的传导途径示意图

兴奋在心脏的不同部位传导速度不同，心房肌的传导速度约为 0.4 m/s，兴奋传遍左、右心房仅需要 0.06 秒，两侧心房肌细胞几乎同步兴奋和收缩。窦房结的兴奋通过心房内"优势传导通路"迅速传播到房室交界区，传导速度为 1.0 ~ 1.2 m/s。兴奋在房室交界区的传导速度很慢，约为 0.02 m/s，通过房室交界区约需 0.1 秒。因此兴奋由心房传到心室要经过一段延搁，这种现象称为房-室延搁（atrio-ventricular delay）。传导速度最快的是浦肯野纤维，约 4 m/s。心室肌的传导速度为 1 m/s，兴奋从房室束传遍左、右心室仅需0.06秒，因此两侧心室肌细胞也是几乎同步兴奋和收缩的。

房－室延搁使心室在心房收缩完毕后才开始收缩，心房和心室不可能同时收缩，这有利于心室的充盈和射血。

（三）兴奋性

兴奋性是指心肌受到刺激后产生兴奋的能力。心肌细胞兴奋是以离子通道能够被激活为前提的，钠通道和钙通道均有备用（能被激活）、激活和失活3种不同状态，通道处于何种状态取决于当时的膜电位和有关的时间进程，其特点表现为电压依从性和时间依从性。

1. 心肌细胞兴奋性的周期性变化　心肌细胞与其他可兴奋细胞相似，在一次兴奋过程中，兴奋性发生一系列的周期性变化（图4－6），这种兴奋性的周期性变化主要是由于膜电位改变引起离子通道的性状发生了变化。心肌细胞发生一次兴奋时其兴奋性的周期性变化分为以下几个时期。

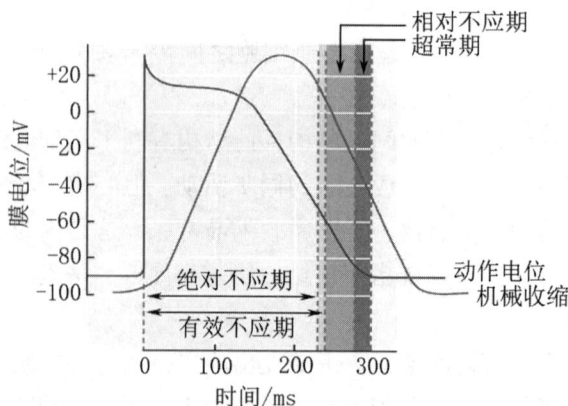

图4－6　心肌细胞动作电位过程兴奋性的变化及其与机械收缩的关系

（1）有效不应期：心肌细胞受到刺激发生兴奋时，从动作电位0期去极化开始到3期复极化至－55 mV的这段时间内，细胞的兴奋性完全丧失，即对任何强度的刺激都不会产生去极化反应，兴奋性等于零，这个时期称为绝对不应期（absolute refractory period，ARP）。3期复极过程中，在膜电位从－55 mV继续恢复到－60 mV的这段时间内，如果给予一个足够强度的刺激，那么膜可产生局部去极化反应，但仍不能产生动作电位，这一时期称为局部反应期。因此，从0期去极化开始到3期复极化至－60 mV这段时间内，心肌不能产生新的动作电位，这一时期称为有效不应期（effective refractory period，ERP）。此期的钠通道处于完全失活状态，还没有恢复到可被激活的备用状态。在有效不应期内，心肌细胞是不发生兴奋和收缩的。

（2）相对不应期：膜电位复极化从－60 mV到－80 mV这段时间内，若给予阈上刺激，则可以使心肌细胞产生一次新的动作电位，这一段时间称为相对不应期（relative refractory period，RRP）。这时已有相当数量的钠通道逐渐复活到备用状态，但仍未达到静息电位时的水平，故心肌细胞的兴奋性虽比有效不应期时有所恢复，但仍然低于正常。

（3）超常期：膜电位由－80 mV恢复到－90 mV这一段时间内，钠通道已基本恢复到备用状态。但膜电位绝对值尚低于静息电位，与阈电位水平的差距较小，所以若在这时给予心肌细胞一个阈下刺激，就可以引起一个新的动作电位，表明心肌细胞的兴奋性高于正常，故将这段时间称为超常期（supranormal period，SNP）。

最后，复极化完毕，膜电位恢复至正常静息水平，心肌细胞的兴奋性也恢复到正常状态。

2. 期前收缩和代偿间歇　正常情况下，整个心脏是按照窦性节律进行活动的。但是在某些情况下，如心室有效不应期之后、下一次窦房结的兴奋到达之前，受到一次"额外"刺激，就可以引起一次提前出现的收缩，称为期前收缩（premature systole）。期前收缩也有自己的有效不应期，如果正常窦房结的节律性兴奋正好落在期前收缩的有效不应期内，便不能引起心室兴奋，即出现一次兴奋"脱失"，需待下一次窦房结的兴奋到来才能引起心室的兴奋和收缩。因此，在一次期前收缩之后往往出现一段较长时间的心室舒张期，称为代偿间歇（compensatory pause）。（图 4 - 7）

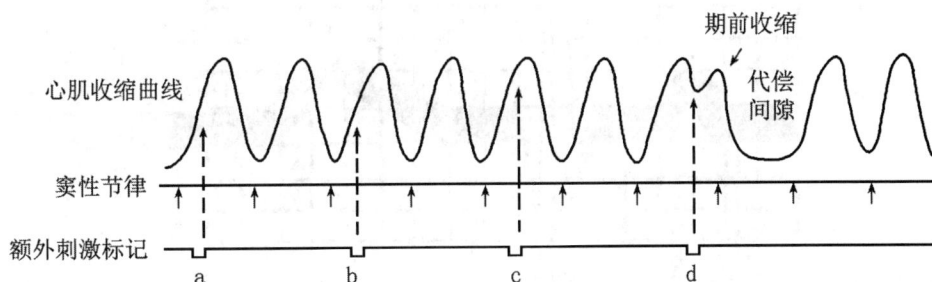

图 4 - 7　期前收缩与代偿间歇

（四）收缩性

心肌的收缩原理与骨骼肌基本相同，但因心肌的组织结构和电生理特性与骨骼肌不完全相同，其收缩性也具有明显的特点。

1. 不发生强直收缩　心肌细胞兴奋性变化的主要特点是有效不应期特别长，为 200 ～ 300 毫秒（平均 250 毫秒），它相当于心肌的整个收缩期和舒张早期。因此，心肌在一次收缩之后必定有一个舒张期，不会形成强直收缩。这就使心肌始终保持收缩与舒张交替进行的节律性活动，从而保证心脏充盈与射血过程的有序进行。

2. "全或无"式收缩　如前所述，心房和心室各自构成了一个功能合胞体，阈下刺激不能引起心肌收缩，而当刺激强度达到阈值后，可引起所有的心房（或心室）肌细胞几乎同步收缩，称为"全或无"式收缩。这种方式的收缩力量大，有利于提高心脏泵血的效率。

3. 依赖细胞外液的 Ca^{2+}　兴奋 - 收缩耦联的关键因子是 Ca^{2+}，骨骼肌细胞收缩时，Ca^{2+} 主要是由肌质网释放的，心肌的肌质网不发达，Ca^{2+} 的储存和释放量均较少，兴奋 - 收缩耦联过程所需的一部分 Ca^{2+} 要从细胞外液转运到细胞内（平台期 Ca^{2+} 内流）。因此，在一定范围内，细胞外液的 Ca^{2+} 浓度升高，细胞兴奋时内流的 Ca^{2+} 量增多，心肌收缩力增强；反之亦然。当细胞外液 Ca^{2+} 浓度显著降低到一定程度时，心肌虽然可以兴奋，但不发生收缩，称为兴奋 - 收缩脱耦联。

三、体表心电图

心脏在每一次周期性活动中，都是由窦房结产生兴奋，兴奋依次传向心房和心室，引起整个心脏的兴奋。心脏兴奋产生和传布时所发生的电变化，可通过组织和体液传至体表。将测量电极放置在人体表面的一定部位后记录出来的心脏电变化曲线，称为心电

图 （electrocardiogram，ECG）或体表心电图。

如果测量电极的安放位置和连线方式（导联）不同，所记录到的心电图在波形上也有所不同，但基本上都包括一个 P 波、一个 QRS 波群和一个 T 波，有时在 T 波后还出现一个小的 U 波。以下以标准Ⅱ导联为例，介绍各波和间期的形态及意义（图 4 - 8）。

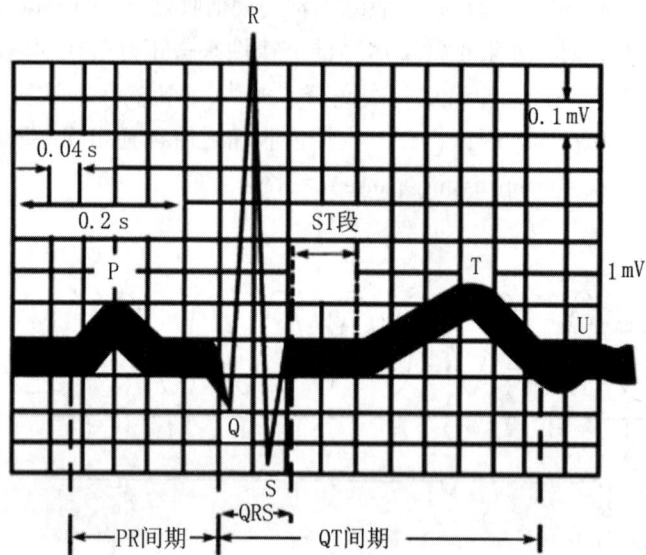

图 4 - 8　正常人体心电模式图

1. P 波　心电图中的 P 波反映左、右心房的去极化过程。P 波波形小而圆钝，历时 0.08 ~ 0.11 秒，波幅不超过 0.25 mV。

2. QRS 波群　QRS 波群反映左、右心室的去极化过程。典型的 QRS 波群包括 3 个紧密相连的电位波动：第一个向下波为 Q 波，第一个向上波为 R 波，R 波之后出现的向下波称为 S 波。但在不同导联中，这 3 个波不一定都出现。正常 QRS 波群历时 0.06 ~ 0.10 秒，代表兴奋在心室内扩布所需的时间。各波波幅在不同导联中变化较大。

3. T 波　反映左、右心室复极化的过程。波幅一般为 0.1 ~ 0.8 mV，在 R 波较高的导联中 T 波不应低于 R 波的 1/10，T 波历时 0.05 ~ 0.25 秒。T 波的方向与 QRS 波群的主波方向相同。

4. U 波　是 T 波后 0.02 ~ 0.04 秒可能出现的一个低而宽的波，方向一般与 T 波一致，波宽 0.1 ~ 0.3 秒，波幅大多在 0.05 mV 以下。U 波的意义和成因均不十分清楚。

5. PR 间期（或 PQ 间期）　是指从 P 波起点到 QRS 波群起点之间的时程，为 0.12 ~ 0.20秒。PR 间期代表由窦房结产生的兴奋经心房、房室交界和房室束到达心室并引起心室开始兴奋所需要的时间，故也称房室传导时间。在房室传导阻滞时，PR 间期延长。

6. QT 间期　指从 QRS 波群起点到 T 波终点的时程，代表心室开始兴奋到完全复极化的时间。QT 间期与心率呈反变关系，心率愈快，QT 间期愈短。

7. ST 段　指从 QRS 波群终点到 T 波起点的线段。它反映心室肌细胞全部处于去极化状态，各部分之间的电位差很小，正常时，ST 段应与基线平齐，常被描记为一段水平线。

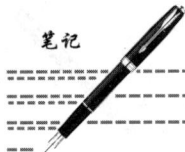

知识拓展

"心电图学之父"——威廉·艾因特霍芬

威廉·艾因特霍芬（Willem Einthoven，1860—1927 年），荷兰生理学家。1860年，艾因特霍芬出生在印度尼西亚的一个医生家庭，从小照顾他的是一个来自中国广东的女人洪妈，在艾因特霍芬上中学的时候，这位慈祥勤劳的洪妈，因为突发性心脏病而永远地离开了他。他暗下决心，要学好心脏病学，不再让洪妈的悲剧重演。之后，艾因特霍芬收拾行囊回到了荷兰，考入了以医科闻名于世的乌得勒支大学，后来德国科学家发现青蛙的心脏在搏动时能产生电变化，这给了艾因特霍芬一个启示，是不是动物的心脏在搏动过程中都会产生电流？为了证实自己的想法，艾因特霍芬经过艰苦卓绝的努力，终于在 1901 年设计出一款弦线式电流计，这种电流计能够稳定、清晰地记录心脏的电变化，同时他还将记录到的波形分别标记为 P、Q、R、S、T 波，这组心电图的各波的命名一直沿用至今。

四、心脏泵血

心脏的收缩和舒张呈现周期性活动，在整个周期性活动的过程中，首先是兴奋的产生及兴奋向整个心脏扩布的生物电活动；其次是由兴奋触发的心肌收缩和舒张，造成心房和心室腔内压力的变化，随之引起瓣膜的开启、闭合和血流方向的改变，从而造成心腔容积的变化。同时，伴随瓣膜的开启、闭合，产生了心音。前面我们已经讨论了心肌的生物电活动及生理特性，下面我们重点讨论心脏的机械活动。

（一）心动周期

心房或心室每一次收缩和舒张构成的一个机械活动周期，称为心动周期（cardiac cycle）或一次心跳。每分钟心跳的次数称为心率（heart rate）。在一个心动周期中，心房和心室的机械活动均可分为收缩期（systole）和舒张期（diastole）。由于心室在心脏泵血活动中起主要作用，因此心动周期通常是指心室的活动周期。

心动周期持续的时间与心率有关。如成人静息时平均心率为 75 次/分，每个心动周期的持续时间则为 0.8 秒。一个心动周期中，两个心房首先收缩，持续 0.1 秒，继而心房舒张，持续 0.7 秒。当心房收缩时，心室处于舒张期，心房进入舒张期后，心室开始收缩，心室收缩持续 0.3 秒，随后进入舒张期，历时 0.5 秒。从心室舒张开始到下一个心动周期心房开始收缩之间的 0.4 秒，心房和心室都处于舒张状态，称为全心舒张期（图 4-9）。可见，在一次心动周期中，心房和心室各自按一定的时程进行收缩与舒张交替的活动，而心房和心室的活动又依一定的次序先后进行，左、右两心房或两心室的活动几乎是同步的。无论心房或心室，收缩期均短于舒张期，这使心脏有足够时间接纳由静脉回流的血液，既保证心室有充分的血液充盈，又能让心肌得到充分休息。

心动周期的时程因心率而异：心率减慢时，心动周期延长；心率加快时，心动周期缩短。心动周期的延长和缩短主要影响心舒期。因此，心率增快时，心肌工作的时间相对延长，休息时间相对缩短，这对心脏的持久活动是不利的。

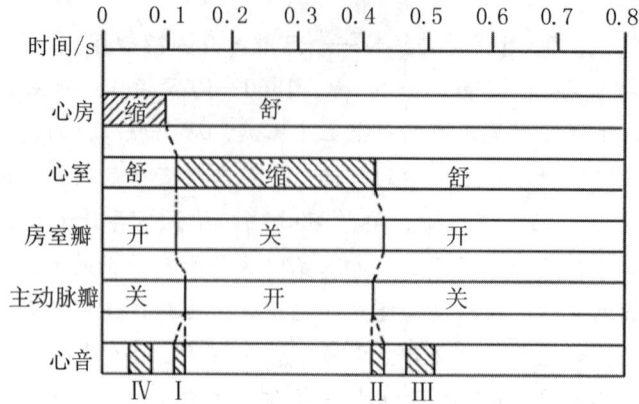

图4-9　心动周期中心房和心室活动的顺序与时间关系

（二）心脏泵血过程

在心脏的泵血过程中，心室起主要作用，左、右心室活动相似，故常以左心室的射血和充盈为例来分析心脏的泵血过程（图4-10）。

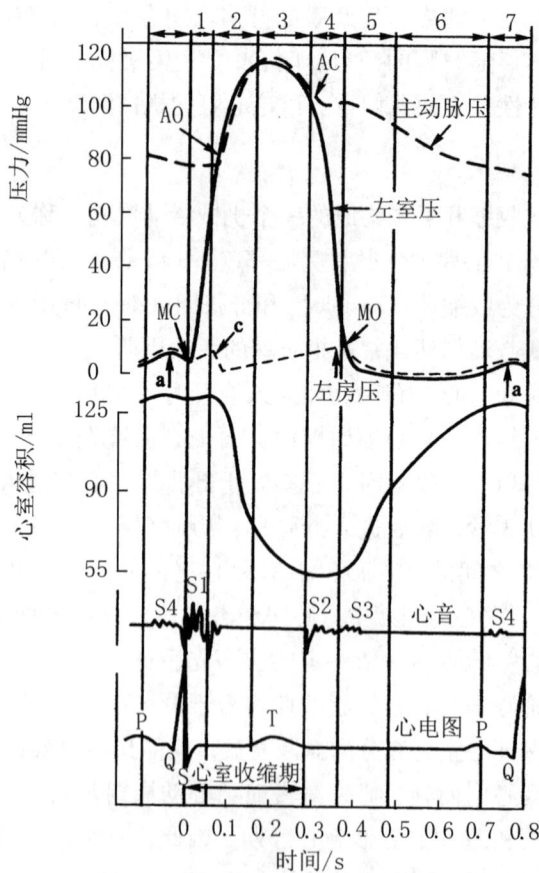

图4-10　心动周期各时相中左心室内压力、容积和瓣膜等的变化

　　1：等容收缩期；2：快速射血期；3：减慢射血期；4：等容舒张期；5：快速充盈期；6：减慢充盈期；7：心房收缩期；MC：二尖瓣关闭；AO：动脉瓣开放；AC：动脉瓣关闭；MO：二尖瓣开放；a、c:心房波

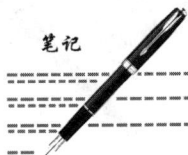

　　1. 心室收缩与射血过程　　心室收缩期可分为等容收缩期、快速射血期和减慢射血期。

　　(1) 等容收缩期：心室收缩开始前，心房已收缩完毕进入舒张期。此时，室内压低于房内压和动脉压，房室瓣处于开放状态，动脉瓣尚处于关闭状态。心室开始收缩后，室内压急速上升，超过房内压时，即可推动房室瓣并使之关闭，以防止血液倒流入心房。此时室内压仍低于主动脉压，半月瓣仍处于关闭状态，心室成为一个封闭的腔。从房室瓣关闭至动脉瓣开启的这段时间，心室肌的收缩不能改变心室的容积，称为等容收缩期 (isovolumic contraction period)，持续约 0.05 秒。在这段时间内室内压急剧升高。

　　(2) 快速射血期：当室内压一旦超过动脉压，动脉瓣被冲开，心室开始向主动脉内射血。此时，心室肌急剧收缩，室内压上升至峰值，射血速度很快，心室容积迅速缩小，称为快速射血期 (rapid ejection period)，历时约 0.1 秒。快速射血期射入动脉的血量相当于整个心缩期内全部射血量的 2/3。

　　(3) 减慢射血期：快速射血期后，由于大量血液进入主动脉，主动脉压相应增高，与此同时，由于心室内血液减少以及心室肌收缩强度减弱，射血速度逐渐减慢，这段时期称为减慢射血期 (reduced ejection phase)，持续约 0.15 秒。在这一时期内，室内压和主动脉压都相应由峰值逐步下降。在减慢射血期内，室内压略低于大动脉压，但血液仍具有较大的动能，继续流入动脉。减慢射血期末，心室容积缩至最小。

　　2. 心室舒张与充盈过程　　心室舒张期包括等容舒张期和心室充盈期。后者又可分为快速充盈期、减慢充盈期和心房收缩期 3 个时期。

　　(1) 等容舒张期：心室肌开始舒张后，室内压下降，主动脉内血液向心室方向反流，推动半月瓣关闭。这时室内压仍明显高于心房压，房室瓣仍然处于关闭状态，心室又成为封闭的腔。此时，心室肌舒张，心室压大幅度下降，但容积并不改变。从半月瓣关闭开始，到房室瓣开启为止，称为等容舒张期 (isovolumic relaxation period)，持续 0.06 ~ 0.08 秒。

　　(2) 快速充盈期：心室进一步舒张，室内压继续下降，当室内压低于房内压时，血液顺压力差推开房室瓣快速流入心室，心室容积急剧增大，称为快速充盈期 (rapid filling period)，历时约 0.11 秒。此时心房也处于舒张状态，心房内的血液向心室内快速流动，这主要是由于心室舒张时，室内压下降形成了"抽吸"作用，大静脉内的血液也经心房流入心室。因此，心室有力地收缩和舒张，不仅有利于向动脉内射血，而且有利于静脉血液向心房回流和向心室内充盈。此期进入心室的血液量约占心室总充盈量的 2/3。

　　(3) 减慢充盈期：随着心室内血量的增多，房室间压力梯度逐渐减小，血流速度减慢，心室容积进一步增大，称为减慢充盈期 (reduced filling phase)。此期全心处于舒张状态，房室瓣仍处于开放状态，大静脉内的血液经心房流入心室，历时约 0.22 秒。接着进入下一个心动周期，心房开始收缩。

　　(4) 心房收缩期：在心室舒张的最后 0.1 秒，心房开始收缩，房内压上升，血液顺压力差进入心室，使心室进一步充盈，心房收缩期持续约 0.1 秒。由心房收缩增加的心室充盈量仅占心室总充盈量 10% ~ 30%。心室充盈过程至此完成，开始下一次心室收缩与射血的过程。

　　从心脏射血与充盈的全过程可以看出，心室收缩与舒张引起的心室内压力变化是造成室内压与房内压、室内压与动脉压之间压力差变化的主要原因。血液顺压力差流动并推动瓣膜关闭或开放，血液只能单向流动，即血液从心房流向心室，再从心室流向动脉。

知识拓展

房颤与室颤

当临床上发生心房纤维性颤动（简称房颤）时，虽然心房不能正常收缩，心室充盈的血量有所减少，但它们对心室的充盈和射血功能影响不会很大，一般不会危及生命。但是，如果发生心室纤维性颤动（简称室颤），心室的无效舒缩活动将使心脏泵血即刻停止，若得不到及时抢救，将严重危及生命。因此，室颤是一种最严重的心律失常，也是猝死的常见原因之一。可见室颤的危险性要比房颤大得多。

（三）心脏泵血功能的评价

心脏的主要功能是泵血，心脏能不断地泵出一定数量的血液以适应机体新陈代谢的需要。因此，心脏单位时间泵出血量的多少，是反映心脏功能是否正常的重要指标。常用的评价指标有以下几种。

1. 每搏输出量和每分输出量 每搏输出量是指一侧心室一次收缩时射入动脉的血量，简称搏出量（stroke volume），相当于心室舒张末期容积与收缩末期容积之差。一侧心室每分钟射入动脉的血量称为每分输出量，简称心输出量（cardiac output），它等于搏出量与心率的乘积。

心输出量与机体新陈代谢水平相适应，可因性别、年龄及其他生理情况而不同。如健康成年男性静息状态下，平均心率为 75 次/分，搏出量约为 70 ml（60～80 ml），心输出量为 5 L/min（4.5～6.0 L/min）。女性比同体重男性的心输出量约低 10%；青年时期心输出量高于老年时期；剧烈运动或重体力劳动时，心输出量可高达 25～35 L/min，比静息时提高 5～7 倍；麻醉情况下心输出量则可降低到 2.5 L/min。

2. 心指数 身材矮小的人和身材高大的人，新陈代谢总量是不相等的，因此用心输出量的绝对值作为指标来进行不同个体之间心功能的比较是不全面的。以单位体表面积（m^2）计算的心输出量，称为心指数（cardiac index）。中等身材的成人体表面积为 1.6～1.7 m^2，静息和空腹情况下心输出量为 5～6 L/min，故心指数为 3.0～3.5 L/（min·m^2）。静息和空腹情况下的心指数，称之为静息心指数，静息心指数是分析和比较不同个体心功能时常用的评定指标。

心指数随不同生理条件而不同。10 岁左右时，人的静息心指数最大，可达 4 L/（min·m^2）以上，以后随年龄增长而逐渐下降，到 80 岁时，静息心指数接近 2 L/（min·m^2）；肌肉运动时，心指数随运动强度的增加成比例地增高；妊娠、情绪激动和进食时，心指数均增高。

3. 射血分数 心室收缩时并不能将心室内的血液全部射入动脉。心室舒张末期充盈量最大，此时心室的容积称为舒张末期容积；心室射血期末容积最小，这时心室的容积称为收缩末期容积。舒张末期容积与收缩末期容积之差，即为搏出量。正常成人静息状态下，左心室舒张末期容积约为 125 ml，搏出量为 60～80 ml。可见，每一次心室收缩，心室内血液并没有全部射出。把搏出量占心室舒张末期容积的百分比称为射血分数（ejection fraction）。健康成人搏出量较大时，射血分数为 55%～65%。

在评定心脏泵血功能时，单纯用搏出量作指标，不考虑心室舒张末期容积是不全面的。当心室出现病理性扩大，心功能减退时，由于心室舒张末期容积增加，搏出量虽然正常，而射血分数却明显下降，所以用射血分数作为评价心功能的指标更为全面。

（四）影响心输出量的因素

心输出量等于搏出量和心率的乘积，因此凡能影响搏出量和心率的因素都能影响心输出量。在心率不变的情况下，心室每次收缩的搏出量取决于心室肌细胞收缩的强度和速度。心肌和骨骼肌一样，影响心肌细胞收缩的因素包括前负荷、后负荷和心肌收缩能力。

1. 前负荷　前负荷是指心室肌收缩前所承受的负荷，它决定着心肌的初长度。通常用心室舒张末期容积或心室舒张末期充盈压反映心室的前负荷或初长度。在一定限度内，前负荷增大，心肌的初长度增加，心室舒张末期容积增大和压力增高，心肌收缩力将随之增强，从而使搏出量增多。但是，当心肌的初长度超过最适初长度时，心肌收缩力将会降低。由于前负荷调节搏出量的基础在于心肌纤维初长度的改变，所以这种调节形式被称为异长自身调节（heterometric autoregulation）。

心室前负荷是由心室舒张末期充盈量决定的。因此，凡影响充盈量的因素均可改变心室舒张末期容积。例如，静脉回心血量增多和心房收缩加强都能使心室舒张末期充盈量增多，异长自身调节可以使搏出量增加、心室的充盈量减少，进而防止心室舒张末期压力和容积出现过度和持续增长。

2. 后负荷　后负荷是指心室肌开始收缩时才遇到的负荷。心室肌收缩向动脉内射血时，必须克服来自动脉压的阻力，对心室肌来说，大动脉压是后负荷。因此，动脉压的变化可影响心室肌的收缩，从而影响搏出量。

若其他条件不变，动脉压升高，后负荷将增大，导致等容收缩期延长、射血期缩短、射血速度减慢，此时搏出量必然减少。然而在正常情况下，搏出量的减少必然会造成心室射血后剩余血量增多，如果此时静脉回心血量不变，将使心室舒张末期的容积增加，导致心肌的初长度增加，通过上述心肌自身调节的作用，心室肌收缩强度增大，搏出量可逐步恢复到原有水平。若动脉压持续保持较高水平，心室肌细胞长期加强收缩，将会导致心室肌肥厚等病理性变化的产生。因此，临床上常用舒血管药物降低血压来减少后负荷，从而改善心脏的射血。

3. 心肌收缩能力　心肌收缩能力是指心肌细胞不依赖前负荷和后负荷而改变其力学活动（内部功能状态）的一种内在特性。人体在劳动或运动情况下，动脉血压有所增高，心室舒张末期容积不一定增大，甚至有所减小，但搏出量明显增大，这就是由心肌收缩能力明显增强所导致的结果。在心肌兴奋–收缩耦联过程中，横桥活化的数量和ATP酶的活性是影响心肌收缩能力的主要因素。

在一定初长度的条件下，粗、细肌丝具有一定的有效重叠程度，活化的横桥数量增多，心肌细胞的收缩能力增强，搏出量即增大；反之则减少。这种调节心脏泵血功能的方式与心肌细胞的初长度无关，称为等长自身调节（homometric autoregulation）。神经、体液、药物等因素都可通过改变心肌收缩能力来调节心搏出量。如肾上腺素能使心肌收缩能力增强，乙酰胆碱则引起相反的效应。

4. 心率　在一定范围内，心率增快则心输出量增加。但如果心率过快，超过170～180次/分，心室充盈时间明显缩短，充盈量减少，搏出量可减少，心输出量也开始下降。当心率增快但尚未超过此限度时，尽管此时心室充盈时间有所缩短，但由于回心血量中的绝大部分是在快速充盈期内进入心室的，因此，心室充盈量以及搏出量不会减少或过分减少，而由于心率增加，每分钟的心输出量则增加；反之，如果心率太慢，低于40次/

分，心输出量也减少，这是因为心室舒张期过长，心室充盈早已接近最大限度，再延长心室舒张时间也不能相应增加充盈量和搏出量。

（五）心力储备

心输出量随人体代谢需要而提高的能力称为心力储备（cardiac reserve）。正常成人静息时心输出量约为 5 L/min，剧烈运动或重体力劳动时可提高 5～7 倍，达到 25～35 L/min，说明健康人的心脏具有相当大的储备力量。心力储备来自心率储备和搏出量储备两个方面。

1. 心率储备　健康成人静息时，平均心率为 75 次/分，在剧烈活动时可增至 180～200次/分。一般情况下，动用心率储备是提高心输出量的主要途径，充分动用心率储备可使心输出量增加 2～2.5 倍。此时虽然心率增快很多，但不会因心舒期缩短而使心输出量减少。这是由于剧烈运动或重体力劳动时，静脉回流速度加快，心室充盈量增大，心肌收缩力量增强而致。

2. 搏出量储备　搏出量是心室舒张末期容积和收缩末期容积之差。两者都有一定的储备量，共同构成搏出量储备。正常人静息时心室舒张末期容积为 125 ml，由于心室不能过分扩大，一般只能达到 140 ml 左右，即舒张期储备只有 15 ml 左右。当心肌做最大限度的收缩时，收缩末期容积可小至 15～20 ml，使搏出量增加 35～40 ml。心室做最大射血后，心室内尚剩余的血量称为余血量。静息状况下收缩末期容积与余血量之差，即为收缩期储备。

（六）心音

心动周期过程中，心肌收缩和舒张、瓣膜的开闭、血液流速改变和血流冲击心血管壁等因素引起的机械振动，可通过心脏周围组织传导到胸壁，用听诊器在胸壁上可以听到声音，这就是心音（heart sound）。

在一个心动周期中有 4 个心音，分别称为第一心音、第二心音、第三心音和第四心音。临床上使用听诊器一般只能听到第一心音和第二心音，在某些健康儿童和青年人中有时也可能听到第三心音，第四心音在心音图上可以出现，通常听不到。

1. 第一心音　发生在心缩期，主要是由于房室瓣突然关闭引起心室内血液和室壁的振动，以及心室射血时大血管壁和血液湍流所引起的振动而产生的。第一心音是心室收缩开始的标志。第一心音的特点是音调较低、持续时间较长，为 0.12～0.14 秒。

2. 第二心音　发生在心舒期，是心室收缩停止并开始舒张时，由于主动脉瓣和肺动脉瓣关闭，血液返回冲击动脉根部引起振动而形成的声音，是心室舒张开始的标志。第二心音的特点是音调较高，持续时间较短，为 0.08～0.10 秒。

3. 第三心音　发生在快速充盈期末，可能是由于心室从快速充盈转为减慢充盈时，血流速度突然减慢产生振动而形成的。

4. 第四心音　是心房收缩时血液注入心室引起振动而形成的，故又称心房音。

心脏发生某些病理性变化时，可出现杂音或其他异常的心音。因此，临床上听诊心音或记录心音图对心脏病的诊断具有重要价值。

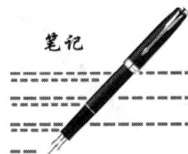

第二节　血管生理

人体的血管分为动脉、毛细血管和静脉三大类。在体循环和肺循环中，由心室射出的血液均经动脉、毛细血管和静脉返回心房。因此血管的功能首先是输送血液，同时在形成和维持血压、调节组织器官血流量、实现血液和组织细胞之间的物质交换等方面都具有重要的意义。组成血管系统的各类血管由于管壁结构和所在部位的不同，功能上各有其特点。①弹性储器血管：包括主动脉、肺动脉主干及其发出的最大分支。这类血管的管壁坚厚，含有丰富的弹性纤维，具有较大的弹性和可扩张性。心室收缩射血时，大动脉被动扩张，容积增大，暂时储存部分血液；心室舒张时，被扩张的大动脉管壁发生弹性回缩，将射血期多容纳的那部分血液向外周方向推动。大动脉的这种功能被称为弹性储器作用。②分配血管：指中动脉，即从弹性储器血管以后到分支为小动脉前的动脉管道，功能是把血液输送到各组织器官，故称为分配血管。③阻力血管：小动脉和微动脉的管径较细，对血流的阻力大，且管壁内含有丰富的平滑肌。在神经和体液因素的调节下，通过血管平滑肌的收缩和舒张可以改变血管口径，血管对血流的阻力和所在器官的血流量都有控制作用，故称为阻力血管。④交换血管：指真毛细血管，其管壁仅由单层内皮细胞和基膜构成，有良好的通透性，加之口径小、血流缓慢，是血液和组织液之间进行物质交换的场所，故称为交换血管。⑤容量血管：指从微静脉到大静脉的整个静脉系统，与相应的动脉血管相比，数量多、口径大、管壁薄，所以其容量大，而且容易扩张。静息状态下，全部循环血量的60%～70%都容纳在静脉系统中。静脉口径发生较小变化时，静脉内容纳的血量就可以发生很大的变化，但压力的变化较小。因此，静脉在血管系统中起着血液储存库的作用，被称为容量血管。

一、血流量、血流阻力和血压

（一）血流量

单位时间内流经血管某一截面的血量，称为血流量。单位是 ml/min 或 L/min。按照流体力学规律，液体在某一段管道中的流量与该管道两端的压力差成正比，与液体流动时遇到的阻力成反比。在封闭的管道系统中，各个总截面的流量都是相等的。将此规律应用于体内的循环系统，血流量、血流阻力和血压之间的关系也是如此，即在整个循环系统中，动脉、毛细血管和各段静脉血管的总流量是相等的，都等于心输出量。如果以 Q 代表心输出量，以△P 代表主动脉压和右心房压的差值，以 R 代表整个体循环的血流阻力，那么三者之间的关系可以用下列公式表示：

$$Q = \frac{\triangle P}{R}$$

对于某一器官而言，上面公式中的 Q 为器官血流量，如肝血流量、肾血流量等。器官血流量的多少取决于灌注该器官的平均动脉压与静脉压之差（△P）和该器官的血流阻力（R）。由于正常情况下，静脉血压很低，可以忽略不计，供应不同器官血液的动脉血压基本相同，故器官血流量的多少主要取决于该器官内的血流阻力。

在血流量相同的情况下，血流速度与血管横截面积成反比。在循环系统中，毛细血管数量极多，其总的横截面积最大，而主动脉的横截面积最小。有人估计，毛细血管的总横截面积为主动脉横截面积的 220 ~ 440 倍。所以，主动脉的血流速度最快，为 180 ~ 220 mm/s；毛细血管的血流速度最慢，为 0.3 ~ 0.7 mm/s。（图 4 – 11）

（二）血流阻力

血液在血管内流动时所遇到的阻力称为血流阻力。该阻力是由血液内部的摩擦力和血液与血管壁之间的摩擦力两方面原因形成的。血液内部的摩擦力使血液表现出黏滞性，血液与血管壁之间的摩擦力又取决于血管的管径与长度，这些因素与阻力的关系可用如下公式表示：

$$R = \frac{8\eta L}{\pi r^4}$$

R 为血流阻力，L 为血管长度，η 为血液黏滞度，r 为血管半径。正常情况下，体内血管长度不变，血液黏滞度变化不大，π 为常数。因此，血流阻力与血管半径的 4 次方成反比。

血管口径是血流阻力最主要的影响因素。在神经和体液因素的作用下，体内血管的口径不断发生变化。若血管平滑肌舒张，血流阻力就会降低，血流量也会相应增加；反之亦然。在整个循环系统中，随着动脉不断发出分支，血管的半径逐渐变小，血流阻力也相应增大，在小动脉和微动脉处血流阻力最大，约占体循环血流阻力的 60%。通常情况下把心脏和大血管看作循环系统的中心部位，把小血管中的血流阻力称为外周阻力。小动脉和微动脉是产生外周阻力的主要部位。

（三）血压

血压（blood pressure）是指血管内流动的血液对单位面积血管壁的侧压力，即压强。血压的国际标准计量单位是 kPa（1 mmHg = 0.133 kPa）。血管系统的各个部分都具有血压，分别称为动脉血压、静脉血压和毛细血管血压。

血液从心室射入大动脉，流经毛细血管、静脉，流向心房的过程中，要不断地克服阻力消耗能量，所以血压也逐渐降低，尤其是通过小动脉和微动脉这些阻力较大的部位时，血压下降得更为明显。（图 4 – 11）

二、动脉血压

动脉血压（arterial blood pressure）是指动脉内流动的血液对单位面积血管壁的侧压力。一般所说的动脉血压是指主动脉压。因为在大动脉内血压下降幅度很小，为测量方便，通常用上臂的肱动脉血压代表主动脉压。动脉血压是推动血液循环和保证各组织器官血流量的必要条件。

（一）动脉血压的正常值

在一个心动周期中，动脉血压随着心脏的舒缩而发生周期性变化。心室收缩时，主动脉压急剧升高，在心室收缩中期达到最高值，这时的动脉血压值称为收缩压；心室舒张时，主动脉压下降，在心室舒张末期动脉血压达到的最低值称为舒张压。收缩压与舒张压之差称为脉搏压，简称脉压，脉压可以反映一个心动周期中动脉血压的波动幅度。在一个心动周期中，动脉血压的平均值称为平均动脉压，约等于舒张压加 1/3 脉压。

临床上常用听诊法间接测定肱动脉血压以作为衡量动脉血压的标准。测量结果的记录方

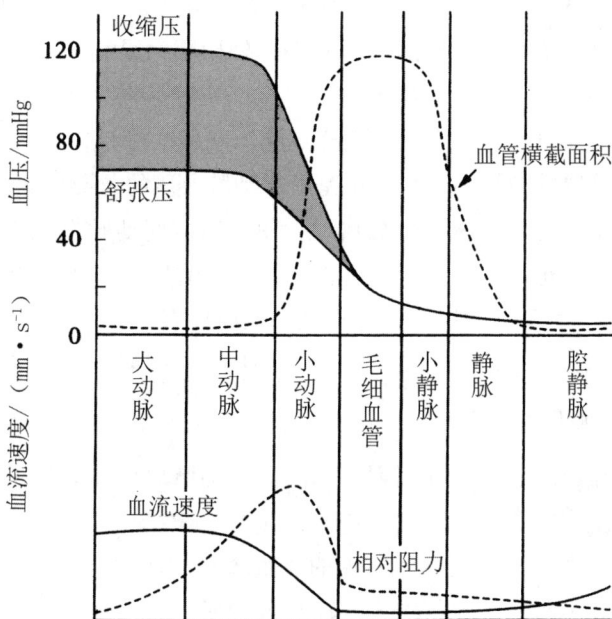

图 4-11　血管系统各段血压、血管横截面积与血流速度示意图

法是：收缩压/舒张压 mmHg（kPa）。我国健康成人静息状态下的收缩压为 100～120 mmHg（13.3～16.0 kPa），舒张压为 60～80 mmHg（8.0～10.6 kPa），脉压为 30～40 mmHg（4.0～5.3 kPa），平均动脉压为 100 mmHg（13.3 kPa）左右。根据国际上统一标准，当收缩压≥140 mmHg 和（或）舒张压≥90 mmHg 时诊断为高血压；收缩压低于 90 mmHg，或舒张压低于 60 mmHg 时称低血压。

　　健康成人在静息状态下血压比较稳定，但也存在着个体差异，并随年龄、性别和生理情况的差别而不同。一般情况下，女性在围绝经期（更年期）前动脉血压比同龄男性低，围绝经期后动脉血压升高。男性和女性的动脉血压都随年龄的增长而逐渐升高，收缩压的升高比舒张压的升高更为显著。同一人在不同的生理状态下，动脉血压也可发生变化，如情绪激动或体力劳动时，动脉血压可暂时升高。

　　正常人保持相对稳定的动脉血压具有重要的生理意义。如果动脉血压过低，可导致各器官血流量减少，特别是心、脑等重要器官，这些器官会由于缺血和缺氧造成严重后果。相反，动脉血压过高，心室肌后负荷长期过重，可导致心室肥厚，甚至发生心力衰竭。

（二）动脉血压的形成

　　首先是循环系统内有足够的血液充盈。血液充盈的程度可用循环系统平均充盈压来表示，平均充盈压的大小取决于循环血量和血管容量之间的相对关系。如果循环血量增多或血管容量减少，循环系统平均充盈压就增高；相反，循环血量减少或血管容量增大，循环系统平均充盈压就降低。在动物实验中，用电刺激造成心室颤动使心脏暂时停止射血，血流也随之暂停。此时循环系统中各处的压力均为 7 mmHg，这一数值即为循环系统平均充盈压。

　　形成血压的另一个必要条件是心室的收缩射血。心室的收缩射血是推动血液循环的直接动力。心室收缩所释放的能量可分为两部分：一部分表现为血液的动能，用于推动血液向前流动；另一部分则表现为血液对血管壁的侧压力使动脉管壁扩张，形成势能。

心脏舒张时，大动脉发生弹性回缩，使一部分势能转化为动能，推动血液继续向前流动。

血压形成的另外一个基本因素是外周阻力。外周阻力是指小动脉和微动脉对血流的阻力，如果没有外周阻力，心室射出的血液将全部快速流向外周、进入毛细血管网，动脉内不能保持足够的血量，动脉血压就同样不能形成和维持。

另外，大动脉管壁的弹性储器作用也是形成动脉血压的重要因素。心脏收缩射血时，主动脉和大动脉扩张，可多容纳一部分血液，使得射血期动脉血压不会升得过高。当进入舒张期，心室射血停止，动脉血压理应急剧下降，但是由于弹性储器血管的弹性回缩，射血期储存在主动脉和大动脉内的那部分血液被推向外周，这一方面可以将心室的间断射血转变为动脉内连续流动的血液，另一方面又可以维持舒张期血压，使之不会过度降低。

（三）影响动脉血压的因素

凡能影响动脉血压形成的各种因素，都能影响动脉血压，现将影响动脉血压的因素分述如下。

1. 搏出量　搏出量增加，射入动脉内的血量增多，动脉血压升高，主要表现为收缩压升高，舒张压升高不明显，脉压增大。这是因为搏出量增加时，心缩期射入主动脉和大动脉内的血量增多，血液对动脉管壁的侧压力增大，故收缩压明显升高。由于动脉血压升高使血流速度加快，血液加速流向外周，至心室舒张末期，大动脉内存留的血量增加得并不多，故舒张压升高较少。相反，当心肌收缩无力、搏出量减少时，主要表现为收缩压降低。通常情况下，收缩压的高低主要反映心脏每搏输出量的多少。

2. 心率　其他因素不变，心率加快时，对动脉血压的影响表现为舒张压明显升高，收缩压升高不明显，脉压减小。这是因为心率加快时，心舒期的缩短较心缩期明显，在心舒期内流至外周的血液减少，故心室舒张末期存留在动脉内的血量增多，舒张压随之升高。由于动脉血压升高使血流速度加快，因此，在心缩期内有较多的血液流至外周，故收缩压的升高不如舒张压显著，脉压减小。相反，心率减慢时，舒张压的降低比收缩压的降低更为明显。因此，心率的改变主要影响舒张压。

3. 外周阻力　心输出量不变而外周阻力增大时，收缩压和舒张压均升高，表现为舒张压显著升高，收缩压升高不明显，脉压减小。这是因为外周阻力增大时，血液向外周流动的速度减慢，心室舒张末期存留在大动脉内的血量增多，故舒张压升高。舒张压升高又导致心缩期动脉血压升高，从而使血流速度加快，故收缩压升高不如舒张压明显，脉压减小。通常情况下，舒张压的高低主要反映外周阻力的大小。

4. 大动脉管壁的弹性储器作用　大动脉管壁的弹性储器作用可以对动脉血压起缓冲作用，使收缩压不致过高，舒张压不致过低。当老年人出现血管硬化时，大动脉管壁的弹性减退，缓冲血压的功能减弱，导致收缩压升高、舒张压降低、脉压增大，临床表现为单纯收缩期高血压（即收缩压≥140 mmHg，舒张压 <90 mmHg）。

5. 循环血量与血管容量　循环血量和血管容量相适应，才能使血管系统足够充盈，产生一定的体循环平均充盈压。但急性大失血时，血管容量不变而循环血量减少，心血管充盈不足，收缩压和舒张压都会明显下降，严重时还会危及生命，故应及时补充血量。药物过敏或中毒性休克时，由于全身小血管扩张，血量不变而血管容量改变，因此血管充盈度降低，血压也随之明显降低。在醛固酮增多症患者中，血管容量不变而血量增多，心血管过度充盈，收缩压和舒张压都升高。

以上讨论各种因素对动脉血压的影响，都是假设其他因素不变的条件下，分析某一因素对动脉血压的影响。但在完整的人体内，上述各种影响动脉血压的因素可同时发生多种变化，动脉血压相对稳定是多种因素综合作用的结果。

知识拓展

高血压的防控

血压升高是脑卒中和冠心病发病的独立危险因素。长期高血压将导致心肌肥厚和动脉硬化，最终可发展为心力衰竭、脑栓塞、脑出血等。我国高血压患病率持续增长，全国年平均新增高血压患者1000万人，患病人数达2.445亿。向公众宣传高血压防控知识、常用药物的选择及注意事项，倡导低盐、低糖、低脂的健康膳食等，是医学生义不容辞的责任。

常用的降压药物包括钙通道阻滞剂（CCB）、血管紧张素转化酶抑制剂（ACEI）、血管紧张素Ⅱ受体拮抗剂（ARB）、利尿剂和β受体阻滞剂五类，以及由以上药物组成的复方制剂，目前联合应用降压药已成为降压治疗的主要方法。在食物种类选择上，多食蔬菜、水果、低脂（或脱脂）奶制品、全谷物、禽肉、鱼类、豆类和坚果类，少食甜点、含糖饮料和红肉。

据统计，我国大约20%的高血压患者选择在二、三级医院看病，其余80%选择在基层医院或社区医院看病。因此，高血压防治的主战场是广大社区、城镇或乡村医疗机构，高血压防治的主力军是基层医生。而作为医学生，也要为高血压的防治贡献出自己的一份力量，向"健康中国"的目标前进。

三、静脉血压与静脉回心血量

静脉系统既是血液返回心脏的通路，又是重要的血液储存库。静脉血管易扩张、容量大，人体静息时循环血量的60%～70%容纳于静脉系统内。静脉的收缩与舒张可使其容积发生较大变化，有效地调节循环血量，以适应人体不同情况下的需要。

（一）静脉血压

血液流经动脉和毛细血管到达静脉时，由于不断克服阻力和消耗能量，血压已降至很低，且已不受心室舒缩活动的影响。右心房作为体循环的终点，血压最低。通常把右心房和胸腔内大静脉的血压称为中心静脉压（central venous pressure，CVP）。中心静脉压的数值较低，常以厘米水柱为单位，其正常值为$4～12\ cmH_2O$。

中心静脉压的高低与两个因素有关。①心脏射血能力：如心脏的射血能力强，能够将回心的血液及时射入动脉，中心静脉压就较低；反之，心脏射血能力弱，不能将回心的血液及时射出，血液淤积在腔静脉和右心房内，中心静脉压将会升高。②静脉血液的回流速度和回流量：在心脏射血能力不变时，静脉血液回流速度加快或减慢、回流量增多或减少时，中心静脉压也会相应地升高或降低。

临床上输液抢救危重患者时，除需要观察动脉血压的变化以外，也要掌握中心静脉压的情况。如中心静脉压偏低或有下降趋势，常提示输液量不足。当中心静脉压为$16\ cmH_2O$或有进行性升高趋势时，则提示输液量过多、输液速度过快或心功能减弱，此时应慎重输液或暂停输液。

外周静脉压是指各器官的静脉压。外周静脉压的平均数值大致如下：足背静脉为

15 cmH$_2$O，门静脉为 13 cmH$_2$O，肘静脉为 10 cmH$_2$O，颈外静脉为 10 cmH$_2$O。通常以人体平卧时的肘静脉压为代表。当心功能减弱导致中心静脉压升高时，静脉血回流速度减慢，血液会滞留于外周静脉内，将出现外周静脉压增高的现象。

（二）静脉回心血量及影响因素

单位时间内由外周静脉返回右心房的血流量称为静脉回心血量。心血管系统是一个闭合系统，一般情况下，静脉回心血量和心输出量是相等的。静脉回流的动力取决于管道两端的压力差，即外周静脉压和中心静脉压的差值，所以凡是影响两者差值的因素，均可以影响静脉血液的回流。另外，由于静脉管壁薄、易扩张，静脉血流还会受到重力、体位及血管外组织压力的影响。

1. 循环系统平均充盈压　循环系统平均充盈压是反映血管系统内血液充盈程度的指标，受血管容量和循环血量之间相对关系的影响。当循环血量增加或容量血管收缩时，循环系统平均充盈压升高，静脉回心血量增多；反之亦然。

2. 心肌收缩力　心脏收缩时将血液射入动脉，舒张时则可以从静脉抽吸血液。心肌收缩力增强时，心输出量增多，心室舒张末期室内压降得较低，对心房和静脉内血液的抽吸作用增强，血液回心速度加快，回心血量增多。心肌收缩力减弱则不利于静脉回流，如右心衰竭时，因右心室收缩力降低，血液滞留在右心房和腔静脉内，体循环静脉回流减慢，患者可出现颈静脉怒张、肝淤血肿大、下肢水肿等体征；如发生左心衰竭，则会出现左心房压和肺静脉压升高，造成肺淤血、肺水肿等肺静脉回流受阻的表现。

3. 骨骼肌的挤压作用　肌肉收缩时，可挤压肌肉内或肌间的静脉，加速静脉血液回流。由于四肢静脉内存在静脉瓣，因此静脉内的血液只能向心脏方向流动，不能逆流。骨骼肌的节律性舒缩和静脉血管内的瓣膜组成了推动静脉血向心流动的动力，利于静脉回流，称为"肌肉泵"或"静脉泵"。

4. 体位改变　静脉血管的结构和功能特点决定了静脉回流受重力与体位的影响。站立时，心脏水平以上的静脉血管回流因重力作用而加速，而心脏水平以下的静脉血管因扩张而容纳更多的血量，故回心血量减少。当人体由平卧（或蹲位）突然直立时，身体低垂部位的静脉因跨壁压增大而扩张，可容纳更多的血液，因而静脉回心血量减少。这种变化在健康人中不易被察觉，这是因为健康人的神经系统能够迅速做出调节；但对于长期卧床或体弱多病的人，则会因回心血量过少而发生晕厥。

5. 呼吸运动　由于胸膜腔内的压力为负压，胸腔内大静脉的跨壁压较大，经常处于充盈扩张状态。当机体呼吸时，由于吸气可造成胸膜腔负压值增大，使胸腔内的大静脉和右心房易于扩张，中心静脉压降低，利于外周静脉血回流至右心房，使静脉回流加快。呼气时，胸膜腔负压值减小，静脉回流也相应减慢。因此，呼吸运动对静脉回流也起着"泵"的作用，称为"呼吸泵"。

知识拓展

中心静脉压的测定及意义

1. 直接法　在 X 线透视下，将消毒的静脉导管从颈外静脉或锁骨下静脉或股静脉插入上、下腔静脉与右心房交界处。

2. 间接法　取半卧位，观察颈外静脉充盈情况。通常颈外静脉充盈不会超过胸骨柄水平；如果在胸骨柄水平以上显示颈外静脉怒张，则表示中心静脉压过高。

3. 临床意义　临床上在输液时，尤其对心功能不全的患者输液时，常须通过观察中心静脉压的变化来控制输液速度和量。如中心静脉压偏低或有下降趋势，常提示输液量不足；如中心静脉压高于正常并有进行性升高的趋势，则提示输液量过大、速度过快或心脏射血功能不全。当中心静脉压超过 16 cmH$_2$O 时，输液应慎重或暂停。

四、微循环

微循环的研究经历了较长的历史。1628 年，Harvey 首次推测在动、静脉之间存在着一种微小管道，从而提出了微小血管的概念。直到 20 世纪 50 年代微循环一词被正式提出，微循环的研究已经历了 4 个多世纪的时间。对微循环的定义虽然至今尚未统一，但一般认为它是指微动脉经毛细血管网到微静脉的血液循环。微循环最根本的功能是实现血液和组织液之间的物质交换，保持内环境稳态，保证组织细胞新陈代谢的正常进行。

（一）微循环的组成及血流通路

微循环遍布于全身各组织与器官，由于各组织器官的形态和功能不同，因此全身各处微循环的结构与组成也有所不同。典型的微循环是由微动脉、后微动脉、毛细血管前括约肌、真毛细血管、通血毛细血管、动 - 静脉吻合支和微静脉 7 个部分组成（图 4 - 12）。

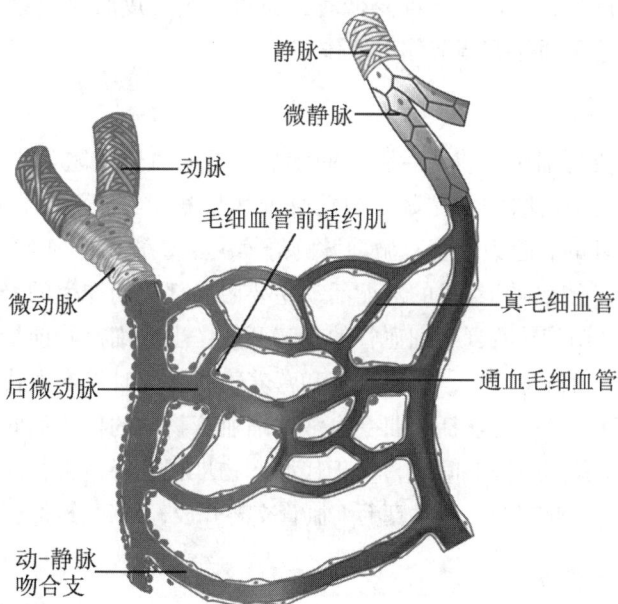

图 4 - 12　微循环模式图

微动脉是小动脉的末梢分支，管壁内有完整的平滑肌层，收缩能力强。其收缩和舒张可以控制微循环的血流量。微动脉继续延伸形成后微动脉，后微动脉只有不完全的平滑肌纤维，但也有一定程度的收缩能力。每根后微动脉向一根至数根真毛细血管供血，真毛细血管起始部通常有 1~2 个平滑肌细胞，形成一个环，即毛细血管前括约肌，它的收缩状态决定着进入真毛细血管的血流量。

真毛细血管壁由单层内皮细胞组成，通透性较大，所以真毛细血管是微循环进行物质交换的有效部位。毛细血管的血液经微静脉进入静脉，较大的微静脉管壁内有完整的平滑肌，其舒缩状态可以影响毛细血管血压。通血毛细血管是直接连接后微动脉和微静脉的毛细血管，口径较粗，血液从后微动脉经过通血毛细血管可以直接流至微静脉。动-静脉吻合支是存在于微动脉与微静脉之间的吻合支，管壁结构与微动脉相似，这种结构多见于皮肤和皮下组织的微循环中。

血液流经微循环有3种不同的通路。

1. 迂回通路 指血液流经微动脉→后微动脉→毛细血管前括约肌→真毛细血管网→微静脉的通路。因为真毛细血管管壁薄，通透性好，迂回曲折，交织成网状，穿行于组织细胞间隙，而且血流经过迂回通路时速度缓慢，所以真毛细血管是血液和组织细胞之间进行物质交换的场所，故此通路又称为营养通路。真毛细血管是交替进行开放的，开放的多少取决于所在组织器官的代谢水平，而安静时骨骼肌中真毛细血管大约只有20%处于开放状态。

2. 直捷通路 指血液流经微动脉→后微动脉→通血毛细血管→微静脉的通路。通血毛细血管是后微动脉的直接延伸，口径较粗、血流速度快，经常处于开放状态，所以直捷通路的主要功能不是进行物质交换，而是使一部分血液迅速通过微循环及时返回心脏，这类通路在骨骼肌中较多见。

3. 动-静脉短路 指血液流经微动脉→动-静脉吻合支→微静脉的通路。吻合支的管壁厚、途径最短，且经常处于关闭状态，所以它不能进行物质交换。这类通路在皮肤和皮下组织内存在较多。当环境温度升高时，通路开放，皮肤的血流量增加，皮肤温度升高，有利于机体散热；当环境温度降低时，通路关闭，皮肤血流量减少，有利于机体保存热量。因此，这种通路有调节体温的作用。

（二）微循环血流量的调节

微循环血流量受毛细血管前、后阻力的影响。毛细血管前阻力来自微动脉、后微动脉和毛细血管前括约肌的收缩，尤其是微动脉，其收缩和舒张活动控制着微循环的血流量。微静脉是微循环的后阻力血管。微静脉的舒缩决定着微循环内血液的流出量。

后微动脉和毛细血管前括约肌的舒缩活动主要由局部代谢产生的舒血管物质进行反馈性调节，这种反馈性调节导致真毛细血管的交替开放。当毛细血管前括约肌舒张时，其后的真毛细血管开放，血流量增加，带来氧气和营养物质，同时带走由代谢产生的舒血管物质，于是后微动脉和毛细血管前括约肌受血液中缩血管物质的作用而收缩，使真毛细血管关闭；当真毛细血管关闭一段时间后，由于代谢产物堆积，舒血管物质增多，又导致这部分真毛细血管开放。如此周而复始，真毛细血管交替开放，约每分钟交替5~10次。

五、组织液和淋巴液

组织液绝大部分呈胶冻状，不能自由流动，故不会受重力影响流至身体的低垂部分，也不能被抽吸出来。只有极少部分组织液呈液态，可以自由流动。组织液中除蛋白质浓度明显低于血浆外，其他各种离子成分与血浆相同。组织液进入毛细淋巴管即成为淋巴液，经淋巴循环回流入静脉。

（一）组织液的生成与回流

在生理情况下，组织液由毛细血管的动脉端不断产生，同时，一部分组织液又经毛细血管的静脉端返回毛细血管内，另一部分组织液则经淋巴管回流入血液循环。因此，正常组织液的量处于动态平衡状态。这种动态平衡取决于4种力量（图4-13）。

其中毛细血管血压和组织液胶体渗透压这两种力量是促使液体从毛细血管内向毛细

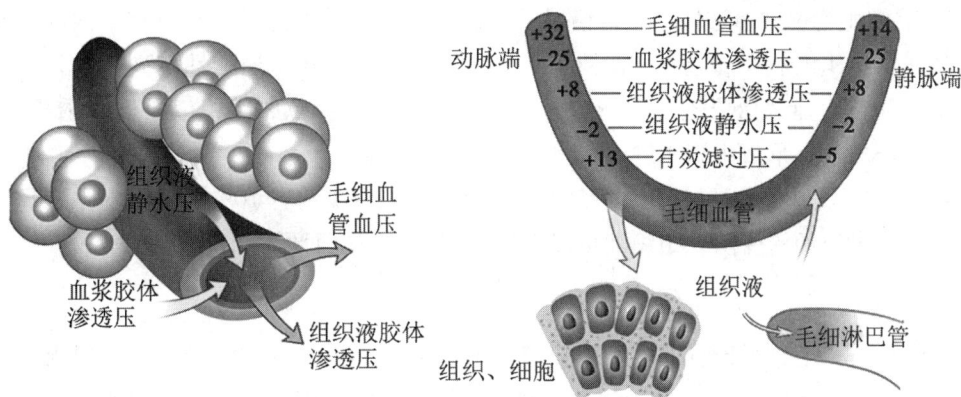

图 4 - 13　组织液的生成与回流示意图

血管外滤过的力量，血浆胶体渗透压和组织液静水压这两种力量将组织液重吸收入毛细血管。滤过的力量与重吸收的力量之差称为有效滤过压，可用下式表示：

有效滤过压 = （毛细血管血压 + 组织液胶体渗透压）-（血浆胶体渗透压 + 组织液静水压）

可见，当有效滤过压为正值时，液体从毛细血管内滤出生成组织液；当有效滤过压为负值时，液体被重吸收入毛细血管，即组织液回流。正常情况下，人体毛细血管动脉端的血压平均为 32 mmHg，组织液静水压为 2 mmHg，血浆胶体渗透压为 25 mmHg，组织液胶体渗透压为 8 mmHg。因此，毛细血管动脉端的有效滤过压为（32 + 8）-（25 + 2）= 13 mmHg。当血液流经毛细血管静脉端时毛细血管血压下降，约为 14 mmHg，而组织液静水压、血浆胶体渗透压和组织液胶体渗透压基本不变。所以，毛细血管静脉端的有效滤过压为（14 + 8）-（25 + 2）= -5 mmHg。上述结果表示，在毛细血管动脉端，有效滤过压为正值，组织液不断生成；而在毛细血管静脉端，有效滤过压为负值，组织液则不断回流。但从数值上看，滤过的力量（14 mmHg）> 重吸收的力量（5 mmHg）。所以生成的组织液中大约有 90% 被重吸收回血液，其余约 10% 进入毛细淋巴管，成为淋巴液，经淋巴系统回流入血。

（二）影响组织液生成与回流的因素

正常情况下，组织液的生成与回流保持着动态平衡，以保证体液的正常分布。一旦组织液生成量增多或重吸收量减少时，组织间隙中就会潴留过多的液体，形成水肿。根据组织液生成与回流的原理，能影响有效滤过压和毛细血管壁通透性或淋巴循环的因素，都可以影响组织液的生成与回流。

1. 毛细血管血压　毛细血管血压是促进组织液生成、阻止组织液回流的因素。当其他因素不变时，毛细血管血压升高，有效滤过压增大可使组织液的生成增加。毛细血管血压的高低与毛细血管前、后阻力变化有关。如炎症时，微动脉扩张，毛细血管前阻力减少，进入毛细血管的血量增加，毛细血管血压增高，有效滤过压增大，组织液生成增多，造成局部水肿。右心衰竭时，静脉回流受阻，全身毛细血管后阻力增大，毛细血管内血量增多，毛细血管血压增高，可引起心源性水肿。

2. 血浆胶体渗透压　血浆胶体渗透压是由血浆蛋白形成的，血浆胶体渗透压下降时，组织液的生成增多。如某些肾脏疾病，蛋白质可随尿排出，血浆蛋白降低；或者患肝脏疾病时合成的血浆蛋白减少，血浆胶体渗透压下降，有效滤过压增大，形成水肿。

3. 毛细血管壁的通透性　正常情况下，血浆蛋白不易通过毛细血管壁，因此血浆胶体渗透压和组织液胶体渗透压可保持正常水平。当毛细血管壁通透性增高（如过敏或烧伤）时，一部分血浆蛋白透过血管壁进入组织液，病变部位的组织液胶体渗透压升高，有效滤过压增大，形成组织水肿。

4. 淋巴回流　如前所述，从毛细血管滤出的组织液中约有10%是经淋巴系统回流入血的，如果淋巴回流受阻，组织液可以在组织间隙中积聚而形成水肿。

（三）淋巴循环

组织液进入毛细淋巴管即生成淋巴液。淋巴液在淋巴系统内流动称为淋巴循环。淋巴系统是血液循环的一个组成部分，由淋巴管、淋巴结、脾等组成，其主要功能是运输全身淋巴液进入静脉回心，可以说它是静脉回流的辅助系统。根据现代观点，毛细淋巴管还是广义微循环的一个组成部分。此外，淋巴结、扁桃体、脾、胸腺等淋巴器官，具有生成淋巴细胞、清除进入体内的微生物等有害物质和生成抗体等重要的防御功能。

1. 淋巴液的生成与回流　毛细淋巴管由单层内皮细胞构成，管壁外无基膜，起始端为盲端。内皮细胞不相连接，相邻的内皮细胞边缘重叠呈瓦片状相覆盖，边缘可向管腔内飘动，形成向管腔开放的单向活瓣。毛细淋巴管内皮细胞通过胶原细丝与结缔组织相连，毛细淋巴管总是处于扩张状态，组织液及悬浮其中的颗粒（如红细胞、细菌、蛋白质、脂肪滴等）都能通过活瓣进入毛细淋巴管但不能倒流。正常情况下，组织液的压力大于毛细淋巴管内的压力，这是淋巴液生成的动力。进入淋巴管的淋巴液，途中要经过淋巴结并在这里获得淋巴细胞，经全身淋巴管汇集后，最后由右淋巴导管和胸导管回流入静脉。

2. 淋巴回流的意义

（1）回收蛋白质：这是淋巴循环最为重要的功能。由毛细血管动脉端滤出的少量血浆蛋白，不可能逆浓度差被重吸收回血液，却很容易通过毛细淋巴管壁进入淋巴液。人体每天有75~100 g的蛋白质由淋巴液带回血液，这使得组织液中的蛋白质浓度保持较低水平，但却有利于组织液的生成与回流。

（2）调节血浆与组织液之间的液体平衡：成人每天有2~4 L的淋巴液通过淋巴循环回流入血，这相当于全身的血浆总量。因此，淋巴循环对血浆和组织液之间的液体平衡起着调节作用，若淋巴回流受阻，则会导致受阻部位局部水肿。

（3）运输脂肪和其他营养物质：由小肠吸收的脂肪80%~90%是通过小肠绒毛的毛细淋巴管吸收入血的。

（4）防御和屏障作用：淋巴液在回流过程中经过淋巴结时，淋巴结内的巨噬细胞可以清除淋巴液中的细菌及其他异物。同时，淋巴结还可产生淋巴细胞和浆细胞，参与免疫反应。

第三节　心血管活动的调节

循环系统的功能是为全身各组织器官提供足够的血液供应，以保证新陈代谢的正常进行。人体在不同的生理状态下，各组织器官的代谢水平不同，因此对血液的需求量也不同。循环系统能及时通过其活动的变化，协调各器官之间的血流分配，以满足不同的需要。例如，运动时，骨骼肌需要大量的血液供应，而消化系统的活动较弱，需要的血供较少。此时，通过心血管活动的调节，可以使心输出量加大，骨骼肌血管扩张，消化道血管收缩，这样就保证了骨骼肌所需的大量血供。心血管活动的这些变化，主要是在神经和体液调节下实现的。

一、神经调节

心肌和血管平滑肌均接受交感神经和副交感神经的双重支配。心血管活动的神经调节是通过各种心血管反射实现的。以下主要讨论心脏和血管的神经支配、心血管中枢和几个重要的心血管反射。

（一）心脏的神经支配

支配心脏的传出神经为心交感神经和心迷走神经，它们共同影响心脏的活动。

1. 心交感神经及其作用　心交感神经的节前纤维起自脊髓胸 $1 \sim 5$ 段侧角神经元，在星状神经节或颈交感神经节换元，其节后纤维组成心上、心中、心下神经进入心脏。心交感神经支配心脏的各个部分，包括窦房结、房室交界、房室束、心房肌和心室肌。但左、右心交感神经在心脏内的分布不对称，右侧心交感神经主要支配窦房结，左侧心交感神经则主要支配房室交界和心室肌。

心交感神经节后纤维末梢释放的递质是去甲肾上腺素，去甲肾上腺素可以与心肌细胞膜上的 β_1 肾上腺素能受体结合，使细胞膜对 Ca^{2+} 的通透性增高，总的结果是对心脏起兴奋效应。可导致心率加快，房室交界的传导加快、心房肌和心室肌的收缩力加强，这些效应分别称为正性变时作用、正性变传导作用和正性变力作用。普萘洛尔等 β 受体阻断剂，可以阻断心交感神经对心脏的兴奋作用。

2. 心迷走神经及其作用　心迷走神经的节前纤维起自延髓的迷走神经背核和疑核，进入心脏后在心内神经节换元，其节后纤维支配窦房结、心房肌、房室交界、房室束及其分支。心室肌虽然也受迷走神经的支配，但由于纤维末梢的数量少，所以作用甚微。两侧迷走神经对心脏的支配也有一定的差异，右侧迷走神经对窦房结的影响较为明显，左侧迷走神经对房室交界的作用较为明显。

心迷走神经节后纤维末梢释放的递质是乙酰胆碱，它与心肌细胞膜上的 M 型胆碱受体结合，使细胞膜对 K^+ 的通透性增高，促进 K^+ 的外流，总的结果是对心脏起抑制效应。可导致心率减慢、心房肌收缩力减弱、房室传导速度减慢，即具有负性变时作用、负性变力作用和负性变传导作用。刺激迷走神经也能使心室肌收缩力减弱，但其效应不如心房肌明显。阿托品是 M 型胆碱能受体阻断剂，可以阻断心迷走神经对心脏的抑制作用。

一般说来，心迷走神经和心交感神经对心脏的作用是相拮抗的。在多数情况下，心迷走神经的作用比心交感神经的作用大。在动物实验中如果同时刺激心迷走神经和心交感神经，常出现心率减慢的效应。

知识拓展

心迷走神经和心交感神经作用的发现

1845 年德国生理学家韦伯兄弟发现，刺激颈部迷走神经外周端可引起心跳缓慢甚至心跳暂停，以致血压明显下降，这是人类首次发现迷走神经支配心脏，并且具有抑制作用。1863 年，德国生理学家 Albert von Bezold 发现刺激起源于胸段脊髓的交感神经可引起心跳加速。从此，生理学界和医学界知道了心脏由交感和迷走神经支配，交感神经有兴奋作用，迷走神经有抑制作用。

（二）血管的神经支配

除真毛细血管外，其他血管的血管壁都有平滑肌分布。在平滑肌的舒缩活动中，除后微动脉和毛细血管前括约肌主要受局部代谢产物的影响外，其余均受自主神经的支配。支配血管平滑肌的神经纤维根据所产生的不同效应可分为缩血管神经和舒血管神经两大类。与心脏的双重神经支配不同，人体内绝大多数血管只接受缩血管神经的单一支配，只有一小部分血管接受舒血管神经的支配。

1. 缩血管神经纤维　目前已知的缩血管神经均属于交感神经，故又称之为交感缩血管神经。其节前纤维起自脊髓胸、腰段侧角神经元，在椎旁或椎前神经节换元，节后纤维几乎支配全身血管平滑肌，但不同部位的血管中缩血管神经纤维分布的密度不同。皮肤血管中缩血管神经纤维分布得最密集，骨骼肌和内脏的血管次之，冠状血管和脑血管中分布较少。在同一器官中，动脉中缩血管神经纤维的密度高于静脉，微动脉中密度最高，但毛细血管前括约肌中神经纤维分布得很少。

交感缩血管神经节后纤维末梢释放的递质是去甲肾上腺素。血管平滑肌有 α 和 $β_2$ 两类肾上腺素能受体。去甲肾上腺素与 α 受体结合，使血管平滑肌收缩；与 $β_2$ 受体结合，使血管平滑肌舒张。在人体内，去甲肾上腺素与 α 受体结合的能力比与 $β_2$ 受体结合的能力强。因此，交感缩血管神经兴奋时，产生的作用以缩血管效应为主。

安静状态下，交感缩血管神经纤维持续发放 1～3 次/秒的低频神经冲动，称为交感缩血管紧张。这种紧张性活动使血管平滑肌经常维持一定程度的收缩状态。血管平滑肌的舒缩效应和程度取决于交感缩血管神经纤维发放传出冲动的多少。当交感缩血管紧张增强时，交感神经发放的冲动增多，血管收缩加强，外周阻力增大，血压升高；当交感缩血管紧张减弱时，交感神经发放的冲动减少，血管平滑肌收缩程度减低，血管舒张，外周阻力减小，血压下降。在不同的生理状态下，交感缩血管神经纤维通过发放冲动频率的改变，使血管口径在一定范围内发生变化，以调节不同器官的血流阻力和血流量。

2. 舒血管神经纤维　体内有一部分血管除接受缩血管神经纤维的支配外，还接受舒血管神经纤维的支配。舒血管神经纤维主要有以下 2 种。

（1）交感舒血管神经纤维：有些动物如狗和猫，支配骨骼肌微动脉的交感神经中除了有缩血管纤维外，还有舒血管纤维。其节后神经纤维末梢释放的递质是乙酰胆碱，与血管平滑肌上的 M 型胆碱能受体结合后，使血管舒张。安静状态下，交感舒血管神经纤维平时无紧张性活动，只有在情绪激动、恐慌或运动时才发放冲动，使骨骼肌血管舒张，血流量增加。在人体内也有交感舒血管神经纤维存在。

（2）副交感舒血管神经纤维：少数器官如脑、唾液腺、胃肠外分泌腺和外生殖器等，其血管平滑肌除接受交感缩血管神经纤维的支配外，还接受副交感舒血管神经纤维的支配。副交感舒血管神经纤维末梢释放的递质是乙酰胆碱，与血管平滑肌上的 M 型胆碱能受体结合，使血管舒张。这类血管的活动只对组织器官局部的血流量起调节作用，对循环系统外周阻力的影响甚小。

（三）心血管中枢

在生理学中，将中枢神经系统内控制某种功能的神经元胞体相对集中的部位称为该功能的中枢。心血管中枢即是控制心血管活动的神经元胞体相对集中的部位。研究发现，控制心血管活动的神经元并不是只集中在中枢神经系统的一个部位，而是分布在从脊髓到大脑皮层的各级水平上，它们对心血管活动的调节各自具有不同的功能，它们互相联系、密切配合，使整个心血管系统的活动协调一致，并与整个机体的活动相适应。

在延髓腹外侧部存在心交感中枢和缩血管中枢，在此处分别发出神经纤维控制脊髓内心交感神经和交感缩血管神经的节前神经元，从而调节心血管运动。心迷走中枢位于延髓的迷走神经背核和疑核，心迷走神经的节前纤维就是从此处发出的。

动物实验显示，从中脑向延髓方向逐渐横断脑干，只要保存延髓与脊髓之间正常的神经联系，动物的血压就无明显的变化，刺激坐骨神经引起的升血压反射也仍然存在。但如果将横断水平逐步移向脑干尾端，动脉血压就逐渐降低，刺激坐骨神经引起的升血压反射也逐渐减弱。当横断水平移至延髓下 1/3 时，延髓的神经结构被破坏，即使没有离断延髓和脊髓之间的联系，动脉血压也将降低至大约 40 mmHg（5.3 kPa）。这些结果说明，心血管的基本中枢位于延髓，只要保留延髓及其以下中枢部分的完整，就可以维持心血管正常的紧张性活动，并完成一定的心血管反射活动。

心交感中枢、心迷走中枢和交感缩血管中枢经常发放一定频率的冲动，它们通过各自的传出神经调节心血管的活动，这种现象称为中枢的紧张性活动。前面已经提到交感缩血管神经纤维的低频神经冲动就是来自交感缩血管中枢的紧张性活动。心迷走中枢和心交感中枢的紧张性活动对心脏的作用是相互拮抗的。例如，在静息状态下，心迷走中枢的紧张性活动占优势，使正常成人的心率保持在 75 次/分左右。如果用阿托品和普萘洛尔同时阻断心迷走神经和心交感神经的作用，心率将增快至 100 次/分左右，与窦房结的自律性频率相同。运动或情绪激动时，心交感中枢的紧张性活动增强，心率明显增快。

但是，在整体情况下，各种心血管反射并不是由延髓心血管中枢独立完成的，而是在延髓以上各有关中枢的参与下共同完成的。一般来说，在中枢神经系统中，越高级的中枢对人体各种功能的整合作用也越复杂，它们对心血管活动调节的详细机制，还有待于进一步研究。

（四）心血管反射

机体处于不同的生理状态，如改变姿势、睡眠、运动，或者机体的内、外环境发生变化时，心输出量和各器官的血管收缩状况可以发生相应的改变，动脉血压也可以发生变动。这些变化是通过各种心血管反射实现的，心血管反射的生理意义在于使循环系统的功能适应机体当时所处的状态或环境的变化。

1. 颈动脉窦和主动脉弓压力感受性反射　当动脉血压发生改变时，可通过压力感受性反射引起心输出量和外周阻力发生改变，从而使动脉血压稳定于正常水平。

（1）反射弧：颈动脉窦和主动脉弓血管壁的外膜下有着丰富的感觉神经末梢，其分支末端膨大呈卵圆形，称为颈动脉窦和主动脉弓压力感受器（图 4-14）。它们并不能直接感受动脉血压的变化，而是感受血压对血管壁的机械牵张程度。当动脉血压升高时，血管壁扩张的程度就升高，血管壁外膜下的感受器受到刺激发出的神经冲动也就增多。在一定范围内，压力感受器的传入冲动频率与血管壁的扩张度（即血管内压力）成正比。

颈动脉窦压力感受器的传入神经是窦神经，加入舌咽神经而上传；主动脉弓压力感受器的传入神经是主动脉神经，加入迷走神经而上传。它们都首先到达延髓的孤束核，然后再到达心交感中枢、心迷走中枢和交感缩血管中枢。传出神经分别为心交感神经、心迷走神经和交感缩血管神经纤维，效应器则是心脏和血管。

（2）反射效应：正常血压对动脉管壁具有一定的牵张作用。因此，颈动脉窦和主动脉弓压力感受器经常发放一定数量的传入冲动，经舌咽神经和迷走神经传入延髓心血管

生理学

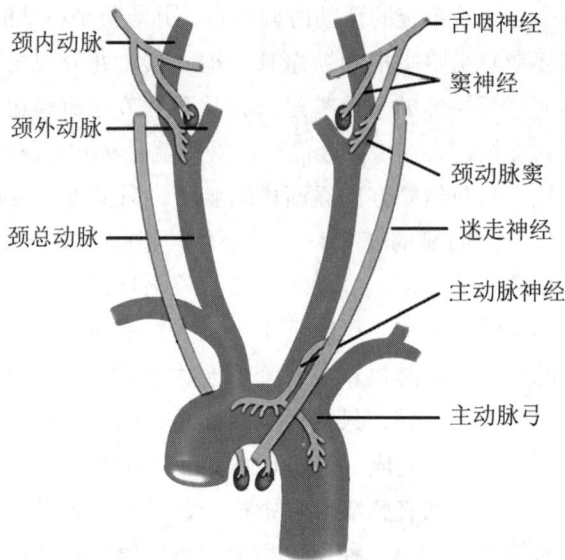

图 4 – 14　颈动脉窦和主动脉弓压力感受器与化学感受器示意图

中枢。这些传入冲动对心迷走中枢的作用是兴奋的，而对心交感中枢和交感缩血管中枢的作用则是抑制的。

　　当动脉血压升高时，血管壁被扩张的程度增大，压力感受器发出的传入冲动频率增加，到达中枢后，心迷走中枢的紧张性活动增强、心交感中枢和交感缩血管中枢的紧张性活动减弱。中枢活动的这些信息，分别通过心迷走神经、心交感神经和交感缩血管神经传到心脏和血管。产生的效应是心率减慢，心肌收缩力减弱，心输出量减少；血管平滑肌舒张使外周阻力下降，导致动脉血压回降至正常水平。因此，这一反射又称为减压反射。

　　当动脉血压突然降低时，压力感受器的传入冲动减少，心迷走中枢的紧张性活动减弱，心交感中枢和交感缩血管中枢的紧张性活动增强，于是心率加快，心输出量增加，外周阻力增大，血压回升。

　　在动物实验中，可将颈动脉窦区和循环系统的其余部分隔开，但仍保留它通过窦神经与中枢的联系。人为地改变颈动脉窦区的灌注压，就可以引起体循环动脉血压的变化，借以观察窦内压与动脉血压之间的关系，并画出压力感受性反射功能曲线（图 4 – 15）。由图可见，当窦内压为 9.3 ~ 18.6 kPa（70 ~ 140 mmHg）时，曲线的陡度最大；而当窦内压 <9.3 kPa（70 mmHg）或 >18.6 kPa（140 mmHg）时，曲线渐趋平坦。这说明当窦内压在正常平均动脉压水平（大约 13.3 kPa 或 100 mmHg）发生变动时，压力感受性反射最为敏感，纠正偏离正常水平的血压的能力最强；动脉血压偏离正常水平愈远，压力感受性反射纠正异常血压的能力愈低。

　　（3）压力感受性反射的生理意义：压力感受性反射是机体的一种负反馈调节。在心输出量、循环血量等突然发生变化时，压力感受性反射对动脉血压进行快速调节，使动脉血压在短时间内不会升得过高或降得过低，维持动脉血压处于相对稳定的水平。压力感受器对血压的急剧变化最为敏感，当患者发生急性大出血时，由于动脉血压突然降低，压力感受器所受的牵张刺激减弱，可反射性地引起血压暂时回升。压力感受器对长期而缓慢的血压变化不敏感。例如，高血压患者的压力感受器已产生适应现象，感受器对牵张刺激的敏感性降低，压力感受器在一个高于正常水平的范围内工作，所以血压保持较

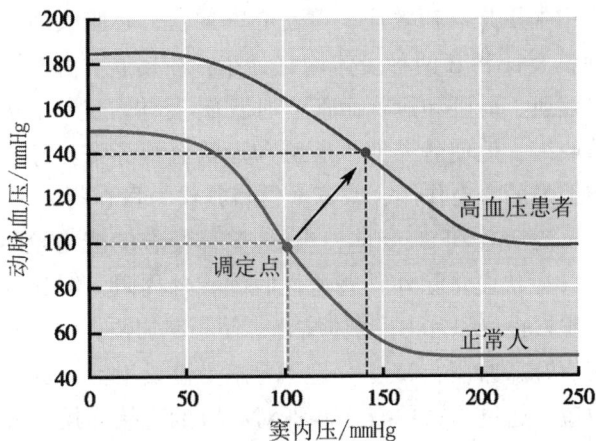

图 4-15　压力感受性反射功能曲线

高水平。

研究还发现，老年人压力感受性反射的敏感性比青年人低，其机制可能是老年人的血管壁硬化、可扩张性减小影响了压力感受器的敏感性。

2. 颈动脉体和主动脉体化学感受性反射　位于颈总动脉分叉处和主动脉弓区域的动脉壁上的球形小体，分别称为颈动脉体和主动脉体。这些小体中有特殊的感受细胞和细微的神经末梢，是一种化学感受器。颈动脉体和主动脉体的血供非常丰富，对动脉血液的化学物质非常敏感。当血液中的某些化学成分改变时，如缺氧、CO_2 含量升高、H^+ 浓度升高，都可以刺激化学感受器，使之兴奋，传入冲动也是由舌咽神经和迷走神经传入延髓。

在正常情况下，颈动脉体和主动脉体化学感受性反射的作用主要是调节呼吸运动，对心血管活动的作用不明显。只有当机体处于缺氧、窒息、大失血、酸中毒等异常情况时才发生作用。

另外，在心房、心室和肺循环大血管及身体的其他一些部位，也存在影响心血管活动的感受器，它们接受刺激兴奋后，通过传入冲动，也可以引起心血管功能活动的改变。

二、体液调节

在各种体液因素中，有些化学物质通过血液运输，广泛作用于心血管系统；有些则在组织液中生成，主要作用于局部的血管平滑肌，对局部血流起调节作用。

（一）肾上腺素和去甲肾上腺素

肾上腺素和去甲肾上腺素在化学结构上都属于儿茶酚胺。血液循环中的肾上腺素和去甲肾上腺素主要是由肾上腺髓质分泌的，交感神经节后纤维末梢释放的去甲肾上腺素一般只在局部发挥作用，只有很少一部分进入血液循环。在肾上腺髓质分泌的儿茶酚胺中，肾上腺素约占80%，去甲肾上腺素约占20%。

肾上腺素和去甲肾上腺素对心血管的作用有许多共同点，但又有不同之处。这是因为它们与心肌和血管平滑肌细胞膜上不同的肾上腺素能受体结合的能力不同。肾上腺素能受体有 α 和 β 两种，β 受体又分为 β_1 和 β_2。α 和 β_1 受体被激活后产生的是兴奋效应；β_2 受体被激活后产生的则是抑制效应。

肾上腺素与这些受体结合的能力均较强，心肌细胞膜上的受体主要是 β_1 受体，因此肾上腺素对心脏的作用主要是兴奋效应，可使心率加快，心肌收缩力加强，心输出量增大。血管平滑肌细胞膜上 α 和 β 两种受体均有分布：在皮肤、肾和胃肠血管平滑肌上 α 受体占优势，而在骨骼肌、肝脏和冠状血管上则是 β_2 受体占优势。因此，肾上腺素可使皮肤、肾和胃肠血管收缩，但使骨骼肌、肝脏和冠状血管舒张。肾上腺素对外周阻力的影响不大，对心脏有明显的兴奋作用，临床上常将其作为强心药。

去甲肾上腺素主要激活 α 和 β_1 受体，与 β_2 受体结合的能力较弱。因此，去甲肾上腺素可使全身的血管（冠状血管除外）普遍性收缩，外周阻力明显增大，动脉血压显著升高。虽然去甲肾上腺素也可以和 β_1 受体结合，使心率加快，但在整体内，去甲肾上腺素能使外周阻力增大而升高血压，又可引起压力感受性反射活动的加强。而压力感受性反射使心率减慢的效应，超过了去甲肾上腺素对心脏的直接作用。静脉注射去甲肾上腺素后，通常会出现心率减慢的现象。因此，临床上常将去甲肾上腺素作为缩血管的升压药。

（二）肾素 – 血管紧张素 – 醛固酮系统

肾素是一种酸性蛋白酶，由肾脏的球旁细胞合成与分泌。当机体大失血，引起血压显著下降，肾血流量减少时，可刺激肾脏的球旁细胞大量分泌肾素，肾素经肾静脉进入血液。肾素作用于血浆中的肾素底物，即血管紧张素原，使其被激活。血管紧张素原是由肝脏合成和释放的，在肾素的作用下，血管紧张素原被水解为血管紧张素 I。血管紧张素 I 在经过肺循环时，在血管紧张素转换酶的作用下，转变为血管紧张素 II。血管紧张素 II 在血浆或组织中的血管紧张素酶 A 的作用下，又转变为血管紧张素 III。

血管紧张素 II 是已知最强的缩血管活性物质之一，具有很强大的升压作用。①促进全身小动脉和微动脉收缩，使外周阻力升高；促进静脉收缩，使回心血量增加。②作用于交感神经节后纤维，使其递质的释放量增多。③作用于第四脑室后缘区，加强交感缩血管神经元的紧张性。④刺激肾上腺皮质分泌醛固酮，醛固酮有促进肾小管对 Na^+ 和水重吸收的作用，使循环血量增加。

由于肾素、血管紧张素、醛固酮之间的功能密切相关，故称之为肾素 – 血管紧张素 – 醛固酮系统。

（三）血管升压素

血管升压素又称抗利尿激素，是下丘脑视上核和室旁核的一些神经元合成的肽类物质，经下丘脑 – 垂体束运输至神经垂体贮存。在适宜刺激下，血管升压素作为垂体后叶激素进入血液循环，发挥效应。

另外，激肽、血管内皮细胞生成的血管活性物质、心房钠尿肽、组胺、前列腺素等也对心血管系统有着非常重要的调节作用。但在整体条件下，它们并不是单独实现其调节作用的，而是各种因素相互制约、相互协调，共同发挥作用，从而使心血管活动与机体的整体活动相适应。

在心血管活动的调节中，除了神经和体液因素外，还存在心血管活动的自身调节。实验证明，当去除了神经和体液因素以后，血压在一定范围内变动，某些组织器官的血流量仍然可以保持相对的稳定，这就是通过局部血管自身的舒缩活动来实现的。

以上我们介绍的心脏的功能、血管的功能以及心血管功能的调节，都是把人作为一个生物体来介绍的。但在实际生活中，人作为社会的成员，其循环功能和许多其他功能一样，还要时刻受到各种社会心理因素的影响。研究证实，许多心血管疾病的发生、发展确实与社会心理因素有着密切的关系，在医疗实践中应充分重视。

本章小结

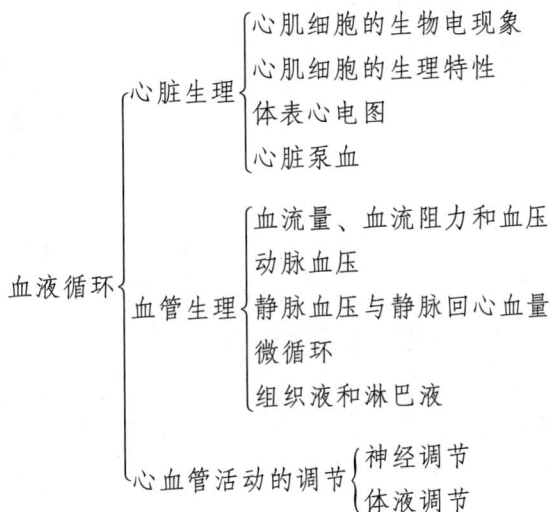

血液循环
- 心脏生理
  - 心肌细胞的生物电现象
  - 心肌细胞的生理特性
  - 体表心电图
  - 心脏泵血
- 血管生理
  - 血流量、血流阻力和血压
  - 动脉血压
  - 静脉血压与静脉回心血量
  - 微循环
  - 组织液和淋巴液
- 心血管活动的调节
  - 神经调节
  - 体液调节

思考题

1. 患者，男性，76岁，有慢性支气管炎、肺气肿病史20余年。因受凉而咳嗽、咳痰，近日出现腹胀、食欲缺乏，活动后气喘，夜间不能平卧。检查发现下肢水肿、肝脾肿大，胸片显示肺纹理增多和紊乱、心影增大。诊断为支气管肺炎、肺源性心脏病、心力衰竭。给予抗炎和止咳化痰、利尿、正性肌力、血管紧张素转换酶抑制药等对症支持治疗。

请思考：

(1) 心力衰竭主要的危害是什么？

(2) 治疗过程中哪些方法是降低后负荷、前负荷的？

2. 在学校运动会场上，运动员和啦啦队队员们情绪高涨、斗志昂扬。特别是在百米赛道起点的运动员们更是全神贯注、精神紧张，准备奋力一搏。虽然还没有起跑，但此时的运动员们心跳加快、呼吸急促、血压升高。

请思考：

(1) 为什么还没有运动，运动员的心跳、呼吸已经发生了反应？

(2) 运动员的心率加快、血压升高是怎样引起的？

(3) 若作为一名护士，如何参与运动会的医疗服务工作？

(樊志刚　韩瑞征)

第五章　呼　吸

学习目标

1. 掌握呼吸的概念和全过程；肺通气的动力与阻力；胸膜腔负压的生理意义；肺通气功能的评价指标；影响肺换气的因素；O_2、CO_2 在血液中的运输形式。

2. 熟悉肺通气量和肺泡通气量的概念和区别；氧解离曲线；血液中 O_2、CO_2 和 H^+ 水平的改变对呼吸的影响。

3. 了解胸膜腔负压形成的原理；呼吸中枢与呼吸节律的形成；肺牵张反射。

4. 学会运用本章所学知识解释呼吸系统常见疾病的产生机制，并做出护理评估及指导。

5. 认识吸烟等不良生活习惯对健康的危害；具有根据患者呼吸功能特点采取相应护理措施的临床思维。

情境导入

青藏高原是很多人向往之地。不过由于海拔过高，很多平原人到达青藏高原之后，会有不同程度的急性高原反应（进入高原后 6~24 小时发病，出现额部疼痛、心悸、胸闷、气短、厌食、恶心和呕吐等症状）。为了减轻急性高原反应症状，更好地适应高原缺氧环境，人们通常会坐着火车去拉萨，而非飞机。

请思考：

1. 跟坐飞机相比，为什么坐火车去拉萨可以减轻急性高原反应症状？

2. 如果遇到急性高原反应症状较重的旅行者，作为医护工作者，我们应该给予何种建议或帮助？

机体细胞需要不断地从外界空气中摄入 O_2，排出体内产生的 CO_2，这种机体与外界环境之间的气体交换过程称为呼吸。

呼吸全过程包括 4 个既相互衔接又同步进行的环节（图 5-1）。①肺通气：指肺泡与外界的气体的交换过程。②肺换气：指肺泡与肺毛细血管血液之间的气体交换。这两步实现了外界与肺血液之间的气体交换，因此我们又将肺通气和肺换气统称为外呼吸。③气体在血液中的运输：是指气体在肺毛细血管与组织毛细血管之间的运输过程。④内呼吸：指血液中气体通过组织液，与组织细胞之间进行气体交换的过程，也称组织换气。

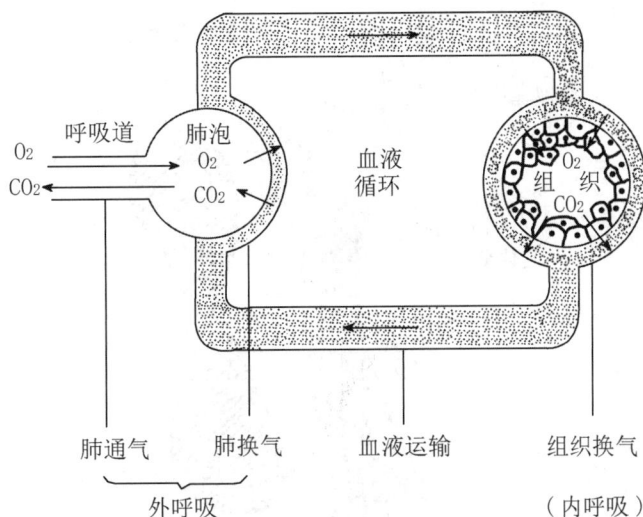

图 5-1 机体呼吸的过程

第一节 肺通气

肺通气是指肺泡与外界环境之间的气体交换过程。

一、呼吸道和肺泡的结构、特征及其功能

（一）呼吸道

1. 呼吸道的结构　呼吸道包括鼻、咽、喉、气管和各级支气管。其中鼻、咽、喉为上呼吸道，气管和各级支气管为下呼吸道。

2. 呼吸道的功能　呼吸道的功能包括 3 个方面。①通气功能：O_2 的吸入和 CO_2 的呼出均通过呼吸道完成。②保温和保湿作用：呼吸道对吸入气体的保温和保湿作用主要在上呼吸道内完成。③防御功能：鼻毛、鼻甲、呼吸道分泌的黏液和黏膜上皮细胞的纤毛运动对吸入气体有过滤清洁作用，可阻挡和清除吸入气体中的颗粒、异物并将其排出体外；呼吸道的分泌物中含有免疫球蛋白，具有预防感染的作用，呼吸道内的巨噬细胞还可以吞噬吸入的颗粒和细菌。

（二）肺泡和呼吸膜

1. 肺泡　肺泡是进行气体交换的场所。肺泡是由肺泡上皮细胞围成的半球状囊泡，大小不一，两肺约有 3 亿个肺泡，总面积为 50~100 m^2。肺泡上皮细胞分为 Ⅰ 型和 Ⅱ 型细胞。

2. 呼吸膜　肺泡与毛细血管之间仅隔着一层很薄的膜（图 5-2）。呼吸膜总厚度不到 1 μm，通透性很大，气体分子很容易通过。在电镜下观察发现，呼吸膜由 6 层结构组成，由内向外依次为：毛细血管内皮层、毛细血管基膜、间质、上皮基膜、肺泡上皮细胞层和含有肺泡表面活性物质的液体分子层。

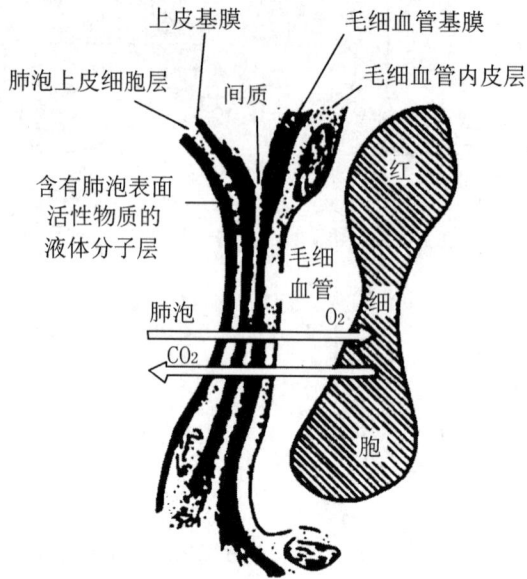

图 5-2 呼吸膜结构示意图

二、肺通气的动力

（一）肺内压

肺内压是指肺泡内的压力。

气体进出肺的直接动力来自肺内压与大气压之差。随着肺通气的进行，肺内压发生周期性的变化。在吸气初，肺内压低于大气压，气体进入肺泡，发生吸气。呼气初，肺内压高于大气压，肺泡内气体进入大气，发生呼气。吸气末与呼气末肺内压等于大气压，故没有气体进出肺泡（图 5-3）。

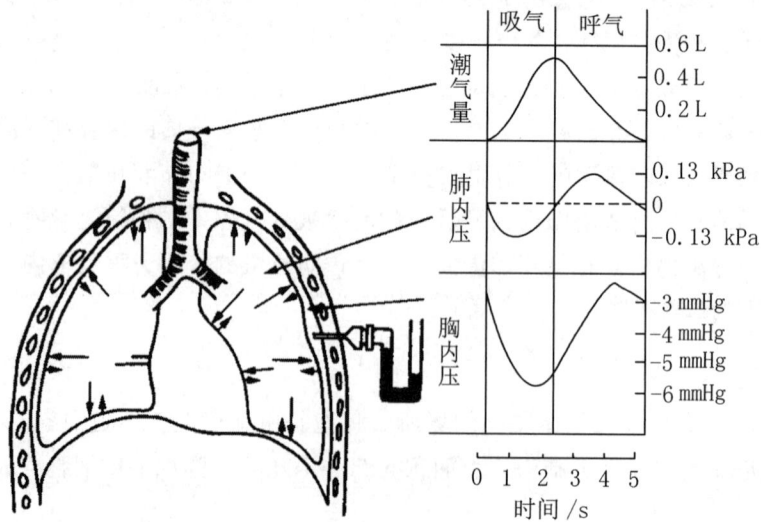

图 5-3 呼吸时肺内压、胸膜腔内压的变化

大气压在一般情况下变化不大，故肺通气主要是由肺内压的周期性变化所致。肺内压随着肺容积的扩大和缩小发生周期性改变。肺容积随着胸廓的运动而改变。当胸廓扩大时，肺泡随之扩张，于是，肺容积扩大，肺内压降低，肺内压低于大气压，空气就顺

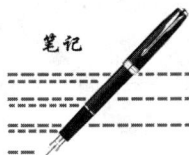

着压力差通过呼吸道进入肺泡；反之，当胸廓缩小时，肺容积减小，肺内压升高，肺内压高于大气压，肺泡内气体就顺着压力差被排出体外。可见，胸廓的节律性舒缩活动引起了肺容积的改变，从而使肺内压发生了周期性改变。而胸廓的运动是由呼吸肌的舒缩活动引起的。呼吸肌的舒缩活动就是呼吸运动。肺通气的原动力为呼吸运动。

（二）呼吸运动

肺通气是胸廓运动的结果，而胸廓运动是由呼吸肌舒缩活动引起的。使胸廓扩张产生吸气运动的肌肉称为吸气肌，主要是膈肌和肋间外肌；使胸廓缩小产生呼气运动的肌肉称为呼气肌，主要是肋间内肌。此外，斜角肌和胸锁乳突肌等为吸气辅助肌，腹部肌肉称为呼气辅助肌。

1. 吸气过程　吸气运动是由吸气肌收缩产生的，是一个主动过程。静息状态时的呼吸称为平静呼吸，呼吸运动平稳、均匀，成人呼吸频率为每分钟 12～18 次。平静吸气主要由肋间外肌和膈肌的收缩引起。当肋间外肌收缩时，肋骨和胸骨上提，同时肋骨稍向外旋，结果使胸廓的前后径与左右径均增加。当膈肌收缩时，穹隆顶部下移，使胸廓的上下径增加。当用力吸气时，吸气辅助肌也参与吸气运动，从而使胸廓容积进一步增大，吸气量增加。

2. 呼气过程　机体平静呼气过程是由吸气肌舒张完成的，它是一个被动过程。当肺内压高于大气压时，肺泡内气体被排出，产生呼气。机体运动时，呼吸加深、加快，称为深呼吸或用力呼吸。当用力呼气时，肋间内肌和呼气辅助肌均收缩，胸廓容积进一步缩小，呼气量增加。因此，在用力呼吸过程中，不仅吸气运动是主动的，呼气运动也是主动的。

3. 呼吸形式　呼吸运动可按引起呼吸运动的主要肌群不同，分为腹式呼吸、胸式呼吸及混合式呼吸 3 种。由肋间外肌舒缩而牵动肋骨和胸骨运动所产生的呼吸运动，称为胸式呼吸（thoracic breathing）。由膈肌舒缩而引起的呼吸运动称为腹式呼吸（abdominal breathing）。正常情况下，机体多为混合式呼吸，即胸式呼吸、腹式呼吸同时存在。

（三）胸膜腔内压

胸膜腔是由脏胸膜、壁胸膜形成的密闭而潜在的腔隙。正常情况下，腔内只有少量的浆液，并无气体。胸膜腔内的压力又称胸膜腔内压（简称胸内压）（intrapleural pressure）。测量结果表明，在整个呼吸过程中，胸膜腔内压始终低于大气压，若人为规定大气压为零，则胸膜腔内压为负压，故又将其称为胸膜腔负压，胸膜腔内压是造成肺随胸廓运动而运动的主要原因。当胸膜破裂时，胸膜腔的密闭性遭到破坏，胸膜腔与外界大气相通，空气进入胸膜腔，造成两层胸膜被分开，肺将因其本身的弹性回缩力而萎缩塌陷，形成气胸。

胸内压力为何是负压？可以通过分析作用于胸膜腔的力来说明。作用于胸膜脏层的力有两种：一种是肺内压，肺内压使肺泡扩张；另外一种是肺回缩力，肺回缩力使肺泡缩小。这两种力的方向相反。因此，胸膜腔内压是这两种力的合力，即代数和之差：

$$胸膜腔内压 = 肺内压 - 肺回缩力$$

又因为在吸气末和呼气末，肺内压等于大气压，故：

$$胸膜腔内压 = 大气压 - 肺回缩力$$

若将一个大气压定为 0，则：

$$胸膜腔内压 = -肺回缩力$$

胸内负压数值跟肺的回缩力有关，反映了肺的回缩力的大小。吸气时，肺被扩张，肺回缩力增大，胸内负压绝对值增大。呼气时，肺缩小，肺回缩力减小，胸内负压绝对值也减小。平静呼吸时，吸气末胸膜腔内压为 $-10 \sim -5$ mmHg；呼气末为 $-5 \sim -3$ mmHg。

胸内负压对维持正常呼吸和循环功能具有重要的生理意义。①保持肺的扩张状态，避免肺因回缩力而萎缩。②促进静脉血和淋巴液的回流。位于胸腔中的心房、静脉、淋巴管等，受到胸内负压的影响处于扩张状态，这将有利于外周静脉血和淋巴液的回流。

知识拓展

气胸

胸膜腔是密闭的不含气体的潜在腔隙。当气体进入胸膜腔后，胸膜腔处于积气状态，称为气胸。气胸可分为自发性气胸、外伤性气胸和医源性气胸 3 类。自发性气胸又可分为原发性和继发性，前者发生在无基础肺疾病的健康人中，后者发生在有基础肺疾病的患者中。外伤性气胸是由胸膜直接或间接损伤引起的。医源性气胸则是由不当的诊断和治疗操作所致。发生气胸后，胸膜腔负压可变成正压，导致静脉回心血流受阻，产生程度不同的心、肺功能障碍。

三、肺通气的阻力

肺通气的阻力主要包括弹性阻力和非弹性阻力。生理状态下，在平静呼吸时，弹性阻力约占总阻力的 70%，非弹性阻力约占总阻力的 30%。

（一）弹性阻力

弹性阻力是指弹性物体在外力作用下变形时，产生的对抗变形和回位的力量。肺和胸廓均为弹性组织，在呼吸运动过程中将产生弹性阻力。

1. 肺的弹性阻力 肺的弹性阻力来自肺泡表面液体层的表面张力和肺的弹性回缩力。前者约占肺的弹性阻力的 2/3，后者约占 1/3。

（1）表面张力：由于液体界面与内部分子受力情况不同，因此液-气界面上存在一个指向液体内部的合力，我们把这种促使液体表面收缩的力称为表面张力。自然界中有很多这样的现象，例如，树叶上的小水珠、洒在空间站中的水滴等都近似球形。实验表明，力的大小跟液-气分界线长度成正比。我们把单位长度分界线上的表面张力称为表面张力系数，其大小与液体种类有关。不同的溶质溶于溶剂后，有的可以降低溶液表面张力系数，有的可以增加溶液表面张力系数，前者称为表面活性物质，后者称为表面非活性物质。

（2）肺泡表面活性物质：由肺泡Ⅱ型细胞分泌，主要成分是二棕榈酰卵磷脂。肺泡表面活性物质主要有 2 个方面的生理作用。①降低肺泡的表面张力系数，维持肺泡的稳定：吸气时，肺泡扩张，肺泡表面活性物质分布得较稀薄，降低肺泡表面张力的作用减弱，肺泡表面张力增强，防止肺泡过度膨胀；相反，呼气时，肺泡回缩，肺泡表面活性物质分布得较密集，降低肺泡表面张力的作用增强，肺泡表面张力减弱，防止肺泡塌陷。因此，小肺泡半径小，单位面积上肺泡表面活性物质多，表面张力小；大肺泡半径大，单位面积上肺泡表面活性物质少，表面张力大。当外部环境一致时，小肺泡内的压强并不比大肺泡内的压强大，大、小肺泡容积稳定。②降低吸气阻力：有利于肺的扩张，使吸气省力。

如果肺泡表面活性物质缺乏，很多肺泡因为肺内压不等而无法稳定，容易发生肺不张。刚分娩出来的新生儿，由于出生前肺泡完全闭合，故须大声啼哭进行第一次肺通气，以克服肺泡表面张力。实验表明，正常呼气后，肺泡内的余气使接下来的吸气变得容易。

（3）弹性回缩力：肺组织富含弹性纤维，具有弹性回缩力。正常情况下，肺被扩张得越大，弹性回缩力就越大，弹性阻力越大。肺纤维化时，细胞外基质沉积，导致纤维瘢痕与蜂窝囊形成、肺结构破坏、弹性阻力增大、顺应性减小，临床上常表现为吸气困难；肺气肿时，肺的弹性纤维断裂、弹性阻力减小、顺应性增大，临床上常表现为呼气困难。

知识拓展

尘肺

尘肺是由于长期吸入矿物质粉尘引起的弥漫性肺纤维化疾病，主要症状包括咳嗽、咳痰、气促等。不同种类的尘肺预后不同，总体呈慢性病程。矽肺是尘肺中最常见的一种类型，是由于长期吸入大量游离的二氧化硅粉尘所引起的。矽肺也是尘肺中进展最快、危害最严重的一种类型。矽肺早期可无症状，随着病情进展，可以出现呼吸困难和肺功能障碍等。因此，尘肺的预防意义大于治疗。

2. 胸廓的弹性阻力　胸廓的回位力即为胸廓的弹性阻力。其方向与胸廓的方向有关。平静吸气末，肺容量约为肺总量的67%时，胸廓处于自然位置，故此时回位力为零。在胸廓回到其自然位置的过程（平静吸气时）中，胸廓的回位力都为其动力；在胸廓远离其自然位置的过程（平静呼气时）中，胸廓的回位力都是其阻力。

（二）非弹性阻力

非弹性阻力包括气道阻力、惯性阻力和黏滞阻力。气道阻力是指气流通过呼吸道时产生的摩擦力，正常生理情况下，占非弹性阻力的80%~90%。气道阻力受气流速度、气流形式和气道口径大小的影响。气道阻力与气道半径的4次方成反比，故当呼吸道口径减小时，气道阻力将显著增大，造成呼吸困难，如支气管哮喘。气道阻力与气体流速呈正变关系。气流速度快，阻力大；气流速度慢，则阻力小。

气道口径受呼吸道平滑肌调节，呼吸道平滑肌受自主神经支配。交感神经兴奋，呼吸道平滑肌舒张，气道口径扩大，气道阻力减小；副交感神经兴奋，呼吸道平滑肌收缩，气道口径缩小，气道阻力增大。除神经因素外，一些体液因素也可以影响呼吸道平滑肌的舒缩，从而影响气道阻力。例如，肾上腺素、去甲肾上腺素可使气道平滑肌舒张，减小气道阻力；组胺、缓激肽等则可使气道平滑肌收缩，增加气道阻力。

四、肺通气功能的评价

（一）肺容积和肺容量

1. 肺容积 肺容积指肺所容纳的气体量，包括潮气量、补吸气量、补呼气量和余气量。（图5-4）

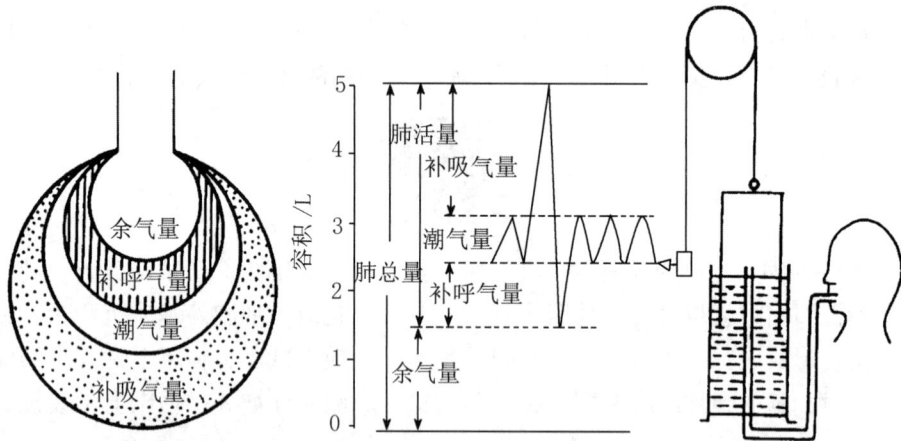

图5-4 肺容积的组成及其关系

（1）潮气量（tidal volume，TV）：指机体平静呼吸时，每次吸入或呼出的气量。正常成人平静呼吸时，潮气量为400～500 ml。

（2）补吸气量（inspiratory reserve volume，IRV）：指在平静吸气末，再用力吸气，所能吸入的气体量。补吸气量反映了人体吸气的储备能力，故又称吸气储备量。正常成人的补吸气量为1500～2000 ml。

（3）补呼气量（expiratory reserve volume，ERV）：指在平静呼气末，再用力呼气所能呼出的气体量。补呼气量反映了机体呼气功能的储备能力，故又称呼气储备量。正常成人的补呼气量为900～1200 ml。

（4）余气量（residual volume，RV）：指最大呼气后，肺内残留的不能呼出的气体量。正常成人的余气量为1000～1500 ml。

2. 肺容量 肺容量指肺容积中两项或两项以上的联合气量，包括深吸气量、功能余气量、肺活量和肺总量。

（1）深吸气量（inspiratory capacity，IC）：潮气量和补吸气量之和称为深吸气量。

（2）功能余气量（functional residual capacity，FRC）：指平静呼气末肺中剩余的气体量，功能余气量应为补呼气量与余气量之和。正常成人的功能余气量约为2500 ml。若肺的弹性阻力减少，如肺气肿患者，则功能余气量、余气量增加。

（3）肺活量（vital capacity，VC）：指做最大深吸气后，再用力呼气，所能呼出的气体量。即肺扩张至最大，再缩小到最小时，肺容量的变化量。肺活量为潮气量、补吸气量和补呼气量三者之和。此项指标受身材、体质、性别及体位的影响。正常成年男性的肺活量约为3500 ml，女性约为2500 ml。肺活量反映了肺每次通气的最大能力，常作为测定肺功能的一项指标。但由于测定肺活量时，没有规定时间范围，因此肺活量不能全面反映肺通气功能的好坏。用力呼气量（forced expiratory volume，FEV）是指做最大吸气后，进行快速用力呼气，分别测试第1、2、3秒呼出的气体量占肺活量的百分比。正常成人的用力呼气量分别为83%、96%、99%。用力呼气量是一种动态指标，不仅反映了肺通气量的大小，还反映了通气速度。例如，呼吸道狭窄患者的用力呼气量明显下降。

（4）肺总量（total lung capacity，TLC）：指肺所能容纳的最大气量。它是肺活量与余气量之和。

知识拓展

慢性阻塞性肺疾病

慢性阻塞性肺疾病（COPD）简称慢阻肺，是一种常见的肺功能障碍疾病。其特征是持续存在呼吸系统症状和气流受限，通常与有害颗粒或气体引起的气道和（或）肺泡异常有关。肺功能检查对确定气流受限有重要意义，在吸入支气管扩张剂后，第1秒末呼气容积占用力呼气量的比值小于70%表明存在持续气流受限。若肺总量、功能余气量和余气量增高，肺活量减低，则表明肺过度充气。其中持续性气流受限是主要诊断指标，若能同时排除其他已知病因或具有气流受限等特征性病理表现，则可诊断为慢阻肺。

（二）肺通气量和肺泡通气量

1. 肺通气量 肺通气量指单位时间内进出肺的气体量，也称每分通气量。肺通气量＝潮气量×呼吸频率。呼吸频率是指每分钟呼吸的次数。平静呼吸时，呼吸频率因年龄和性别而不同。新生儿平静呼吸时，呼吸频率为每分钟40次左右。随着年龄增长，呼吸频率逐渐减慢。正常成人的呼吸频率为每分钟12~18次，女性比男性每分钟快2~3次。劳动、运动和情绪激动时，呼吸频率可明显加快。每分通气量是肺功能的重要指标。正常成人平静呼吸时的每分通气量为6~8 L。劳动和运动时，机体的新陈代谢加快，每分通气量可高达70~80 L。

2. 肺泡通气量 肺泡通气量是指每分钟进或出肺泡的气体总量。每次吸气时，吸进的新鲜空气并非全部到达肺泡进行气体交换，一部分气体停留在呼吸道。由于呼吸道不能与血液进行气体交换，因此将鼻、咽、喉、气管、支气管到细支气管的空间称为解剖无效腔。解剖无效腔所能容纳的气体量称为解剖无效腔气量，正常成人的解剖无效腔气量约为150 ml。进入肺泡的气体，因血液在肺内分布不均而未能与血液进行气体交换，这部分未发生交换的气体容量称为肺泡无效腔。解剖无效腔和肺泡无效腔合称为生理无效腔。健康人平卧位时，生理无效腔接近于解剖无效腔，故肺泡通气量可按下列公式计算：

肺泡通气量 ＝（潮气量 － 无效腔气量）× 呼吸频率

如果潮气量为500 ml，无效腔气量为150 ml，吸入肺泡的空气量为350 ml，受试者的呼吸频率为每分钟12次，则每分钟进入肺泡进行气体交换的气体量为4200 ml。潮气量和呼吸频率的变化对肺通气量和肺泡通气量有不同的影响（表5-1）。

表5-1 不同呼吸频率和潮气量时的肺通气量和肺泡通气量

呼吸频率/（次·min⁻¹）	潮气量/ml	肺通气量/（ml·min⁻¹）	肺泡通气量/（ml·min⁻¹）
12	500	6000	4200
6	1000	6000	5100
24	250	6000	2400

可见，当潮气量减半和呼吸频率加倍时，或者潮气量加倍而呼吸频率减半时，肺通气量保持不变，但肺泡通气量则发生明显变化。

第二节　呼吸气体的交换

气体交换包括两个方面：一方面是肺换气，即肺泡内的气体与肺毛细血管血液中的气体透过呼吸膜进行交换；另一方面是组织换气，即体循环毛细血管血液中的气体与组织细胞内的气体透过组织液进行交换。

一、气体交换的原理

气体在肺部或组织中的交换都是通过气体扩散进行的。气体扩散的动力是该气体在生物膜两侧的分压差。气体的扩散速率还与其相对分子质量大小和溶解度等因素有关。

$$气体在液体中扩散速率 = \frac{分压差 \times 温度 \times 扩散面积 \times 溶解度}{扩散距离 \times \sqrt{分子量}}$$

（一）气体分压

在混合气体中，某种气体分子的热运动所产生的压力称为该气体的分压，气体分压的大小与该气体占混合气体的容积百分比成正比。气体分压可按下式计算：

$$气体分压 = 总压力 \times 该气体的容积百分比$$

肺泡气、血液及组织中氧分压（PaO_2）和二氧化碳分压（$PaCO_2$）的比较见表 5-2。

表 5-2　肺泡气、血液及组织中 PaO_2 和 $PaCO_2$ 的比较　　　　单位：kPa（mmHg）

项目	肺泡气	动脉血	静脉血	组织
PaO_2	13.6（102）	13.3（100）	5.3（40）	4.0（30）
$PaCO_2$	5.3（40）	5.3（40）	6.1（46）	6.7（50）

气体分子总是从高分压一侧向低分压一侧扩散；气体的分压差是气体交换的动力，决定了气体交换的方向。

（二）其他因素

除分压差外，气体的扩散速率与溶解度、扩散面积和温度成正比，与气体分子量的平方根和扩散距离成反比。在肺换气中，气体的扩散面积、温度和扩散距离均相同，即：

$$气体的扩散速率 \propto \frac{分压差 \times 溶解度}{\sqrt{分子量}}$$

综合上述因素，在温度、扩散面积与扩散距离相同的情况下，CO_2 分压差是 O_2 的十分之一，CO_2 溶解度是 O_2 的 24 倍，分子量略大于 O_2，计算得出 CO_2 扩散速率为 O_2 的 2 倍，所以，在肺通气障碍引起的临床症状中，缺氧比二氧化碳潴留更常见。

二、气体交换的过程

（一）肺换气

肺换气是肺泡和肺毛细血管血液之间的气体交换过程（图5-5）。肺泡上有丰富的毛细血管网包绕，肺泡壁与肺泡毛细血管壁之间的组织构成了呼吸膜，呼吸膜对 O_2 和 CO_2 具有良好的通透性。肺泡中的 PaO_2 高于静脉血，因此，O_2 由肺泡向血液扩散；而静脉血中的 $PaCO_2$ 则高于肺泡气，因此，CO_2 由血液扩散到肺泡中。通过肺换气，血液中 PaO_2 升高，$PaCO_2$ 降低，静脉血变成了动脉血。

（二）组织换气

组织换气是指气体在组织内的交换，即体循环的毛细血管血液与组织细胞之间的气体交换。如图5-5所示，在动脉血和组织细胞之间，动脉血 PaO_2 高于组织细胞，而 $PaCO_2$ 则低于组织细胞，因此，O_2 由动脉血向组织细胞扩散；而 CO_2 则由组织细胞向血液扩散。通过组织换气，血液中 $PaCO_2$ 升高，PaO_2 降低，动脉血变成了静脉血。

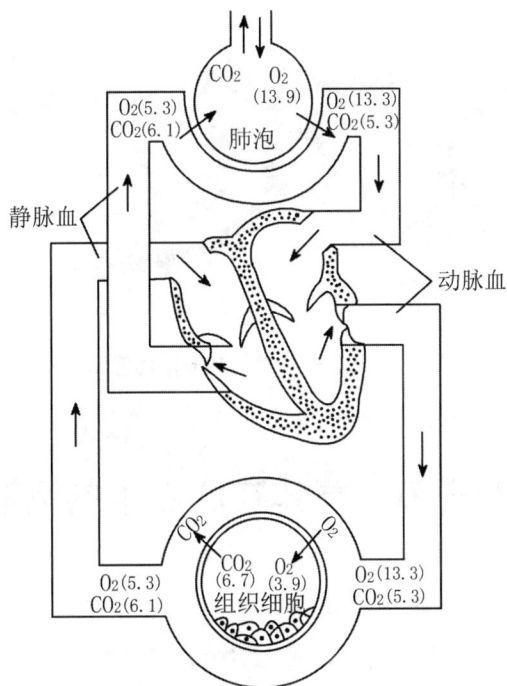

图5-5 气体交换示意图

图中括号内数字为气体分压（单位：mmHg）

三、影响气体交换的因素

（一）呼吸膜

肺泡壁与肺泡毛细血管壁之间的组织构成了呼吸膜，其总面积可达 $50\sim100\ m^2$，厚度平均不超过 $1\ \mu m$，这为气体交换提供了有效的扩散面积和良好的通透性。当呼吸膜发生病变时，例如，肺气肿、肺充血或肺纤维化，均可使呼吸膜的通透面积减小或膜的厚度增加，影响气体的交换，导致机体缺氧。

（二）肺泡通气量和肺血流量的比值

肺泡与肺毛细血管血液之间的气体交换的高效率，不但需要有足够的肺泡通气量和充足的肺血流量，而且还需两者之间的适宜匹配（图 5-6）。每分肺泡通气量和每分肺血流量的比值称为通气/血流比值（V/Q 比值）。正常成人在静息平卧的情况下，每分肺泡通气量是 4.2 L，每分肺血流量相当于心输出量，约为 5 L，则通气/血流比值为 0.84（V/Q = 4.2/5 = 0.84）。当机体运动时，肺泡通气量增大，与此同时，肺血流量也相应增加，故通气/血流比值可保持不变。

V/Q 比值在 0.84 的情况下，肺泡通气量与肺血流量配合适当，气体交换的效率高，静脉血流经肺毛细血管时，通过气体交换，将全部变为动脉血。V/Q 比值增大，说明肺血流相对不足，或肺通气相对过度，肺泡无效腔增大，如发生血管栓塞的部分肺组织；反之，V/Q 比值减小，则意味着肺通气不足，血流相对过剩，多见于肺通气不良，如支气管痉挛，此时，尽管肺血流正常，但由于血液流经通气不良的肺泡，因此二者不能充分进行气体交换，静脉血中的气体未得到充分更新，相当于出现了动-静短路现象。

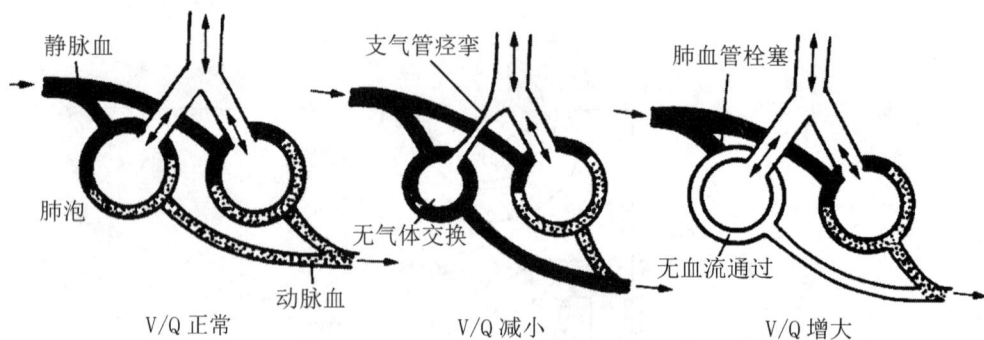

图 5-6　通气/血流（V/Q）比值示意图

第三节　气体在血液中的运输

O_2 和 CO_2 在血液中是以物理溶解和化学结合两种方式运输的。溶解状态的 O_2 和 CO_2 均很少。但是，物理溶解方式是实现化学结合的必要条件，即在肺换气或组织换气时，进入血液的 O_2、CO_2 都是先溶解于血液，再出现化学结合。也就是说，对于同一个气体来说，物理溶解的量越多，化学结合的量也越多。

一、氧气的运输

血液中以化学结合的形式存在的 O_2 占 98.5%，O_2 的结合形式是氧合血红蛋白（HbO_2）。

血红蛋白（Hb）与 O_2 的结合是快速的、可逆的，不需要酶的催化，结合或解离取决于 PaO_2 的高低（取决于物理溶解的 O_2）。在肺部，动脉血中 PaO_2 高，O_2 与 Hb 结合，形成大量的 HbO_2；在组织中，静脉血中 PaO_2 低，HbO_2 解离，释放出 O_2 而成为去氧血红蛋白，O_2 进入组织以供细胞利用。其反应如下：

$$Hb + O_2 \xrightleftharpoons[\text{氧分压低（组织）}]{\text{氧分压高（肺）}} HbO_2$$

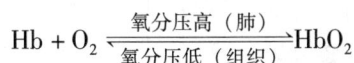

这种反应为氧合，而非氧化。氧合血红蛋白呈鲜红色，而去氧血红蛋白则呈蓝紫色。由于窒息、肺炎或心力衰竭等病症而发生气体交换障碍时，去氧血红蛋白的含量增多。如果 1 L 血液中去氧血红蛋白达 50 g/L 以上，黏膜、甲床或皮肤等毛细血管床丰富、表浅的部位呈紫蓝色，则称为发绀（cyanosis），常常提示机体缺 O_2。血红蛋白和一氧化碳的亲和力约为血红蛋白和 O_2 亲和力的 250 倍，一氧化碳与血红蛋白易结合，且不易解离，形成一氧化碳血红蛋白，使血红蛋白失去结合 O_2 的能力。一氧化碳血红蛋白呈樱桃红色。故一氧化碳中毒患者虽严重缺 O_2，但无发绀现象，皮肤黏膜呈樱桃红色。

一分子血红蛋白最多可结合四分子 O_2，因此血液能结合 O_2 的量是有一定限度的。1 g 血红蛋白最多可结合 1.34～1.39 ml 的 O_2。常压下，物理溶解的 O_2 量很少，故通常把每升血液中的血红蛋白所能结合的最大 O_2 量称为血氧容量。但是，实际上血红蛋白结合 O_2 量并未达到最大值，因此，又将每升血液中的血红蛋白实际结合 O_2 的量称为血氧含量。血氧含量与血氧容量的百分比称为血氧饱和度，又称氧饱和度。血氧饱和度 =（血氧含量/血氧容量）×100%。正常人动脉血 PaO_2 较高，血红蛋白结合 O_2 多，血氧饱和度约为 98%；静脉血 PaO_2 较低，血氧饱和度约为 75%。

二、二氧化碳的运输

血液中以化学结合形式存在的 CO_2 约占 95%，化学结合的 CO_2 主要形成了碳酸氢盐和氨基甲酸血红蛋白（图 5-7）。

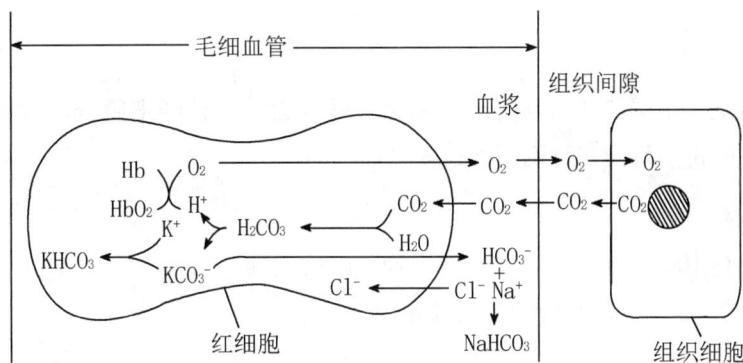

图 5-7 CO_2 以碳酸氢盐形式运输示意图

（一）碳酸氢盐形式的运输

从组织入血的 CO_2 大部分扩散入红细胞，在碳酸酐酶的催化下，CO_2 和 H_2O 化合生成 H_2CO_3，H_2CO_3 又可解离为 H^+ 和 HCO_3^-。其反应如下：

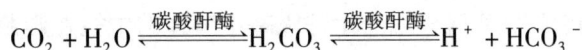

$$CO_2 + H_2O \xrightleftharpoons{\text{碳酸酐酶}} H_2CO_3 \xrightleftharpoons{\text{碳酸酐酶}} H^+ + HCO_3^-$$

红细胞内含有较高浓度的碳酸酐酶，H_2CO_3 在红细胞内迅速生成。H_2CO_3 生成后，解离为 H^+ 与 HCO_3^-。此反应由 $PaCO_2$ 决定。在微循环处，$PaCO_2$ 高，上述反应式向右进行。HCO_3^- 顺浓度差扩散入血浆。扩散入血浆中的 HCO_3^- 与 Na^+ 结合形成 $NaHCO_3$，$NaHCO_3$ 成为血液中重要的碱储备。伴随着 HCO_3^- 排出红细胞，血浆中的 Cl^- 扩散入红细胞，维持红细胞内外电荷平衡，这一现象称为 Cl^- 转移。上述反应中产生的 H^+ 大部分与 Hb 结合，Hb 也是强有力的缓冲剂。

在肺部，$PaCO_2$ 低，上述反应式向左进行，H_2CO_3 在碳酸酐酶作用下分解成 CO_2 和 H_2O，CO_2 从红细胞中逸出，扩散入肺泡而排出体外。

（二）氨基甲酸血红蛋白形式的运输

在红细胞内，一部分 CO_2 与 Hb 的氨基（$-NH_2$）结合，生成氨基甲酸血红蛋白（HbNHCOOH），这一反应无须酶的催化，而且迅速、可逆。其反应式如下：

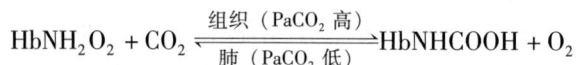

$$HbNH_2O_2 + CO_2 \underset{\text{肺（PaCO}_2\text{低）}}{\overset{\text{组织（PaCO}_2\text{高）}}{\rightleftharpoons}} HbNHCOOH + O_2$$

以上反应主要受 Hb 含氧量影响。HbO_2 酸性较强，与 CO_2 结合力较弱；去氧 Hb 酸性较弱，与 CO_2 结合力较强。因此，在组织中，HbO_2 解离出 O_2，去氧 Hb 与 CO_2 结合，生成 HbNHCOOH。在肺部，O_2 与 Hb 结合形成 HbO_2，促使所结合的 CO_2 释放。

第四节　呼吸运动的调节

在人体的生命过程中，呼吸运动总是有节律地进行着，并且能随人体新陈代谢水平改变呼吸的频率和深度，从而使肺通气量与机体的代谢相适应，目前研究表明这主要是通过神经系统的调节而实现的。

一、呼吸中枢

呼吸中枢是指中枢神经系统内产生和调节呼吸运动的神经细胞群。呼吸中枢分布于皮层、间脑、脑桥、延髓和脊髓等部位。

（一）脊髓

呼吸运动是由呼吸肌的舒缩活动产生的，呼吸肌属于骨骼肌，支配呼吸肌运动的神经元位于脊髓 3~5 颈段和胸段的灰质前角内。

（二）低位脑干

脑干包括中脑、脑桥和延髓。低位脑干在这里指的是脑桥和延髓。Lunmsden 在猫的脑干横切实验中发现，如果在中脑和脑桥之间进行横断，呼吸节律无明显变化；如果在脑桥中上部进行横断，呼吸将变深、变慢；如果再切断双侧迷走神经，吸气大大延长，偶尔出现短暂的呼气，称为长吸式呼吸；如果再在延髓与脑桥之间进行离断，无论迷走神经是否完成，都会出现很不规则的呼吸节律，称为喘息样呼吸；若在脊髓与延髓之间进行离断，呼吸运动消失。实验表明产生呼吸基本节律的中枢在延髓；实验还表明来自脑桥头端和肺部的迷走神经传入冲动有抑制吸气和促进呼吸的作用，若同时离断脑桥中上部和双侧迷走神经，动物则出现长吸式呼吸；只离断脑桥上部则会出现深慢呼吸。因此，脑桥为呼吸调整中枢，有促进吸气向呼气转换的作用。

微电极技术已表明延髓确实存在与呼吸有关的神经元，呼吸节律主要产生于延髓。脑桥头端有调节呼吸节律的神经元，主要为呼气神经元，其作用为限制吸气。

（三）高位脑对呼吸的调整作用

脑桥以上为高位脑，如大脑皮层、边缘系统、下丘脑等，它们不是产生节律性呼吸的必要部位，但对呼吸运动也有调整作用。

二、呼吸的反射性调节

呼吸运动受体内、外环境变化的影响。根据刺激的性质及感受器的不同，呼吸的反射性调节可分为化学感受性反射和机械感受性反射两类。

（一）化学感受性反射

1. 化学感受器　参与呼吸调节的化学感受器因其存在部位不同，可分为外周化学感受器和中枢化学感受器。外周化学感受器是指颈动脉体和主动脉体，它们所感受的适宜刺激是动脉血中 $PaCO_2$、H^+ 浓度的增高和 PaO_2 下降。传入神经为窦神经和主动脉神经，前者并入舌咽神经，后者并入迷走神经，最后传至延髓呼吸中枢。当动脉血中 $PaCO_2$ 升高、H^+ 浓度增高、PaO_2 下降时，颈动脉体和主动脉体兴奋，反射性地引起呼吸运动加深和加快。

图 5-8 是颈动脉体和主动脉体化学感受性反射途径示意图。

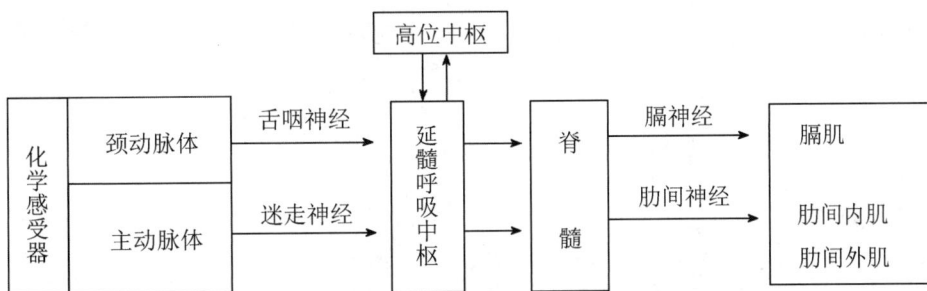

图 5-8　颈动脉体和主动脉体化学感受性反射途径示意图

中枢化学感受器位于延髓腹外侧浅表部位（图 5-9）。中枢化学感受器只对脑脊液和局部组织间隙的 H^+ 浓度敏感，不能感受 PaO_2 和 $PaCO_2$ 的变化。脑脊液中 CO_2 可形成 H_2CO_3，再解离出 H^+，H^+ 再刺激中枢化学感受器，引起呼吸中枢兴奋。

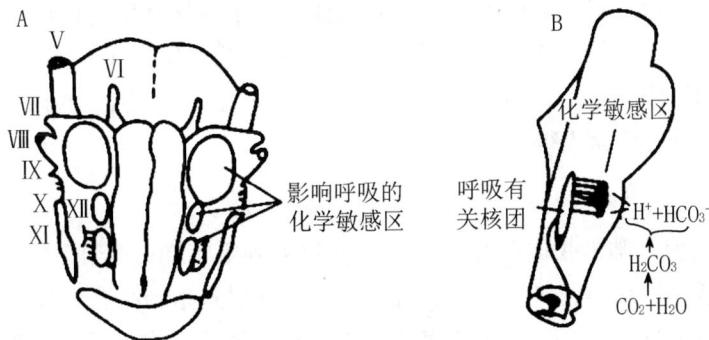

图 5-9　中枢化学感受器示意图
A. 延髓腹外侧浅表部位的中枢化学感受器；B. 脑脊液中
二氧化碳分压升高刺激中枢化学感受器的机制

2. $PaCO_2$、PaO_2 和 H^+ 对呼吸的影响 血液中的 $PaCO_2$ 增高、PaO_2 降低和 pH 减小可通过不同途径影响呼吸（图 5-10）。

（1）CO_2 对呼吸的影响：CO_2 对呼吸有很强的刺激作用。在一定范围内，动脉血中 $PaCO_2$ 升高，肺通气量随之增大。实验结果表明，吸入气体中 CO_2 含量增加到 1% 时，呼吸开始加深，之后，随吸气中 CO_2 增加，肺通气量随之增大。但是，当超过 7% 后，通气量则不再增大，致使血液中的 CO_2 明显增加，出现惊厥、昏迷，甚至呼吸中枢麻痹，呼吸停止。CO_2 对呼吸的兴奋作用是通过刺激外周化学感受器和中枢化学感受器两条途径实现的，且以后者为主，约占总效应的 80%。

（2）低 O_2 对呼吸的影响：当动脉血中 PaO_2 降低时，肺通气量增加。通常动脉血中氧分压只有降低至 60 mmHg 时，才可明显引起呼吸增强。低 O_2 对呼吸的影响是通过刺激外周化学感受器实现的，而对中枢化学感受器无刺激作用。低 O_2 对呼吸中枢的直接作用是抑制。低 O_2 刺激外周化学感受器，引起呼吸中枢兴奋，此作用往往比低 O_2 对呼吸中枢的抑制作用强，所以常表现为呼吸运动加强，肺通气量增加。但是，当严重低 O_2 时（成人动脉血 PaO_2 降至 40 mmHg），往往出现呼吸障碍，甚至呼吸停止。

（3）H^+ 对呼吸的影响：外周动脉血中的 H^+ 浓度变化导致血液 pH 改变。当外周动脉血 H^+ 浓度增加时，pH 减小，外周化学感受器受到刺激，反射性地引起呼吸加深和加快。因外周血中 H^+ 不易通过血-脑屏障，故对中枢化学感受器的刺激作用较小。

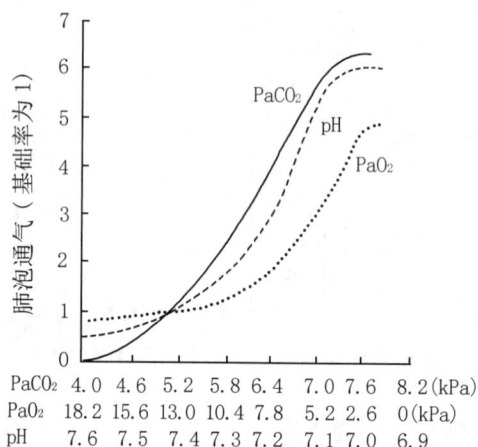

图 5-10 动脉血中 $PaCO_2$、PaO_2、pH 改变对肺泡通气的影响

以上现象是在保持其他两种因素不变而只改变一个因素时引起的肺通气效应。但在整体情况下，一种因素的改变会引起另外两种因素相继发生变化，三者之间相互影响、相互作用。例如，当 $PaCO_2$ 升高时，H^+ 浓度也随之增高，两种因素共同刺激，使呼吸加强的效应比单独一种因素大得多。

（二）机械感受性反射

1. 肺牵张反射 肺扩张或肺缩小引起的反射性呼吸运动的变化，称为肺牵张反射，肺牵张反射包括肺扩张反射和肺缩小反射。肺扩张反射是指肺扩张时反射性地抑制吸气转为呼气的反射过程。其生理意义是使吸气及时转为呼气，防止吸气过长。当较强烈地压缩肺时，可引起此反射活动。肺牵张感受器主要分布于支气管和细支气管的平滑肌中，适宜刺激为机械牵张。吸气时，肺扩张，当肺内气体量达到一定容积时，肺牵张感受器兴奋冲动增加，冲动经迷走神经传入延髓，通过延髓和脑桥呼吸中枢的作用，使吸气变为呼气。比较 8 种动物的肺扩张反射后，发现该反射的敏感性存在种属差异，兔的肺扩张反射最明显。正常生理情况下，肺扩张反射并不参与成人平静呼吸的调节。肺缩小反射是指肺缩小时反射性地引起吸气的反射过程，对防止过度呼气或肺不张可能有一定作用。

2. 呼吸肌本体感受性反射　呼吸肌中肌梭兴奋所引起的呼吸改变称呼吸肌本体感受性反射。当呼吸肌受到一定程度的牵拉时，肌梭兴奋，传入冲动至脊髓，反射性地使被牵拉的呼吸肌收缩加强。这一反射在平静呼吸时作用不明显。

本章小结

```
           ┌肺通气的动力 ┌肺内压与大气压之差（直接动力）
           │            │呼吸运动（原动力）
           │            └胸膜腔内压
      ┌肺通气┤
      │    │            ┌弹性阻力 ┌肺的弹性阻力 ┌表面张力
      │    │肺通气的阻力┤        │            └弹性回缩力
      │    │            │        └胸廓的弹性阻力
      │    │            └非弹性阻力——气道阻力（最主要）
      │    └肺通气功能的评价
      │
呼吸 ─┤    肺换气——影响气体交换速率的因素 ┌分压差（决定方向）
      │                                  │呼吸膜的厚度和通透性
      │                                  └通气/血流比值
      │
      │    气体在血液中的运输 ┌氧气的运输
      │                      └二氧化碳的运输
      │
      └    呼吸运动的调节 ┌化学感受性反射
                          └机械感受性反射
```

思考题

28 周早产儿，出生后即出现进行性呼吸困难、呻吟、全身皮肤发绀，鼻翼扇动，吸气时胸骨下端、肋缘下凹陷明显。查体：肺呼吸音减低，吸气时可听到湿啰音。辅助检查：动脉血氧分压 40 mmHg。

诊断：新生儿呼吸窘迫综合征。

治疗：保温；随时监测体温、呼吸、心率、血压和动脉血氧分压；保证液体和营养供应；持续气道正压通气（CPAP）以辅助呼吸；肺泡表面活性物质替代疗法。

请思考：

1. 肺通气阻力有哪些？

2. 肺泡表面活性物质的作用是什么？

3. 面对这样的患儿，在日常护理工作中应该注意什么？

（高 丽）

第六章　消化和吸收

学习目标

1. 掌握胃液、胰液及胆汁的主要成分及其生理作用；胃和小肠的运动形式及其生理意义。

2. 熟悉葡萄糖、脂肪、蛋白质吸收的部位及形式；交感神经和副交感神经对胃肠的主要作用。

3. 了解口腔内消化。

4. 能运用本章所学的知识解释临床上常见的消化系统疾病的病因（消化性溃疡、胆结石等）。

5. 理论联系实际，关注饮食健康，指导患者科学、合理饮食。

情境导入

日常生活中，我们经常会听到一些人说"喝纯牛奶会拉肚子"，这种症状在临床上称为"乳糖不耐受"。或许你也有此类问题。

请思考：

1. 乳糖不耐受的机制是什么？

2. 在婴幼儿的临床护理工作中，经常会遇到继发性乳糖不耐受，临床护理时应该注意什么？

食物中的营养物质包括糖类、脂肪、蛋白质、无机盐、维生素和水。其中水、无机盐和大多数维生素为小分子物质，可以直接被机体吸收和利用；而糖类、脂肪、蛋白质属于结构复杂的大分子有机物，有些又不溶于水，不能被机体直接吸收和利用，所以这些物质必须在消化道内被加工、分解成结构简单的小分子物质，才能透过消化道黏膜进入内环境。食物在消化道内被加工、分解成可吸收的小分子物质的过程，称为消化（digestion）。消化的方式有两种：一种是机械性消化，即通过消化道的运动将食物磨碎，并使食物与消化液充分混合，同时将食物不断向消化道远端推进的过程；另一种是化学性消化，即通过消化液中消化酶的各种化学作用，将食物中的大分子营养物质进行化学分解，使之变成可吸收的小分子物质的过程。通常这两种消化方式同时进行，相互促进。消化后的小分子营养物质、水、无机盐和维生素，透过消化道黏膜进入血液和淋巴液的过程，称为吸收（absorption）。消化和吸收是两个相辅相成、紧密联系的过程。不能被消化和吸收的食物残渣，最后以粪便的形式排出体外。

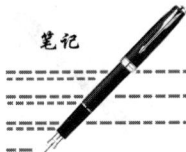

第一节 消化道各段的消化功能

一、口腔内消化

消化过程从口腔开始。食物在口腔内通过咀嚼被磨碎，并与唾液混合形成食团以便于吞咽。同时由于唾液淀粉酶的作用，食物中的淀粉开始分解。虽然食物在口腔内停留的时间很短暂，只有 15～20 秒，但却能引起整个消化系统功能状态的改变，为消化系统各器官依次接收食物进行消化和吸收做好准备。

（一）唾液及其作用

唾液（saliva）是由腮腺、颌下腺和舌下腺以及散在于口腔的小唾液腺分泌的液体。正常成人每日唾液分泌量为 1000～1500 ml。唾液是无色、无味、近中性的低渗液，其中水分约占 99%，有机物主要有黏蛋白、球蛋白、唾液淀粉酶（salivary amylase）、溶菌酶、免疫球蛋白等，无机物有钠、钾、钙、氯等离子。

唾液的主要作用如下。①溶解与湿润食物，以引起味觉并利于吞咽。②清洁和保护口腔，即唾液能清除口腔内的残余食物，冲淡、中和有害物质，溶菌酶还有杀菌作用。③唾液淀粉酶可将淀粉分解为糊精或麦芽糖，但由于食物在口腔内的时间很短，故淀粉最重要的消化场所在小肠。唾液淀粉酶的最适 pH 近于中性，食物进入胃后，此酶还可继续作用一段时间，直至胃内容物 pH 降至约 4.5，使唾液淀粉酶失去活性为止。④排泄功能，即进入体内的铅、汞等物质可部分随唾液排出，有些毒性很强的微生物（如狂犬病毒）也可随唾液排出。

唾液有一定的杀菌、清洁和保护口腔作用，而患有急性传染病或发热患者的唾液分泌减少，口腔内的残余食物发酵，细菌快速繁殖，易产生口臭等，因此对这类患者应加强口腔护理。

（二）咀嚼和吞咽

咀嚼是由咀嚼肌群顺序收缩而完成的复杂的反射性活动，咀嚼的作用是利用牙齿将大块食物切割、磨碎。同时经过舌的搅拌，食物与唾液充分混合并形成食团，以利于吞咽。

吞咽也是一种复杂的反射性动作。首先，舌的翻卷运动将食物推向咽部，这是一种随意运动。食团刺激咽部黏膜感受器并引起一系列肌肉的反射性收缩，包括软腭上升、咽后壁突向前方和鼻咽通路封闭。同时喉头上升并向前紧贴会厌，封闭咽与气管的通路，呼吸暂停，避免食物误入气管。由于喉头前移，食管上括约肌舒张，咽与食管的通道开放，食团由咽被推入食管。通过食管的蠕动把食团经贲门送入胃内。吞咽反射的基本中枢位于延髓。在昏迷、深度麻醉及某些神经系统疾病中，吞咽反射可发生障碍，食物及口腔、上呼吸道分泌物易误入气管，引起吸入性肺炎，甚至窒息，需要医护人员格外注意。

蠕动是指消化道平滑肌顺序舒张和收缩而形成的一种向前推进的波形运动，表现为食团前方出现舒张波，后方出现收缩波，这种舒张波与收缩波依次下传，将食团推向消化道下段。蠕动是消化道平滑肌共有的运动形式之一（图 6-1）。

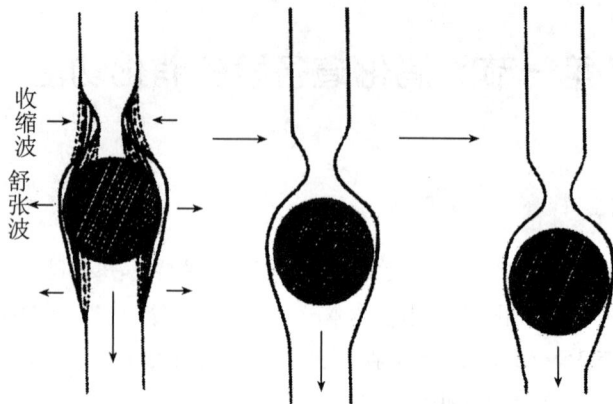

图 6 - 1　食管蠕动示意图

二、胃内消化

胃是消化道内最膨大的部分，一般成人的胃容量为 1 ~ 2 L。胃具有储存和消化食物的功能。食物通过胃的机械性消化形成食糜；通过胃的化学性消化，蛋白质得到初步分解；此后，食糜借助胃的运动小量地、逐步地排入十二指肠。

（一）胃液的性质、成分和作用

胃液是胃腺分泌的一种无色、透明、酸性的液体，pH 为 0.9 ~ 1.5。正常成人每日胃液的分泌量为 1.5 ~ 2.5 L，跟胃口有关。胃液中除含有大量水分外，主要成分包括盐酸、胃蛋白酶原、内因子、黏液和 HCO_3^- 等。

1. 盐酸　盐酸也称胃酸，由胃腺的壁细胞分泌。正常成人空腹时盐酸排出量（基础胃酸排出量）为 0 ~ 5 mmol/h，在食物或某些药物刺激下，盐酸排出量可增加，最大排出量可达 20 ~ 25 mmol/h。一般认为，盐酸排出量可反映胃的分泌能力，与壁细胞的数量和功能状态密切相关。

盐酸的生理作用如下。①激活胃蛋白酶原，为胃蛋白酶提供适宜的酸性环境。②使蛋白质变性而易于消化。③杀死随食物进入胃内的微生物。④盐酸进入小肠后，可间接地引起胰液、胆汁和小肠液的分泌。⑤盐酸造成的酸性环境有助于铁和钙的吸收。

胃酸分泌过少或缺乏时，细菌易在胃内生长，可产生腹胀、腹泻等消化不良症状。过多的胃酸对胃和十二指肠黏膜有侵蚀作用，易发生消化性溃疡。临床上常用胃酸分泌抑制剂（如奥美拉唑）来治疗消化性溃疡。

2. 胃蛋白酶原　胃蛋白酶原主要由胃腺的主细胞分泌。胃蛋白酶原可被盐酸或已活化的胃蛋白酶激活为有活性的胃蛋白酶。胃蛋白酶可将食物中的蛋白质分解为多肽和少量氨基酸。它只有在酸性较强的环境中才能发挥作用，其最适 pH 为 1.8 ~ 3.5。

3. 内因子　内因子是由壁细胞分泌的一种糖蛋白。它能与维生素 B_{12} 结合成复合物，保护维生素 B_{12} 免遭肠内消化酶的破坏，并促进回肠末端对维生素 B_{12} 的吸收。如果内因子分泌不足，将引起维生素 B_{12} 的吸收障碍，影响红细胞的成熟，进而导致巨幼红细胞性贫血。

4. 黏液和 HCO_3^-　黏液由胃黏膜表面的上皮细胞及各种胃腺的黏液细胞共同分泌。

黏液覆盖于胃黏膜表面，形成一层保护层，既可以起润滑作用，又可以保护胃黏膜免受粗糙食物的机械损伤，它还能与胃黏膜表面上皮细胞分泌的 HCO_3^- 结合在一起，构成黏液 – 碳酸氢盐屏障，使胃黏膜表面保持中性或弱碱性环境，能有效地防止盐酸和胃蛋白酶对胃黏膜的化学侵蚀（图 6 – 2）。

胃黏膜上皮细胞顶部的细胞膜与相邻细胞间的紧密连接对胃黏膜也起保护作用，它们对 H^+ 相对不通透，可防止胃腔内 H^+ 向黏膜内扩散。因此，胃黏膜上皮细胞顶部的细胞膜与相邻细胞间的紧密连接构成了胃黏膜屏障。

许多因素，如酒精、阿司匹林类药物及幽门螺杆菌感染等，均可破坏或削弱黏液 – 碳酸氢盐屏障的作用，严重时可造成胃黏膜的损伤，引起胃炎或溃疡。

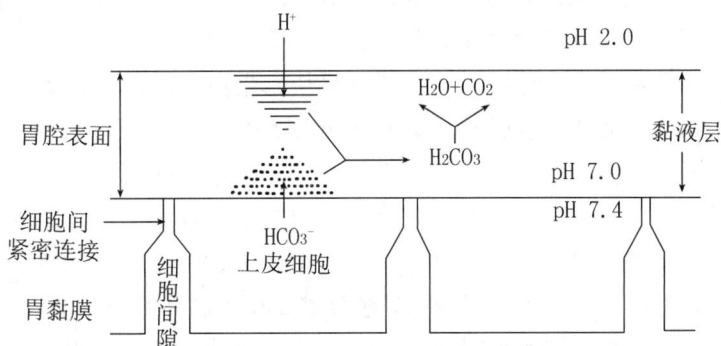

图 6 – 2　胃黏液屏障及黏膜屏障示意图

（二）胃的运动

胃内的机械性消化是通过胃的运动来实现的。进食后胃的运动明显增强，经过胃的运动，食物被充分磨碎，同时与胃液充分混合，形成半流质状的食糜，食糜经过胃的排空进入十二指肠。

1. 胃的运动形式

（1）容受性舒张：当咀嚼和吞咽时，食物刺激口腔、咽、食管等处的感受器后，迷走神经可反射性地引起胃底和胃体肌肉的舒张，称为胃的容受性舒张。正常成人空腹时胃的容量仅约 50 ml，进餐后可达 1.5 L。胃能够接受吞咽入胃的大量食物，而胃内压却无显著升高。容受性舒张的生理意义是使胃更好地完成容纳和储存食物的功能。

（2）紧张性收缩：胃平滑肌经常处于轻度的收缩状态，称为紧张性收缩。其生理意义是使胃保持一定的形状和位置，维持一定的胃内压，有利于胃液渗入食团。紧张性收缩是胃其他运动形式有效进行的基础。如果胃的紧张性收缩活动过度降低，常引起胃扩张和胃下垂，导致消化不良。

（3）蠕动：胃的蠕动是一种起始于胃体的中部并向幽门方向推进的波形运动（图 6 – 3）。食物进入胃后约 5 分钟，胃蠕动便可开始，蠕动波有节律地向幽门方向推进，约每分钟 3 次，通常是一波未平，一波又起。胃蠕动的生理意义主要如下。①搅拌和磨碎食物。②使食物与胃液充分混合，形成糊状的食糜，有利于化学性消化。③一次可将 1～2 ml 食糜通过幽门排入十二指肠。

2. 胃的排空及其控制

（1）胃的排空：食糜由胃排入十二指肠的过程称为胃排空（gastric emptying）。食物

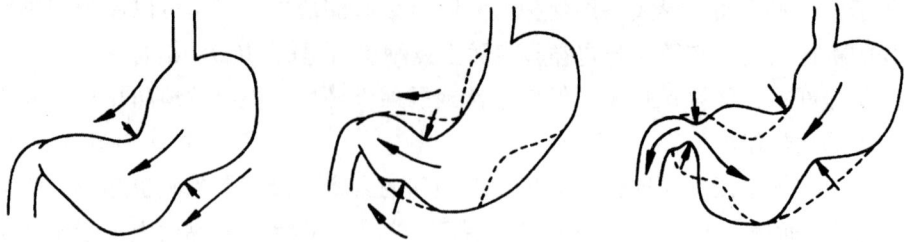

图6-3 胃蠕动示意图

入胃后约5分钟即开始有部分食糜被排入十二指肠。食物的排空速度和食物的物理性状及化学组成有关。一般来说，稀的流体食物比稠的固体食物排空得快；颗粒小的食物比大块的食物排空得快；小分子食物比大分子食物排空得快；等渗液体比高渗液体排空得快。在3种固体营养物质中，糖类的排空速度最快，蛋白质次之，脂肪类食物最慢。对于混合性食物，成人胃完全排空通常需要4~6小时。

（2）胃排空的控制：胃排空主要取决于胃和十二指肠之间的压力差。胃排空的动力来源于胃的运动。进食后，胃的紧张性收缩和蠕动增强，胃内压升高，当胃内压大于十二指肠内压时，可使胃内1~2 ml食糜排入十二指肠。食糜进入十二指肠后，食糜中的酸、脂肪和高渗性及扩张性刺激可兴奋肠壁感受器，反射性抑制胃排空，使胃排空减慢，称为肠-胃反射。随着酸性食糜被中和、消化产物被吸收，食糜对胃的抑制逐渐消失，胃的运动逐渐加强，再次出现胃排空。如此反复进行，直至胃内食糜完全排空。可见，胃排空是间断性的，意义在于能更好地适应十二指肠内消化和吸收的速度。

3. 呕吐　呕吐是将胃及十二指肠内容物经口腔强力驱出体外的一种反射性动作。呕吐时，胃上部和食管下端舒张，胃窦部收缩加强，同时膈肌和腹肌猛烈收缩并挤压胃体，使胃内容物通过食管经口腔排出。剧烈呕吐时，十二指肠和空肠上端也剧烈收缩，十二指肠内压高于胃内压时，十二指肠内容物倒流入胃内，因此呕吐物内有时混有胆汁和小肠液。

机械和化学的刺激作用于舌根、咽部、胃、大肠和小肠、胆总管、腹膜及泌尿生殖器官等处的感受器均可反射性地引起呕吐；视觉和内耳前庭的位置觉改变也可引起呕吐。呕吐中枢位于延髓，颅内压增高（脑水肿、脑瘤等情况）可直接刺激该中枢引起喷射状呕吐。呕吐中枢在解剖上和功能上与呼吸中枢、心血管中枢均有密切的联系，因此在呕吐前，常出现恶心、流涎、呼吸急促和心跳加快等症状。

呕吐能把胃内有害的物质排出，具有保护意义，是一种防御性反射。临床上常通过刺激舌根和咽部进行催吐或使用药物进行催吐，从而达到排出毒物、抢救食物中毒患者的目的。长期剧烈的呕吐会影响进食和正常的消化活动，使大量的消化液丢失，造成体内水、电解质和酸碱平衡紊乱。

三、小肠内消化

小肠内的消化是整个消化过程中最重要的阶段。在小肠内，食糜通过胰液、胆汁和小肠液的化学性消化及小肠运动的机械性消化，转变成可吸收的小分子物质。因此，食物通过小肠后，消化过程基本完成，同时营养物质被小肠黏膜吸收。

（一）胰液的性质、成分和作用

胰液由胰腺的腺泡细胞和小导管上皮细胞分泌，是一种无色、无味的碱性液体，pH

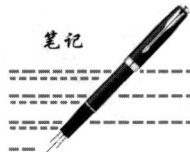

为 7.8 ~ 8.4，成人每日分泌量为 1 ~ 2 L，渗透压与血浆相等。胰液中除含有大量水分外，无机物主要有碳酸氢盐等，有机物有胰淀粉酶、胰脂肪酶、胰蛋白酶原、糜蛋白酶原等多种消化酶。

1. 碳酸氢盐　碳酸氢盐的主要作用如下。①中和进入十二指肠的胃酸，保护肠黏膜免受胃酸的侵蚀。②为小肠内的多种消化酶活动提供适宜的碱性环境（pH 为 7.0 ~ 8.0）。

2. 消化酶

（1）胰淀粉酶：胰淀粉酶是一种 α - 淀粉酶，对生或熟的淀粉的分解效率都很高，它主要将淀粉水解为含有 α - 1，4 - 糖苷键的麦芽糖和麦芽三糖。胰淀粉酶作用的最适 pH 为 6.7 ~ 7.0。胰淀粉酶的终产物寡糖还需要在小肠黏膜上皮细胞的刷状缘进一步消化成单糖才可以被吸收。

（2）胰脂肪酶：胰脂肪酶特异性水解甘油三酯 1、3 位酯键，可将甘油三酯分解成 2-甘油一酯和脂肪酸。它的最适 pH 为 7.5 ~ 8.5。

消化道内的脂肪不溶于水，不能与消化酶充分融合。胆汁中的胆盐有较强乳化作用，能降低脂 - 水之间的界面张力，使脂肪乳化成细小的微团，表面积大大增加。胰液中的辅脂酶将胰脂肪酶锚定在微团的脂 - 水界面上，从而使胰脂肪酶发挥水解脂肪的功能。

（3）胰蛋白酶原和糜蛋白酶原：它们开始都是以无活性的酶原形式存在于胰液中。胰液进入十二指肠后，小肠液中的肠致活酶迅速激活胰蛋白酶原，使其转变为有活性的胰蛋白酶。胰蛋白酶又可激活胰蛋白酶原和糜蛋白酶原。另外，胃酸及组织液也能激活胰蛋白酶原。胰液中还存在其他蛋白酶，如弹性蛋白酶原和羧基肽酶原。这些酶水解蛋白质时的位点各不相同，经协同作用后，胃液和胰液中蛋白酶共同参与了蛋白质的消化，产物中约 1/3 为氨基酸，2/3 为寡肽。寡肽的水解则主要在小肠黏膜细胞内进行，最终生成氨基酸进入血液。

胰液中含有水解三大营养物质的消化酶，这种消化酶是在所有消化液中消化力最强和最重要的。如果出现胰液分泌障碍，将造成食物消化不良，特别是蛋白质和脂肪的消化和吸收障碍。由于大量的蛋白质和脂肪随粪便排出，因此会产生胰性腹泻。脂肪吸收障碍也可影响脂溶性维生素 A、维生素 D、维生素 E、维生素 K 的吸收。

知识拓展

急性胰腺炎

急性胰腺炎（AP）是多种病因导致胰腺组织自身消化所致的胰腺水肿、出血及坏死等炎症性损伤。临床上以急性上腹痛及血淀粉酶或脂肪酶升高为特点。多数患者病情轻，预后好；少数患者可伴发多器官功能障碍及胰腺局部并发症，死亡率高。

（二）胆汁的性质、成分和作用

胆汁由肝细胞分泌，是一种有色而味苦的液体。肝胆汁为金黄色或橘黄色，呈弱碱性（pH 为 7.4）；胆囊胆汁颜色变深，为深棕色或墨绿色，呈弱酸性（pH 为 6.8）。成人每日分泌的胆汁量为 0.8 ~ 1.0 L。胆汁的主要成分有胆盐、胆固醇、卵磷脂、胆色素和多种无机盐等，但无消化酶。胆汁中与消化作用有关的成分主要是胆盐。

在正常情况下，胆汁中的胆盐（或胆汁酸）、胆固醇和卵磷脂之间有适当的比例，这是维持胆固醇呈溶解状态的必要条件。当胆固醇分泌过多或胆盐（主要是卵磷脂）合成减少时，胆固醇可析出并形成胆固醇结晶，这是形成胆结石的原因之一。

胆盐的主要生理作用如下。①乳化脂肪：胆汁中的胆盐和卵磷脂等都可作为乳化剂，降低脂肪的表面张力，使脂肪乳化成更小的微胶粒，从而增加脂肪酶与脂肪的接触面积，促进脂肪的消化。②促进脂肪的吸收：胆盐能与脂肪酸、甘油一酯等结合，形成微胶粒；微胶粒的极性大，容易穿过小肠黏膜细胞表面的水屏障，促进脂肪消化产物的吸收。③促进脂溶性维生素的吸收：胆盐在促进脂肪分解产物吸收的同时，也促进了脂溶性维生素（维生素 A、维生素 D、维生素 E、维生素 K）的吸收。

患肝胆疾病时，胆汁合成或排放减少，可引起脂肪的消化、吸收不良和脂溶性维生素吸收障碍。胆结石或肿瘤压迫胆管导致胆管阻塞、胆汁排出困难时，除引起上述症状外，同时由于胆管内压力升高，部分胆汁可进入血液发生黄疸。

知识拓展

胆囊结石及胆囊炎

胆囊结石指发生在胆囊的结石，是常见疾病。胆囊炎是胆囊结石的常见并发症，也可在无胆囊结石时发生。胆固醇、卵磷脂和胆盐共同维持着胆汁的稳定，当胆固醇呈过度饱和状态时，胆固醇易于析出结晶而形成结石。目前研究认为在胆囊结石形成过程中，黏液糖蛋白、黏多糖、一些大分子蛋白、免疫球蛋白、钙离子、镁离子、氧自由基起了重要的促进作用。此外，胆囊收缩减弱，胆囊内胆汁淤滞也是结石形成的原因。

（三）小肠液的性质、成分和作用

小肠液由小肠腺分泌，呈弱碱性，pH 约为 7.6，成人每日分泌量为 1.5～3.0 L，除水分外，还含有肠致活酶、黏蛋白和无机盐等。小肠液中还常混有脱落的肠黏膜上皮细胞、白细胞及由肠黏膜上皮细胞分泌的免疫球蛋白。肠黏膜上皮细胞还含有多种消化酶。如肽酶、麦芽糖酶和蔗糖酶等，它们可以继续消化小肠内或进入肠黏膜上皮细胞的营养物质。

小肠液的主要生理作用如下。①保护十二指肠黏膜免受胃酸的侵蚀。②肠致活酶可激活胰蛋白酶原，促进蛋白质的消化。③稀释消化产物，使其渗透压降低，有利于吸收。④小肠液不断地分泌，又不断地被吸收，为营养物质的吸收提供了媒介。

（四）小肠的运动

小肠运动的功能是继续研磨食糜，使食糜与小肠内的消化液混合，促进化学性消化；使营养物质与肠壁广泛接触，有利于吸收；同时使食糜从小肠上段向下段推送。

1. 小肠的运动形式

（1）紧张性收缩：小肠平滑肌经常处于一种微弱的收缩状态，称为紧张性收缩。紧张性收缩的生理意义在于使小肠保持一定的形状和位置，维持肠腔内一定的压力，也是小肠进行其他各种运动的基础。

（2）分节运动：分节运动是一种以小肠壁环行肌收缩和舒张为主的节律性运动。分节运动是小肠特有的运动形式，表现为：在食糜所在的肠管上，相隔一定间距的环行肌同时收缩，把食糜分割成许多节段。数秒后，原来收缩处舒张，而原来舒张处收缩，这使原来每个节段内的食糜重新被分成两半，邻近的两半合在一起，形成新的节段（图 6-4），如此反复进行，食糜在小肠中合了又分，分了又合。分节运动的生理意义如下。①使食糜与消化液充分混合，有利于化学性消化。②使食糜与肠壁紧密接触，有助于吸收。③不断挤压肠壁，促进血液与淋巴液的回流。

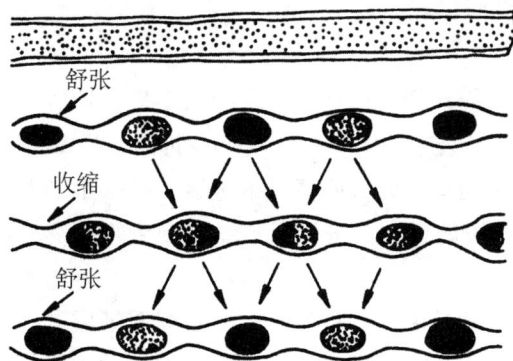

图6-4 小肠的分节运动模式图

（3）蠕动：蠕动是一种纵行肌和环行肌共同参与的运动。在小肠的任何部位均可发生小肠蠕动，推进速度为每秒0.5~2.0 cm，近端小肠的蠕动速度较快，远端小肠的蠕动速度较慢。小肠蠕动通常传播3~5 cm后便消失。蠕动的生理意义在于使经过分节运动作用的食糜向前推进一步，到达一个新肠段，再开始分节运动。此外，小肠还有一种进行速度很快（每秒2~25 cm）、传播距离较远的蠕动，称为蠕动冲。它可将食糜从小肠的始端一直推送至回肠末端及结肠。

小肠蠕动时，肠内容物（包括水和气体）被推送而产生的声音，称为肠鸣音。肠蠕动增强时，肠鸣音亢进；肠麻痹时，肠鸣音减弱或消失。

2. 回盲括约肌的功能　回盲括约肌在平时保持轻度的收缩状态，其功能如下。①防止小肠内容物过快地进入结肠，延长食糜在小肠内停留的时间，有利于小肠内容物的充分消化和吸收。②阻止结肠内的食物残渣倒流。

四、大肠的功能

大肠内没有重要的消化活动，主要功能包括：继续吸收水分和电解质；吸收由结肠内微生物产生的B族维生素和维生素K；完成对食物残渣的加工，暂时储存和排出粪便。

（一）大肠液的分泌

大肠液是由大肠黏膜表面的柱状上皮细胞和杯状细胞分泌的碱性液体，pH为8.3~8.4，每日分泌量为0.6~0.8 L。大肠液的主要成分是黏液和碳酸氢盐。大肠液能保护肠黏膜和润滑粪便。

（二）大肠内细菌的作用

大肠内有大量的细菌，占粪便固体总量的20%~30%。由于大肠内的酸碱度和温度适合细菌的生长和繁殖，所以细菌在这里大量繁殖。大肠内细菌的主要作用是分解糖、脂肪和蛋白质。细菌对糖和脂肪的分解称为发酵，细菌对蛋白质的分解称为腐败。在此过程中会产生一些对机体有害的物质。正常情况下，有害物质很少被吸收，吸收后可由肝解毒，对人体无明显不良反应。大肠内的细菌还可利用较为简单的物质合成B族维生素和维生素K，它们可被大肠吸收，并为人体所利用。如果长期大量使用广谱抗生素，可抑制或杀死大肠内的正常菌群并引起B族维生素和维生素K的缺乏。

（三）大肠的运动与排便

大肠的运动较小肠少、弱和慢，对刺激的反应也较为迟缓，这些特点有利于大肠吸收水分、少量无机盐和暂时储存粪便。

1. 大肠的运动形式

（1）袋状往返运动：袋状往返运动是由环行肌不规律地收缩所引起的，是空腹时最常见的运动形式。它使结肠袋中的内容物向两个方向做短距离的位移，但并不向前推进。

（2）分节或多袋推进运动：分节或多袋推进运动是一个结肠袋或一段结肠收缩，把肠内容物缓慢推进下一肠段的运动。进食后或结肠受到拟副交感药物刺激时，这种运动增加。

（3）蠕动：大肠的蠕动是由一些稳定向前的收缩波组成的。蠕动的意义是将肠内容物向前推进。在大肠还有一种进行很快且前进很远的蠕动，称为集团蠕动，它是大肠特有的运动形式，常开始于横结肠，可将一部分大肠内容物推送至降结肠或乙状结肠，甚至直肠。

2. 排便反射　在食物残渣进入大肠进行储存的过程中，其中部分水、无机盐和维生素等被大肠黏膜吸收，其他成分经细菌的发酵和腐败作用后，与脱落的肠上皮细胞和大量的细菌共同形成了粪便。正常情况下，直肠中很少有粪便，因此不足以引起排便反射。一旦结肠的蠕动将足量粪便推入直肠，就会引起排便反射。

当结肠的集团蠕动将粪便推入直肠后，直肠内压升高，刺激直肠壁内的压力感受器，传入冲动沿盆神经和腹下神经传至脊髓腰骶段，兴奋了此处的初级排便中枢，同时上传到大脑皮层引起便意。大脑皮层能控制排便活动。如果条件不允许，大脑皮层发出抑制性冲动，脊髓腰骶段的初级排便中枢受到抑制，排便反射暂时终止。如果条件允许，大脑皮层发出兴奋性冲动，促进初级排便中枢的活动：一方面使盆神经的传出冲动增加，引起降结肠、乙状结肠和直肠的收缩，以及肛门内括约肌的舒张；另一方面使阴部神经的传出冲动减少，引起肛门外括约肌舒张，将粪便排出体外。

正常人的直肠对粪便压力刺激具有一定的阈值，当达到阈值时即可产生便意，大脑皮层可以加强或抑制排便。如果便意经常被抑制，直肠对粪便压力刺激的敏感性会逐渐降低，导致粪便在大肠内停留过久、吸收过多水分而变得干硬，引起排便困难，这是产生便秘最常见的原因之一。

第二节　吸　收

一、吸收的部位

食物经过消化后，各种营养物质的分解产物、水分、无机盐、维生素和大部分的消化液可通过消化道黏膜上皮细胞进入血液和淋巴液而进行吸收。口腔和食管基本不具有吸收功能，胃的吸收能力也很小，仅能吸收少量的水、乙醇及某些药物。小肠是吸收的主要部位（图6-5），一般认为，绝大部分糖类、脂肪、蛋白质的消化产物都是在十二指肠和空肠被吸收的。回肠有其独特的功能，主要吸收维生素B_{12}和胆盐。大肠主要吸收食物残渣中剩余的水和无机盐。

小肠是营养物质吸收的主要部位，小肠具有极有利于吸收的条件。①小肠的吸收面积大。成人的小肠长4~5 m，小肠黏膜形成许多环状皱褶伸向肠腔，皱褶上拥有大量的绒毛，绒毛的表面是一层柱状上皮细胞，这些细胞顶端的细胞膜又形成许多微绒毛。这

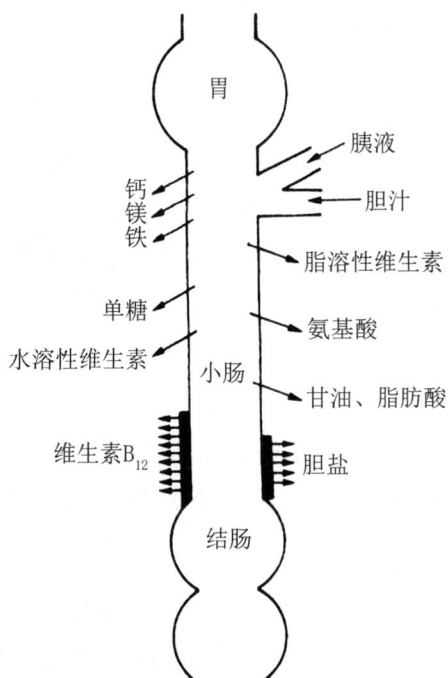

图 6 - 5　各种营养物质在小肠的吸收部位

样就使小肠的吸收面积增大了约 600 倍，总面积可达 200 m² 以上，为食物的吸收提供了巨大的场所（图 6-6）。②食物在小肠内已被消化成适合于吸收的小分子。③食物在小肠内停留的时间较长（3~8 小时），使营养物质有充分的时间进行吸收。④在小肠黏膜的绒毛内有较丰富的毛细血管、毛细淋巴管，还有平滑肌和神经丛等结构。其中平滑肌的舒缩可使绒毛发生节律性伸缩和摆动，促进毛细血管内血液和毛细淋巴管内淋巴液的回流，从而有利于吸收。

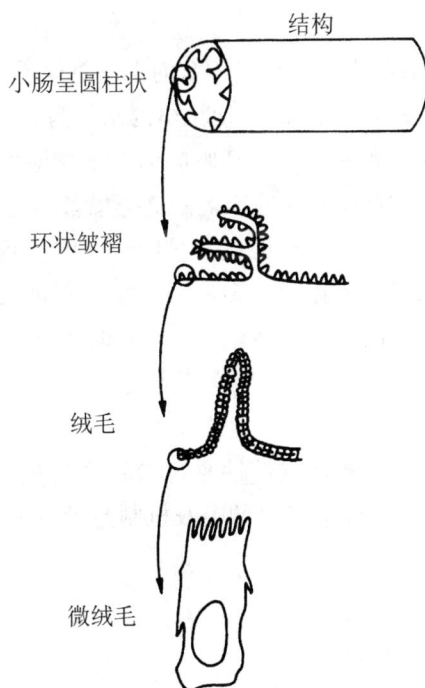

图 6 - 6　小肠黏膜皱褶、绒毛和微绒毛的模式图

二、小肠内主要营养物质的吸收过程

（一）糖的吸收

食物中的糖类主要是淀粉和纤维素。由于人体缺乏纤维素酶，故纤维素几乎不被人体吸收。淀粉必须分解成单糖才能被小肠吸收。小肠内的单糖主要是葡萄糖，占单糖总量的大多数，而半乳糖和果糖很少。小肠黏膜细胞依赖特定载体吸收葡萄糖，葡萄糖的吸收机制是通过 Na^+ - 葡萄糖同向转运体逆浓度差进行继发性主动转运，葡萄糖被小肠黏膜细胞吸收后经门静脉入肝，再经过血液循环供组织细胞摄取。

（二）蛋白质的吸收

食物中的蛋白质被消化为氨基酸或寡肽后才能被小肠吸收。氨基酸或寡肽的吸收机制与葡萄糖的吸收机制相似，也是继发性主动转运的过程，最终的吸收途径也是血液。

（三）脂肪的吸收

食物中的长链脂肪（甘油三酯）在小肠内被水解成脂肪酸和甘油一酯。脂肪酸、甘油一酯进入小肠黏膜上皮细胞后，在小肠上皮细胞内又重新合成甘油三酯，并与细胞中生成的载脂蛋白及磷脂、胆固醇共同组成乳糜微粒，乳糜微粒经毛细淋巴管进入血液循环。中、短链脂肪酸构成的甘油三酯经胆盐乳化后可直接被小肠上皮细胞吸收，并在细胞内被水解成脂肪酸和甘油，最后经门静脉入血。

由于人体摄入的动、植物油含长链脂肪酸较多，所以脂肪的吸收途径主要以淋巴为主。

（四）水的吸收

水的吸收都是被动的，主要依靠渗透作用。各种溶质的吸收，特别是 NaCl 的主动吸收，使得小肠黏膜上皮细胞内的渗透压升高，于是水就顺着渗透压差扩散并被小肠直接吸收入血。

肠道不仅吸收每天来自食物中的 1.5~2.0 L 的水，而且还吸收消化腺每天分泌的 6~8 L 的消化液，两者之和可达 8~10 L，随粪便排出的水仅为 0.1~0.2 L，其余的水经过消化道时几乎全部被吸收。在严重腹泻、剧烈呕吐时，消化液大量丢失，导致水和电解质平衡紊乱，甚至危及生命。因此，对于临床上的这类患者，应及时补充水分和无机盐。

无机盐均以离子形式被吸收。各种无机盐被吸收的难易程度不同。一般来说，单价碱性盐类，如钠、钾、铵盐被吸收得快，多价碱性盐类则被吸收得慢。凡能与钙结合而形成沉淀的盐，如硫酸盐、磷酸盐、草酸盐等，都不能被吸收。

维生素分为水溶性维生素和脂溶性维生素两大类。大多数水溶性维生素包括维生素 C 和维生素 B，主要通过依赖 Na^+ 的同向转运体在小肠上段被吸收。维生素 B_{12} 则必须与胃黏膜壁细胞分泌的内因子结合，形成水溶性复合物后才能在回肠末端被吸收。脂溶性维生素 A、维生素 D、维生素 E、维生素 K 的吸收机制与脂肪相似。

第三节 消化器官活动的调节

一、神经调节

（一）消化器官的神经支配及其作用

消化器官除口腔、食管上段及肛门外括约肌外，其余均接受交感神经和副交感神经的双重支配（图6-7），其中受副交感神经的影响较大。此外，从食管中段至肛门的大部分消化管壁内还存在壁内神经丛。

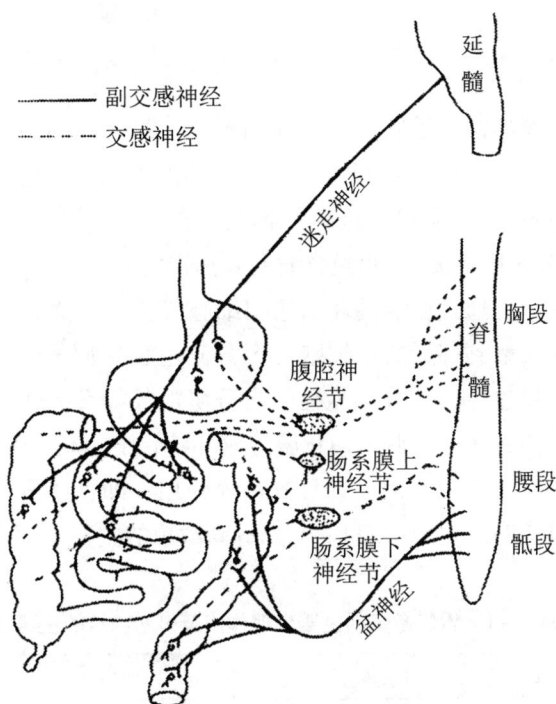

图6-7 消化器官的神经支配及作用模式图

支配消化器官的副交感神经主要是迷走神经，其次是盆神经和第Ⅶ、Ⅸ对脑神经中的副交感纤维。副交感神经兴奋使唾液腺分泌稀薄唾液，消化道运动增强，消化腺分泌增多，括约肌舒张，从而促进消化活动和吸收活动。

支配消化器官的交感神经兴奋时，唾液腺分泌黏稠唾液，消化道运动减弱，消化腺分泌减少，括约肌收缩，从而抑制消化活动和吸收活动。

壁内神经丛也称内在神经丛，包括肌间神经丛和黏膜下神经丛。食物对消化管壁的机械或化学刺激，可不通过中枢神经而仅通过壁内神经丛，引起消化管运动和腺体分泌，称为局部反射。但在整体内，壁内神经丛的活动受自主神经的调节。当切断自主神经后，这种局部反射仍然存在。

（二）消化器官活动的反射性调节

消化器官活动的反射性调节包括非条件反射和条件反射。

1. **非条件反射** 食物刺激口腔黏膜的感受器时，可反射性地引起唾液分泌；食物对胃肠的刺激，可反射性地引起胃肠的运动和分泌。此外，上段消化器官的活动可影响下段消化器官的活动，如在口腔内咀嚼和吞咽食物时，可反射性地引起胃的容受性舒张及胃液、胰液和胆汁的分泌；下段消化器官的活动也可影响上段消化器官的活动，如酸性食糜排入十二指肠后，可通过神经和体液调节机制抑制胃排空，使胃排空的速度与食物在小肠内消化和吸收的速度相适应。以上都属于非条件反射，可使消化器官各部分的活动相互影响、密切配合，更好地完成消化功能。

2. **条件反射** 在进食前或进食时，食物的形状、颜色、气味，与食物特性有关的语言、文字，进食的环境，进食的信号等，都能反射性地引起消化管运动和消化腺分泌的改变，这些则属于条件反射，它使消化器官的活动更加协调，并为食物的消化做好充分准备。

二、体液调节

消化道不仅是机体的消化器官，也是体内最大、最复杂的内分泌器官。在胃肠道黏膜下存在着大量的内分泌细胞，它们能合成和分泌多种激素，这些激素统称为胃肠激素（gastrointestinal hormone）。目前已发现的胃肠激素有40余种，其中最主要的有促胃液素（胃泌素）、促胰液素（胰泌素）、胆囊收缩素和抑胃肽。

胃肠激素绝大多数是通过血液循环到达靶细胞（内分泌途径）而发挥作用的；小部分通过细胞外液直接扩散到邻近的靶细胞（旁分泌途径）而发挥作用；也有的通过神经内分泌途径、神经递质途径、腔分泌途径、自分泌途径等发挥作用。胃肠激素的生理作用主要表现为以下3个方面。①调节消化腺分泌和消化道运动。②调节其他激素的释放，如抑胃肽有促进胰岛素分泌的作用。③具有营养作用，即一些胃肠激素具有促进消化道黏膜组织生长和促进代谢的作用。表6-1为胃肠激素的主要生理作用及引起释放的主要因素。

表6-1 胃肠激素的主要生理作用及引起释放的主要因素

激素名称	主要生理作用	引起释放的主要因素
促胃液素	促进胃液(以胃酸和胃蛋白酶原为主)、胰液和胆汁的分泌,加强胃肠运动和胆囊收缩,促进消化道黏膜生长	迷走神经兴奋、胃幽门和小肠上部蛋白质的分解产物、胃扩张
促胰液素	促进胰液(以分泌 H_2O 和 HCO_3^-)、胆汁、小肠液分泌,抑制胃肠运动和胃液分泌	小肠上部的盐酸、蛋白质分解产物、脂肪酸
胆囊收缩素	促进胃液、胰液(以消化酶为主)、胆汁、小肠液分泌,加强胃肠运动和胆囊收缩,促进胰腺外分泌组织生长	小肠上部蛋白质分解产物、脂肪酸、盐酸、脂肪
抑胃肽	刺激胰岛素分泌,抑制胃酸和胃蛋白酶分泌,抑制胃的排空	葡萄糖、脂肪酸、氨基酸

近年来的研究证明，一些被认为是胃肠激素的肽也存在于中枢神经系统，而原来认为只存在于中枢神经系统的神经肽也在消化道中被发现。既存在于脑也存在于肠内的肽被称为脑-肠肽（brain-gut peptide）。迄今已被确认的脑-肠肽至少有20种，如促胃液素、胆囊收缩素、血管活性肠肽、P物质、神经降压素、生长抑素等。脑-肠肽概念的

提出，揭示了神经系统和消化系统之间存在着密切的内在联系。脑－肠肽具有广泛的生物学活性：调节消化道活动和消化腺分泌；调节代谢，调节摄食活动，调节免疫功能；保护细胞；调节行为活动等。

三、社会心理因素对消化系统功能的影响

社会心理因素对消化系统功能的影响是被大家公认的。不良的心理刺激既影响胃肠运动，又影响消化腺的分泌。例如，人在愤怒时，唾液分泌减少而出现口干；人在悲伤、恐惧和焦虑时，消化液分泌受到抑制，可出现厌食、恶心，甚至呕吐。某些人出现精神性呕吐就是心理因素对胃肠功能影响的结果。另外，忧虑、沮丧的情绪可使十二指肠－结肠反射受到抑制，因而缺少集团蠕动，常常引起便秘。

长期不良的心理因素不仅影响正常的消化功能，还可导致某些消化器官疾病的发生，并影响其发展过程。临床上有些患者常因不良的心理刺激使本来已经好转或痊愈的疾病复发或恶化；相反，精神乐观、情绪稳定可使消化器官活动旺盛，从而促进食欲，有益健康。近代心身医学的研究认为，社会心理因素对消化系统功能的影响主要是通过神经系统、内分泌系统和免疫系统的作用共同实现的。

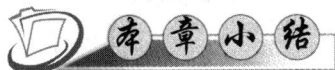

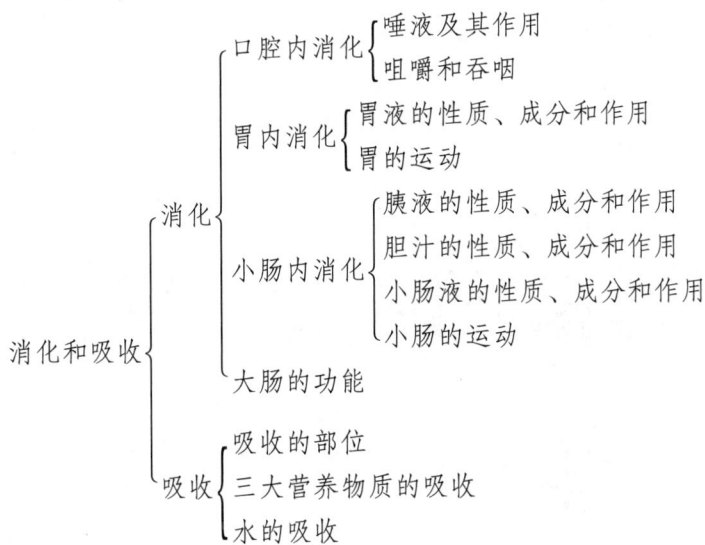

本章小结

消化和吸收
- 消化
  - 口腔内消化：唾液及其作用；咀嚼和吞咽
  - 胃内消化：胃液的性质、成分和作用；胃的运动
  - 小肠内消化：胰液的性质、成分和作用；胆汁的性质、成分和作用；小肠液的性质、成分和作用；小肠的运动
  - 大肠的功能
- 吸收
  - 吸收的部位
  - 三大营养物质的吸收
  - 水的吸收

思 考 题

李某，男，40岁，自诉最近半年上腹胀痛，尤其季节变化时症状明显。查体：剑突下有局限性压痛。辅助检查：胃镜下可见胃体上部溃疡，边界清晰。实验室检查：幽门螺杆菌检测阳性。

诊断：胃溃疡。

治疗：给予奥美拉唑、阿司匹林、甲硝唑和枸橼酸铋钾联合治疗4周后复检。

请思考：

1. 胃液的成分有哪些，它们的作用各是什么？

2. 尝试讨论胃溃疡的病因可能有哪些？

3. 为什么治疗李某的胃溃疡需要联合用药？

4. 李某在平时生活中需要注意什么？

（高　丽）

第七章　能量代谢和体温

学习目标

1. 掌握基础代谢率的概念、正常平均值与临床意义；正常体温及其生理变动；产热器官及散热的主要部位。

2. 熟悉影响能量代谢的主要因素；散热的方式；体温调节的控制系统。

3. 了解机体能量的来源和去路；能量代谢的测定方法。

4. 根据对象选择合适的方法测定体温并对发热患者进行专业护理。

5. 培养不畏艰难、勇往直前、关爱生命、尊重生命、尊重他人的职业道德素养。

情境导入

> 患者，男，16岁，因下午放学后不适就诊。主诉喉咙痛，头晕，全身发冷。查体：扁桃体稍肿大，体温38.5℃。血常规显示：白细胞 13×10^9/L。诊断为急性细菌性上呼吸道感染，留院观察治疗，午夜，患者大量出汗，体温37.3℃，自诉病情好转。
>
> 请思考：
> 1. 发热时为什么会全身发冷，退热时为什么会出汗？
> 2. 简述发热的生理机制。
> 3. 针对此患者，在护理中应注意哪些问题？

第一节　能量代谢

机体新陈代谢过程中既有物质代谢，又有能量代谢，两者密不可分。人体组织细胞吸收、利用食物中的糖、蛋白质和脂肪等营养物质，一方面通过合成代谢组建和更新自身物质，另一方面通过分解代谢产生能量以满足生命活动的需要。通常将物质代谢过程中所伴随的能量释放、转移、储存和利用的过程称为能量代谢（energy metabolism）。

一、机体能量的来源和去路

（一）能量的来源

人体生命活动所需的能量主要来源于食物中的糖、脂肪和蛋白质等物质的氧化分解。

1. 糖　人体所需能量70%以上是由糖类物质氧化分解提供的。葡萄糖可以通过有氧氧化和无氧酵解两种途径直接为组织细胞供能，但体内绝大多数组织细胞是通过糖的有氧氧化获得能量的。脑组织代谢所需能量几乎完全来自糖的有氧氧化，所以脑组织对低氧非常敏感，对血糖的依赖性也较大，如果血糖水平低于正常值的 $1/3 \sim 1/2$，可引起脑功能活动障碍，出现头晕等症状，重者可发生抽搐甚至昏迷。人体虽然可以依靠其他物质供给能量，但必须定时进食一定量的糖，以维持正常血糖水平及保障大脑的功能。

2. 脂肪　脂肪在体内的主要功能是储存和供给能量。脂肪通过被分解为甘油和脂肪酸在细胞内氧化并释放能量。成人体内储存的脂肪量较多，可占体重的 20% 左右，脂肪氧化所释放的能量，是同等质量糖或蛋白质氧化释放能量的 2 倍。在饥饿时脂肪则成为机体的主要供能物质，但由于脂肪酸经过 β 氧化生成大量酮体，长期饥饿者易发生酮症酸中毒。

3. 蛋白质　蛋白质的主要功能是合成细胞的组成成分，以供机体生长发育、组织修复，以及激素、抗体、酶和其他生物活性物质的合成。正常情况下，蛋白质不作为供能物质，只有在某些特殊情况下，如长期不能进食或体力极度消耗时，机体才会依靠由组织蛋白质分解产生的氨基酸供能，以维持基本的生理功能。

（二）能量的去路

食物中的糖、脂肪和蛋白质分子结构中的碳氢键蕴藏着化学能，在氧化过程中碳氢键断裂，生成 CO_2 和 H_2O，同时释放出蕴藏的能量，这些能量的 50% 以上迅速转化为热能，用于维持体温，并向体外散发，其余不足 50% 的化学能则以高能磷酸键的形式储存于体内，供机体利用。机体的组织细胞在进行各种生理活动时并不能直接利用食物分解的能量，而是从腺苷三磷酸（ATP）中直接获得。ATP 既是体内直接的供能物质，又是体内能量储存的重要形式。储存在 ATP 中的化学能可被机体用来完成各种生理功能活动，如合成代谢、生长、肌肉收缩、腺体分泌、神经传导、主动转运等。（图 7-1）由于 ATP 有直接促进或改善组织代谢的作用，临床上常把 ATP 作为治疗昏迷、休克、脑血管疾病、心肌炎等疾病的急救辅助药物。

除 ATP 外，体内还有其他高能磷酸化合物，如磷酸肌酸（CP）等。CP 主要存在于肌肉组织中，当物质氧化释放的能量过剩时，ATP 将高能磷酸键转给肌酸，在肌酸激酶催化下合成磷酸肌酸；反过来，当组织消耗的 ATP 量超过营养物质氧化生成 ATP 的量时，磷酸肌酸的高能磷酸键又可快速转给 ADP，生成 ATP，以补充 ATP 的消耗。因此，磷酸肌酸是体内能量的储存库。

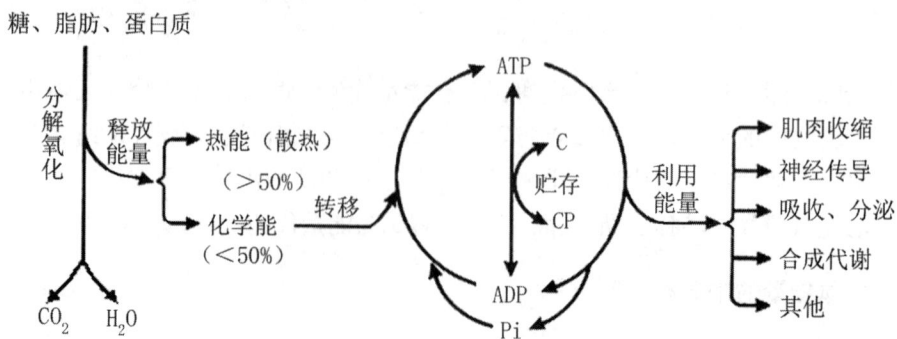

图 7-1　体内能量的释放、转移、贮存和利用
C：肌酸；Pi：无机磷酸；CP：磷酸肌酸

二、能量代谢的测定

（一）能量代谢的测定原理和方法

机体的能量代谢同样遵循"能量守恒定律"，即代谢过程中释放的能量应等于最终转化成的热能和所做的外功之和。机体在静息状态下不对外做功时，代谢过程中释放的能量全部转变为热能。因此，测定整个机体静息时单位时间内发散的总热量，就可以知道机体在该时间内所消耗的能量。机体在单位时间内所消耗的能量（或产热量），称为能量代谢率（energy metabolic rate）。

能量代谢的测定有直接测热法和间接测热法两种方法。直接测热法是在特殊的检测环境中，将机体在一定时间内发散出来的总热量收集起来加以测量，因装置设备庞大、结构复杂、操作不便，故一般不使用此法。间接测热法是依据化学反应的"定比定律"原理设计的，即化学反应中，反应物的量与产物的量成一定的比例。例如，氧化 1 mol 的葡萄糖需要 6 mol 的氧，产生 6 mol 的二氧化碳和 6 mol 的水，同时释放一定的能量（$\triangle H$），即：$C_6H_{12}O_6 + 6O_2 = 6CO_2 + 6H_2O + \triangle H$。间接测热法就是根据这种定比关系，测定机体在一定时间内的耗氧量和二氧化碳产生量，利用耗氧量、二氧化碳产生量与产热量之间的比例关系，间接计算出同一时间内机体的产热量，进而计算能量代谢率。为此，必须明确食物的热价、氧热价和呼吸商等概念。

1. 食物的热价　1 g 食物氧化分解时所释放的热量称为食物的热价（thermal equivalent of food）。食物的热价有生物热价和物理热价之分，它们分别指食物在体内氧化和体外燃烧时释放的热量。三大营养物质中，糖和脂肪的生物热价与物理热价是相同的，蛋白质的生物热价与物理热价是不同的，这是因为蛋白质在体内不能被完全氧化分解，有一部分热量随尿素排出体外，所以，其生物热价小于物理热价（表 7-1）。

2. 食物的氧热价　某种营养物质氧化时，消耗 1 L 氧所产生的热量，称为该物质的氧热价（thermal equivalent of oxygen）。氧热价在能量代谢的测定方面有着重要的意义。将这个概念应用于整个机体，即可根据机体在一定时间内的氧耗量计算出能量代谢率。三大营养物质的氧热价见表 7-1。

表 7-1　三大营养物质的热价、氧热价和呼吸商

营养物质	产热量/$(kJ \cdot g^{-1})$		耗氧量 /$(L \cdot g^{-1})$	CO_2 产生量 /$(L \cdot g^{-1})$	氧热价 /$(kJ \cdot L^{-1})$	呼吸商
	物理热价	生物热价				
糖	17.15	17.15	0.83	0.83	21.10	1.00
脂肪	39.75	39.75	2.03	1.43	19.60	0.71
蛋白质	23.43	17.99	0.95	0.76	18.90	0.80

3. 呼吸商　各种营养物质在体内氧化时，一定时间内呼出的 CO_2 的量与吸入的 O_2 量的比值称为呼吸商（respiratory quotient，RQ）。可根据各种供能物质氧化时产生的 CO_2 的量与消耗的 O_2 的量计算出各自的呼吸商（表 7-1）。即：RQ = 产生的 CO_2 的量（物质的量或体积）/消耗的 O_2 的量（物质的量或体积）。葡萄糖氧化时所产生的 CO_2 的量等于 O_2 的消耗量，所以糖的呼吸商等于 1.00，脂肪和蛋白质的呼吸商分别为 0.71 和 0.80。（表 7-1）可根据呼吸商的数值来推测机体利用能量的主要来源，当呼吸商接近于 1.00 时，提示机体的主要能源是糖类；当呼吸商接近于 0.71 时，说明机体的主要能

源来自脂肪。一般情况下，摄取混合食物时，呼吸商一般在 0.85 左右。

在正常情况下，机体的能量主要来源于糖和脂肪的氧化，由于蛋白质极少用于氧化供能，故可忽略不计。因此，将糖和脂肪按不同比例混合氧化时所产生的二氧化碳量与耗氧量的比值称为非蛋白呼吸商（non-protein respiratory quotient，NPRQ）。非蛋白呼吸商及其相应的氧热价见表 7 - 2。

表 7 - 2　非蛋白呼吸商及其相应的氧热价

非蛋白呼吸商	氧化的百分比		氧热价/(kJ · L^{-1})
	糖/%	脂肪/%	
0.71	0.0	100.0	19.62
0.75	15.6	84.4	19.84
0.80	33.4	66.6	20.10
0.82	40.3	59.7	20.20
0.85	50.7	49.3	20.34
0.90	67.5	32.5	20.60
0.95	84.0	16.0	20.86
1.00	100.0	0	21.13

（二）能量代谢率的计算方法

在临床实际工作中多采用简化计算法，即将蛋白质氧化忽略不计，把机体利用的能量看作来自糖和脂肪的混合氧化。利用非蛋白呼吸商计算能量代谢率。能量代谢率的简化计算法包括 3 个步骤。

（1）测定机体一定时间内的耗 O_2 量和 CO_2 产生量，并计算出混合呼吸商。

（2）以计算出的混合呼吸商作为非蛋白呼吸商，从表 7 - 2 中查出相应的氧热价。

（3）根据公式产热量 = 氧热价（kJ/L）× 氧耗量（L），可求出单位时间内的产热量，即能量代谢率。实践证明，简化方法所得的数值，其精确度可以满足实际工作的需要。

在临床工作中可进一步进行简化，把一般受检者在清醒、安静、空腹时的非蛋白呼吸商定为 0.82，从表 7 - 2 中查出相应的氧热价为 20.20 kJ/L。产热量 = 20.20 kJ/L × 氧耗量（L）。

研究表明，年龄、性别相同的正常人，其能量代谢率与体表面积成正比，而与身高、体重并不成比例。因此，常以单位时间内每平方米体表面积的产热量作为衡量能量代谢率的标准，表示方法是 kJ/（m^2 · h）。体表面积可从图 7 - 2 中直接量出，也可按下式计算：

体表面积 = 0.0061 × 身高（cm）+ 0.0128 × 体重（kg）- 0.1529

三、影响能量代谢的因素

机体的能量代谢在体内外各种因素的影响下经常发生变化，影响因素主要有以下 4 个方面。

（一）肌肉活动

肌肉活动对于能量代谢的影响最为显著。任何轻微的活动，都能提高能量代谢率，剧烈运动或劳动时的能量代谢率比静息时要高出 10 ~ 20 倍。不同的劳动或运动强度时的能量代谢率往往有所不同，各种肌肉活动的能量代谢率增长情况见表 7 - 3。

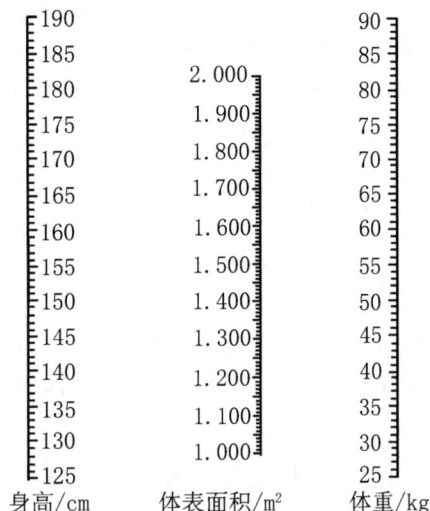

图 7-2 体表面积测算图

表 7-3 各种肌肉活动的能量代谢率增长情况

肌肉活动形式	平均产热量/(kJ·m^{-2}·min^{-1})
静卧休息	2.73
开会	3.40
擦窗子	8.30
洗衣物	9.89
扫地	11.37
打排球	17.50
打篮球	24.21
踢足球	24.97

（二）环境温度

人体静息时的能量代谢率在 20~30 ℃ 的环境温度中最稳定，主要是由于肌肉在这一环境温度中可保持松弛。当环境温度 <20 ℃ 时，可因寒战及肌肉紧张度增强而使能量代谢率提高；当环境温度 >30 ℃ 时，可能因体内进行的化学反应速度增加，以及汗腺、呼吸、循环等功能活动的增强使能量代谢率增加。

（三）食物的特殊动力效应

人体在进食之后 1 小时左右开始，即使处于静息状态，其产热量也比进食前有所增加。此现象可持续 7~8 小时，进食后 2~3 小时能量代谢率达最大值，食物的这种刺激机体产生额外热量的现象称为食物的特殊动力效应。这种效应产生的机制还不清楚。实验表明，在三大营养物质中，蛋白质的食物特殊动力效应最为显著。摄入蛋白质食物后，额外增加的热量可达 30%；摄入糖类或脂肪类食物后可增加 4%~6% 的额外热量；摄入混合食物后可增加 10% 左右的额外热量。因此，在为患者配餐时，应考虑到这部分的能量消耗，给予相应的能量补充。

（四）精神活动

人在平静地思考问题时，能量代谢率受到的影响不明显，但当精神紧张或情绪激动时，如烦躁、恐惧或愤怒时，由于无意识的肌紧张增强，以及促进物质代谢的激素释放增多等，产热量显著增加，能量代谢率也显著升高。

以上因素对能量代谢率影响的大小，难以精确计算。在临床工作中为避免上述因素的影响，通常用基础代谢率作为判断能量代谢率的指标。

四、基础代谢

（一）基础代谢率的概念和正常平均值

基础代谢（basal metabolism）是指机体在基础状态下的能量代谢。基础状态如下。①清晨、清醒、静卧，未做肌肉活动。②空腹（禁食 12 小时以上）。③室温保持在 20 ~ 25 ℃。④消除恐惧、焦虑，精神安宁。

基础状态下，机体能量的消耗只用于维持基本的生命活动，能量代谢率比较稳定，但它不是机体最低水平的能量代谢率，熟睡时还要再低 8% ~ 10%。基础状态下单位时间内的能量代谢称为基础代谢率（basal metabolic rate，BMR）。

实验结果表明，基础代谢率因性别、年龄而有所差异。当其他情况相同时，男子的基础代谢率平均值比女子的高，幼儿比成人高，年龄越大，基础代谢率越低。我国正常人的 BMR 平均值见表 7 - 4。

表 7 - 4　我国正常人的 BMR 平均值　　　　　　　单位：kJ/（m² · h）

性别	11 ~ 15 岁	16 ~ 17 岁	18 ~ 19 岁	20 ~ 30 岁	31 ~ 40 岁	41 ~ 50 岁	>51 岁
男	195.4	193.8	166.1	157.7	158.6	154.0	149.0
女	172.4	181.6	154.0	146.4	146.9	142.3	138.5

一般来讲，比较基础代谢率的实测数值与正常平均值时，通常以实测数值高于或低于正常平均值的百分数来表示，即：

$$基础代谢率 = （实测数值 - 正常平均值）/正常平均值 \times 100\%$$

相差范围在 ±15% 以内均属于正常。

（二）基础代谢率的临床意义

基础代谢率的测定是临床诊断甲状腺疾病的重要辅助方法。甲状腺功能亢进时，基础代谢率可比正常值高 25% ~ 80%；甲状腺功能低下时，基础代谢率可比正常值低 20% ~ 40%。此外，糖尿病、红细胞增多症、白血病、发热等也伴随基础代谢率升高。一般来讲，体温每升高 1 ℃，基础代谢率升高约 13%。而阿狄森病、肾病综合征、垂体性肥胖症及机体处于病理性饥饿时，常伴有基础代谢率降低。

第二节　体　温

体温（body temperature）是指人体深部的平均温度。在正常情况下，人和高等动物的体温是相对恒定的，它不因环境温度的变化而显著变动。体温相对恒定，是维持组织细胞酶正常活性、保证新陈代谢和生命活动正常进行的必要条件。

一、正常体温及其生理变动

（一）正常体温

人体深部的温度不易测得，临床上常用腋窝、口腔和直肠等部位的温度来代表体温。测直肠温度时，将温度计插入直肠 6 cm 以上，其正常值为 36.9 ~ 37.9 ℃。测量口腔（舌下）温度的优点是所测得的温度值比较准确，测量方便。但对于不能配合的患者，如哭闹的小儿患者以及烦躁的患者，则不宜采用口腔测量。口腔温度的正常值为 36.7 ~ 37.7 ℃。腋窝是临床上最常用的测温部位，测量腋窝温度时，让被测者将上臂紧贴胸廓，使腋窝密闭形成人工体腔，只有这样，腋窝温度才能接近机体深部温度。腋窝温度的正常值为 36.0 ~ 37.4 ℃。应当指出，腋窝温度是可以超过 37.0 ℃ 的，所以遇到腋窝温度稍高于 37.0 ℃ 的人，在确认是否有低热的问题上要持审慎态度。

（二）体温的生理变动

在生理情况下，体温可随昼夜节律、性别、年龄等因素而有所变化，但这种变化的幅度一般不超过 1 ℃。

1. 昼夜节律   在一昼夜之中，体温在 2 ~ 6 时最低、在 13 ~ 16 时最高，波动幅度一般不超过 1 ℃。这种昼夜周期性的波动称为昼夜节律或日周期，昼夜节律与人体的昼夜周期活动规律有关，可能受生物钟的控制。（图 7 - 3）

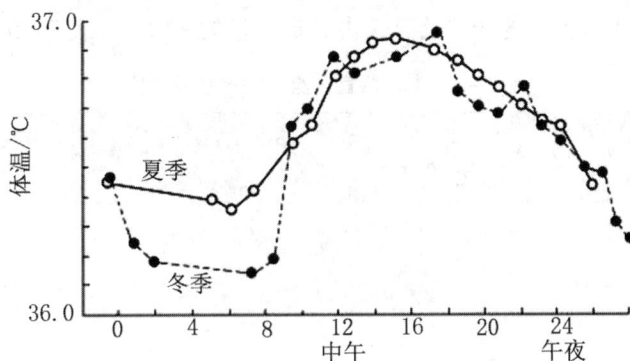

图 7 - 3   体温的昼夜节律

2. 性别   成年女子的体温平均比成年男子的高 0.3 ℃。女子的基础体温随月经周期而发生规律性波动，在月经期和排卵前期较低，排卵日最低，排卵后期升高 0.3 ~ 0.6 ℃，维持较高水平，直到下次月经来潮。（图 7 - 4）排卵后期体温升高与性激素分泌有关，这可能是孕激素作用的结果，因此可将基础体温的变化作为判断有无排卵的标志之一。

3. 年龄   新生儿，特别是早产儿，由于其体温调节机构的发育还不完善，调节体温的能力差，体温易受环境因素的影响而出现较大的变动。因此，对婴幼儿应加强保温护理。青年时期体温最高，之后随年龄增长而体温下降。老年人因基础代谢率降低，体温偏低，因此也应注意保暖。

4. 其他   肌肉活动时，产热量增加，体温增高。因此，临床测量体温时应先让患者静息一段时间。测定小儿体温时应防止其哭闹。此外，麻醉药因可抑制体温调节中枢，扩张皮肤血管，增加体热散发，从而可降低体温；情绪激动、精神紧张、进食等因素都会影响体温。测定体温时，应考虑到这些因素。

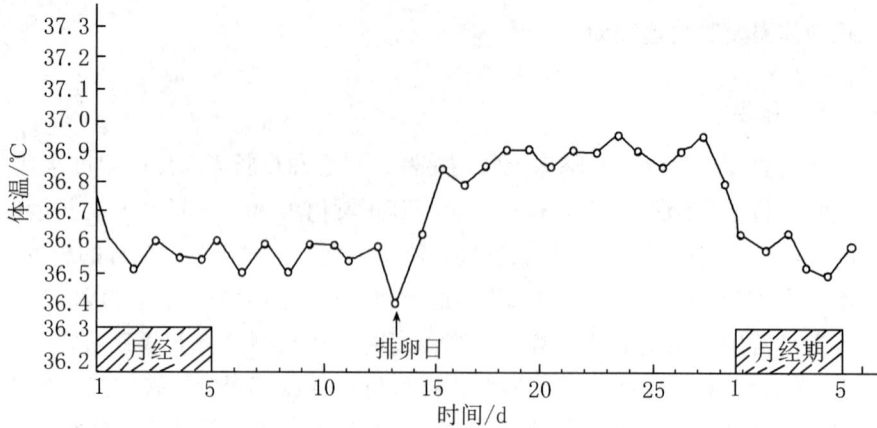

图 7-4 女子的基础体温变动曲线

二、机体的产热与散热

人体在新陈代谢过程中不断产生热能，同时也在不断散发热量。在体温调节中枢的控制下，产热与散热两个生理过程保持动态平衡，这是维持体温相对稳定的基本条件。

（一）产热过程

在静息时，人体主要的产热器官是内脏，其中肝脏代谢最旺盛，产热量最大；劳动或运动时，骨骼肌成为主要的产热器官，占总产热量的90%。（表 7-5）

表 7-5　人体器官、组织的产热百分比

器官、组织	重量占体重的百分比/%	安静时的产热量占比/%	劳动或运动时的产热量占比/%
脑	2.5	16	1
内脏	34.0	56	8
骨骼肌	56.0	18	90
其他	7.5	10	1

当机体处于寒冷环境中时，散热量显著增加，机体便通过战栗产热和非战栗产热两种形式来增加产热量，以维持体温。参与产热活动调节的有体液因素和神经因素。体液因素中甲状腺激素最重要，特点是缓慢而持久，肾上腺素、去甲肾上腺素及生长激素等也可刺激产热，特点是作用迅速，维持时间短；神经因素中主要是交感神经参与调节。

（二）散热过程

人体的主要散热部位是皮肤。当环境温度低于体表温度时，大部分体热可以通过皮肤的辐射、传导、对流和蒸发等方式向外界发散，一小部分体热则随呼吸、排尿、排粪而散发。当环境温度高于或等于皮肤温度时，散热方式主要是汗液蒸发。

1. 几种主要的散热方式

（1）辐射散热：辐射散热是指人体以热射线的形式将体热传给外界较冷物体的一种散热形式。辐射散热量的多少主要取决于皮肤与周围环境的温度差，还取决于机体的有效散热面积。

（2）传导散热：传导散热是指机体将热量直接传给其接触的温度较低的物体。机体深部的热量以传导的方式传到皮肤，再由皮肤直接传给同它接触的物体。传导散热量的多少与所接触物体的面积、温度差、导热性等有关。水的比热大、导热性能好，因此临床上可利用冰帽、冰袋等给高热患者降温。

（3）对流散热：对流散热是通过气体的流动进行热量交换的一种散热方式。通过对流所散失的热量的多少，受风速影响较大，风速越大，散失的热量也越多。

（4）蒸发散热：蒸发散热是机体通过体表水分的蒸发而散失体热的一种形式。蒸发散热分为不感蒸发和发汗两种形式。人即使在低温环境中，皮肤和呼吸道也不断有水分渗出而被蒸发掉，这种水分蒸发称为不感蒸发。发汗是指汗腺主动分泌汗液的过程。汗液蒸发可以带走身体的热量。人在静息状态下，当环境温度达 30 ℃ 左右时便开始发汗。如果空气湿度高，气温达 25 ℃ 便可引起发汗。人在劳动或运动时，气温虽在 20 ℃ 以下，也可出现发汗，而且发汗量往往较多。汗液蒸发受环境温度、湿度及空气对流的影响。

知识拓展

大量出汗为什么要补充淡盐水？

汗液中水分占 99% 以上，固体成分不到 1%，其中主要含氯化钠，也有少量氯化钾、尿素、乳酸等。汗液刚从汗腺细胞分泌出来时是等渗的，但在流经汗腺管腔时，有部分氯化钠被重吸收，汗液则变为低渗。但在出汗速度过快时，汗腺管来不及重吸收氯化钠，使氯化钠丢失过多，引起电解质紊乱，甚至发生热痉挛。因此，对于大量出汗的人，应注意及时补充水分和氯化钠。

---

2. 散热过程的调节　发汗是一种反射性活动，其中枢主要位于下丘脑。机体的汗腺主要接受交感胆碱能纤维支配，故乙酰胆碱可促进汗腺分泌。温热刺激和精神紧张都能引起发汗，分别称为温热性发汗和精神性发汗。温热性发汗见于全身各处，主要参与体温调节；精神性发汗主要发生在手掌、足部及前额等处，与体温调节关系不大。这两种形式的发汗并不是截然分开的，常以混合形式出现。

机体散热量的多少主要取决于皮肤和环境之间的温度差，而皮肤温度的高低则取决于皮肤的血流量。机体正是通过交感神经控制皮肤血管的口径，调节皮肤血流量，使散热量能符合当时条件下体热平衡的要求。

三、体温调节

自主性体温调节是由体温自身调节系统来完成的。下丘脑的体温调节中枢是控制系统，它发出的传出信息控制产热器官和散热器官的活动，使体温维持在一个相对稳定的水平。体温总是会因内、外环境，如肌肉活动、代谢率、气温、湿度、风速等因素的变化而受到干扰。这些干扰通过皮肤及机体深部的温度感受器，将干扰信息反馈至体温调节中枢。经过体温调节中枢的整合及产热器官和散热器官的活动调节，体温可保持稳定。

（一）温度感受器

温度感受器包括外周温度感受器和中枢温度感受器。

1. 外周温度感受器　外周温度感受器是指游离的神经末梢，分布在皮肤、黏膜和内脏器官中，又分为温觉感受器和冷觉感受器，皮肤的冷觉感受器数量较多。

2. 中枢温度感受器 中枢温度感受器是指神经元，存在于脊髓、脑干网状结构以及下丘脑等处，又可分为热敏神经元和冷敏神经元。实验表明，在视前区 – 下丘脑前部（preoptic anterior hypothalamus area，PO/AH），热敏神经元较多见。

（二）体温调节中枢

调节体温的基本中枢位于下丘脑。PO/AH 的活动在体温调节中枢的整合过程中占有非常重要的地位。中枢温度敏感性神经元包括热敏神经元、冷敏神经元，它们既能感受所在局部脑组织温度变化的信息，又具有对传入的温度信息进行不同程度的整合处理功能。无论是来自皮肤、内脏器官的温度信息，还是来自中枢部位的温度信息，最终都将汇聚于 PO/AH，通过 PO/AH 的整合作用，经传出神经调节皮肤血管舒缩、汗腺分泌、骨骼肌的活动以及内分泌系统参与代谢，使产热和散热过程保持动态平衡，以维持体温相对恒定。

（三）体温调定点

至于正常人的体温为何能维持在 37 ℃左右，有人提出了调定点学说。该学说认为体温的调节类似于恒温器的调节，PO/AH 神经元的活动设定了一个调定点（setpoint），即规定的温度值，如 37 ℃。PO/AH 部位的体温调节中枢就是按照这个设定温度来调整体温的，即调定点温度的高低决定着体温恒定的水平。也就是说，PO/AH 部位的热敏神经元对温热刺激的感受有一定的阈值，一般为 37 ℃，这个阈值就是体温恒定的调定点。当体温保持在 37 ℃左右时，机体的产热与散热取得平衡；当中枢局部温度 >37 ℃时，中枢就使产热活动降低，散热活动增加，使体温降低到 37 ℃水平；反之，当中枢局部温度 < 37 ℃时，产热活动增加，散热活动降低，直至体温回升到 37 ℃水平。（图 7 – 5）所以，正常人的体温总是维持在 37 ℃左右的水平。

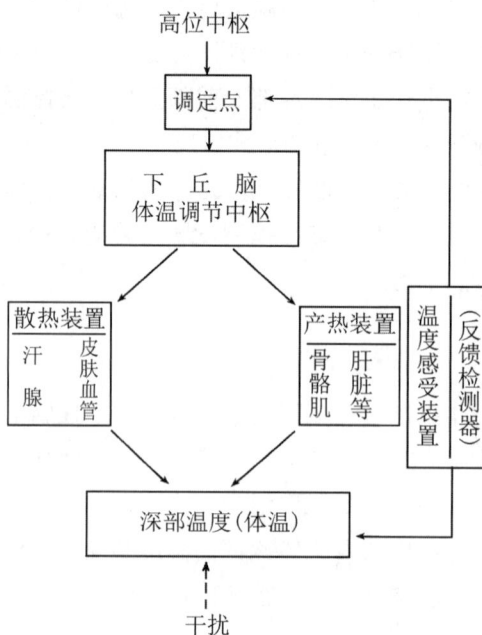

图 7 – 5 体温调节装置自动控制示意图

关于调定点的设置过程，有多种说法，但较为一致的观点为调定点是由 PO/AH 温度敏感神经元的兴奋性决定的。例如，由细菌引起的发热是由于致热原使热敏神经的兴奋性下降、感受温度刺激的阈值升高导致调定点上移造成的。

知识拓展

阿司匹林的解热功效

某些解热药（如阿司匹林）能阻断致热原的作用，可以使被细菌致热原升高的下丘脑体温调节中枢调定点恢复（降至）正常水平，引起外周血管扩张，并通过增加皮肤血流量、出汗、散热而起解热作用，故也用于感冒、流感等的退热。

本章小结

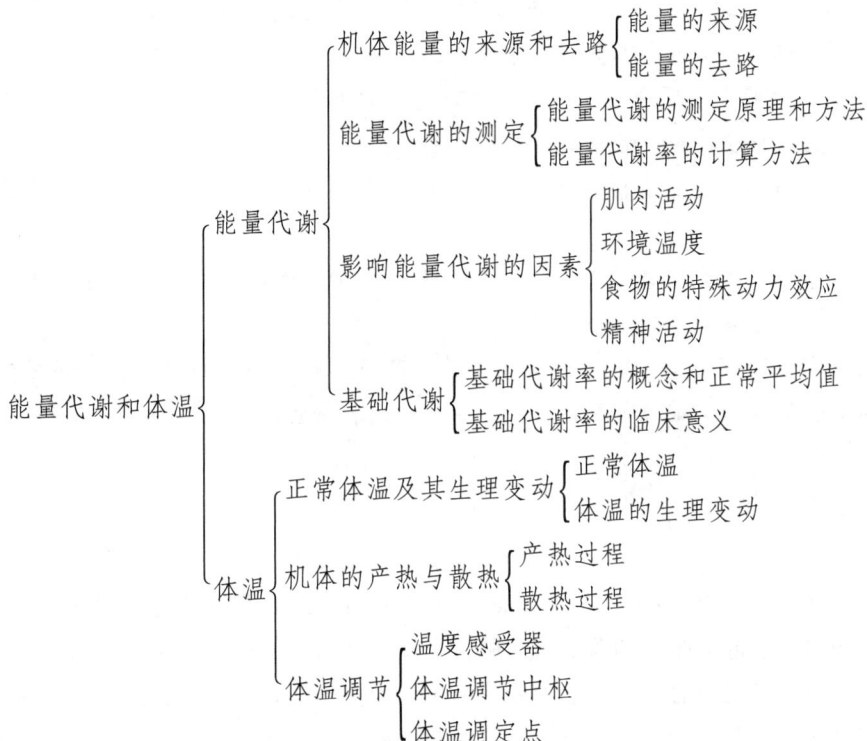

思考题

1. 刘奶奶，65 岁，因子女不在身边，无人照顾，近日入住老年公寓。今日早 8 点，护理员小王进行晨间护理时发现刘奶奶仍未起床，精神倦怠。刘奶奶自诉头痛、浑身发冷并伴有咳嗽症状。体格检查：T 38.8 ℃、P 84 次/分、R 20 次/分、BP 130/86 mmHg。报告医生后，医生诊断为上呼吸道感染。

请思考：

（1）如果你是小王，你将如何为刘奶奶测量体温？

（2）你将如何护理体温异常的刘奶奶？

2. 一个学生说自己太胖要减肥，另一个学生说自己太瘦要增肥，试着从影响能量代谢的角度分析如何做到合理营养和科学健身。

（师瑞红）

第八章　肾脏的排泄功能

学习目标

1. 掌握尿生成的 3 个步骤；有效滤过压；肾小球滤过率和滤过分数的概念；渗透性利尿的机制；抗利尿激素和醛固酮对尿液生成的调节。

2. 熟悉滤过膜及其通透性；影响肾小球滤过的因素；肾小管和集合管的重吸收；肾小管和集合管的分泌；球－管平衡；排尿反射。

3. 了解排泄的途径；肾脏的结构特点和血液循环特征；尿液的浓缩和稀释；尿液的成分和理化性质。

4. 学会运用本章所学基本知识，解释相关护理操作要点（急性肾小球肾炎、糖尿病肾病等）和日常生理现象。

5. 培养参与健康宣教的临床思维和意识；培养正确、科学的饮食、用药习惯；培养减少肾脏损伤的意识；重视与患者有效沟通，构建和谐医患关系。

情境导入

　　某患儿，男，7 岁，3 周前患上呼吸道感染，治疗后痊愈。近几日家长发现男孩晨起双眼睑和双下肢水肿，且逐渐加重，但活动后水肿可减轻，并伴有食欲减退、恶心、呕吐和尿量减少，尿液呈洗肉水样。检查发现：血压 140/100 mmHg，尿蛋白（＋＋），肉眼血尿，血清抗链球菌溶血素 "O" 滴度升高。

　　请思考：

　　1. 该案例中主要涉及的生理学知识点有哪些？

　　2. 试用生理学知识解释案例中出现的主要临床症状。

　　3. 针对此患儿，在护理中应注意哪些问题？

第一节　概　述

一、排泄的概念和途径

排泄是指机体将物质代谢的终产物和进入体内的异物以及过剩的物质，经过血液循环由相应的途径排出体外的过程。它是由多器官、多系统相互协调才得以完成的一项重要的生命活动。

未被吸收的食物残渣由大肠排出的过程不属于排泄的范畴。

人体的主要排泄途径见表 8 – 1。

表 8 – 1　排泄途径、排泄物质及排泄形式

排泄途径	排泄物质	排泄形式
肾脏	水、盐类、尿素、尿酸、肌酐、药物、毒物、色素等	尿液
呼吸道	CO_2、水、挥发性物质等	气体
消化道	无机盐、胆色素、毒物等	粪便
皮肤汗腺	水、无机盐、尿素等	汗液

从上表可以看出，肾脏排泄物质的种类最多，数量最大，并且可随机体的不同状态而改变尿量和尿中物质的含量，是最重要的排泄器官。

二、肾脏的基本功能

肾脏主要具有如下两种功能。

（一）排泄功能

肾脏最重要的功能是生成尿液，以尿的形式将体内的代谢终产物（主要是尿素、尿酸、肌酐和各种强酸盐等）排出体外。同时，通过神经和体液因素对尿生成过程进行调节，随时改变对水、电解质、酸类和碱类的排出量，以维持机体水、电解质、酸碱平衡，对于保持内环境相对稳定具有极为重要的意义。一旦肾脏的功能发生障碍，不但代谢产物潴留于体内产生尿毒症，而且还可以引起水、电解质和酸碱平衡的紊乱，严重时危及生命。

（二）内分泌功能

肾脏可分泌多种生物活性物质，主要有肾素、促红细胞生成素、1,25 二羟维生素 D_3 和前列腺素等。肾素和前列腺素主要参与循环血量和血压的调节，促红细胞生成素主要刺激骨髓加速生成红细胞，1,25 二羟维生素 D_3 主要调节机体钙的代谢。

三、肾脏的结构特点

（一）肾单位与集合管

肾单位是肾形成尿液的基本结构和功能单位，它与集合管共同完成泌尿功能。人的两侧肾有 170 万 ~ 240 万个肾单位，每个肾单位都包括肾小体和肾小管两个部分（图 8 – 1）。

集合管不属于肾单位，但在功能上和远曲小管密切相关。它在尿液生成过程中，特别是在尿浓缩过程中起着重要作用。每条集合管汇聚多条远曲小管，多条集合管又汇入乳头管。肾单位组成部分如下：

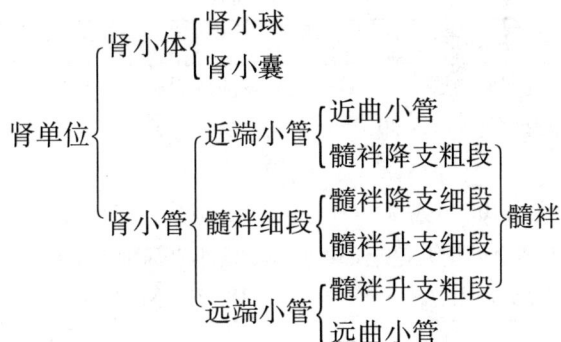

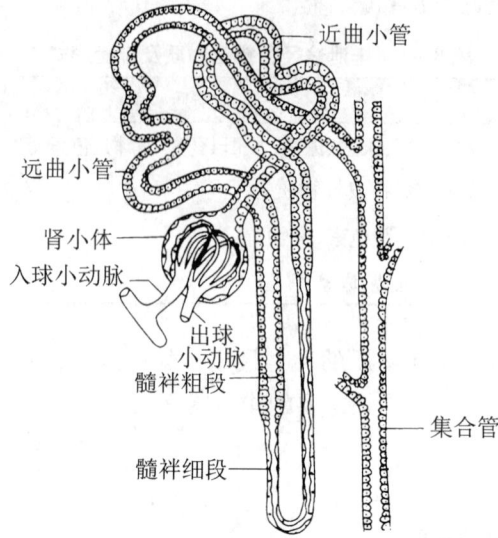

图 8 - 1　肾单位示意图

（二）皮质肾单位和近髓肾单位

肾单位按照其所在部位不同，可分为皮质肾单位和近髓肾单位，两种肾单位在结构和功能上具有明显的差别（表 8 - 2 和图 8 - 2）。

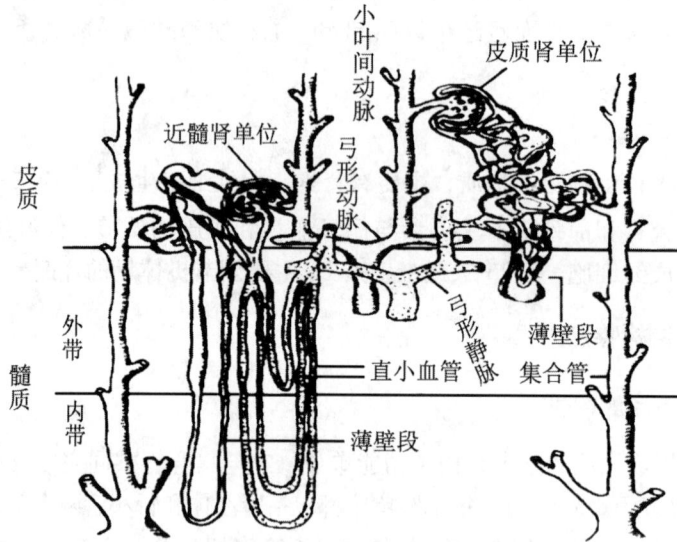

图 8 - 2　皮质肾单位和近髓肾单位的结构示意图

表 8 - 2　皮质肾单位和近髓肾单位的结构及特点比较

比较内容	皮质肾单位	近髓肾单位
分布	肾皮质的外层和中层	肾皮质的近髓层（内层）
数量	占肾单位总数的 85% ~ 90%	占肾单位总数的 10% ~ 15%
肾小球体积	较小	较大
入球小动脉与出球小动脉口径	入球小动脉 > 出球小动脉	差异甚小
出球小动脉分支	形成的毛细血管网几乎全部缠绕在肾小管周围	形成肾小管周围毛细血管网和"U"形直小血管

（续表）

比较内容	皮质肾单位	近髓肾单位
髓袢	短,只达外髓层	长,深入内髓层,甚至达到乳头部
交感神经支配	丰富	较少
肾素含量	多	很少
功能	排泄,也与血压调节关系密切	与尿液的浓缩和稀释关系密切

（三）球旁器

球旁器（juxtaglomerular apparatus）又称近球小体,由球旁细胞、球外系膜细胞和致密斑组成（图8-3）。球旁细胞是位于入球小动脉中膜内的肌上皮样细胞,细胞呈球形或卵圆形,内含分泌颗粒,分泌颗粒内含肾素。球外系膜细胞是指位于入球小动脉和出球小动脉之间的一群细胞,具有吞噬功能。致密斑位于远曲小管的起始部,它可感受小管液中Na^+含量的变化,并将信息传至球旁细胞,调节肾素的释放。

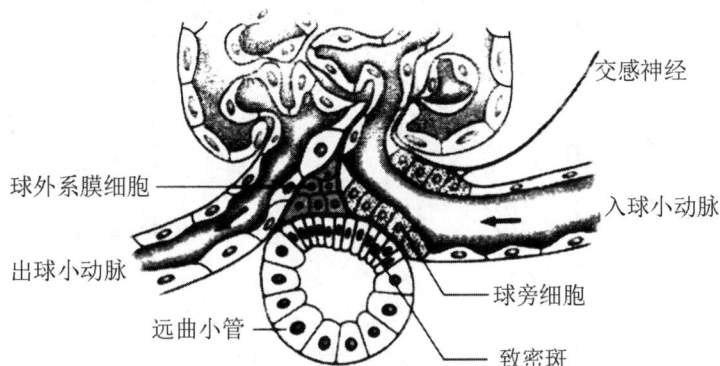

图8-3　球旁器组成示意图

四、肾脏的血液循环特征

（一）血流量大,主要分布在皮质

肾脏的血液供应非常丰富。正常成人静息时每分钟有1200 ml血液流过两侧肾脏,占心输出量的20%～25%。其中94%的血液分布在肾皮质,5%～6%分布在外髓,其余不到1%供应内髓。通常所说的肾血流量主要指肾皮质血流量。

（二）两套毛细血管网的血压差异大

1. 肾小球毛细血管网的血压高　肾小球毛细血管网由入球小动脉分支形成,介于入球和出球小动脉之间。在皮质肾单位,入球小动脉粗而短,血流阻力小,流入血量大;出球小动脉细而长,血流阻力大,故肾小球毛细血管网的血压高,这有利于肾小球的滤过作用。

2. 肾小管周围毛细血管网的血压低　肾小管周围毛细血管网由出球小动脉的分支形成。在血流经过入球和出球小动脉之后,因阻力消耗,故肾小管周围毛细血管网的血压降低,这有利于肾小管对小管液中物质的重吸收。

（三）肾血流量的调节

肾血流量的调节包括肾血流量的自身调节、神经调节和体液调节。在正常情况下,肾脏靠自身调节来保持肾血流量的相对恒定。

1. 肾血流量的自身调节 在实验中观察到，动脉血压在 80 ~ 180 mmHg 范围内变化时，肾血流量保持相对恒定，当动脉血压超过此范围时，肾血流量将不能保持相对恒定（图 8 - 4）。实验证明以上现象在去神经或离体肾脏中都存在，这表明它是一种自身调节现象。一般认为，自身调节只涉及肾皮质的血流量。

关于自身调节的机制，通常用肌源性学说来解释。此学说认为，当灌注压增高时，入球小动脉的管壁平滑肌因灌注压增加而受到较强的牵张刺激，平滑肌的紧张性随之增加，血管口径相应地缩小，血流阻力相应地增大，肾血流量稳定；而当灌注压减少时则发生相反的变化。当灌注压低于 80 mmHg 时，平滑肌已达到舒张极限；而当灌注压高于 180 mmHg 时，平滑肌已达到收缩极限。因此，当血压低于 80 mmHg 和高于 180 mmHg 时，肾脏的血流量随血压的变化而变化，只有当血压在 80 ~ 180 mmHg 的范围变化时，入球小动脉平滑肌才能发挥自身调节作用，保持肾血流量相对恒定。

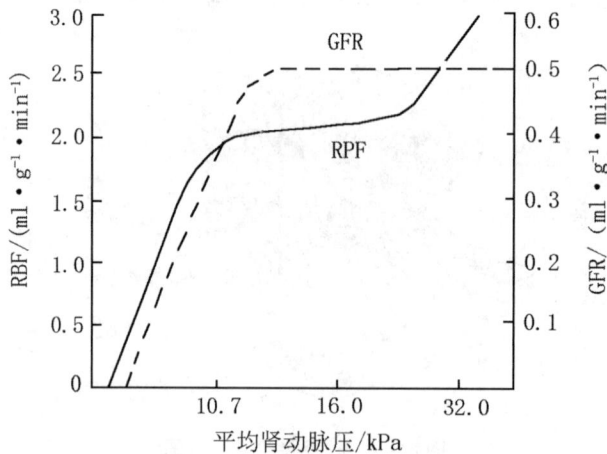

图 8 - 4　肾血流量的自身调节
RBF：肾血流量；RPF：肾血浆流量；GFR：肾小球滤过率

肾血流量的自身调节，保证了肾脏排泄活动在相当大范围内不受动脉血压变化的影响，这对保持排泄功能的正常进行具有重要意义。

2. 肾血流量的神经和体液调节 神经系统对肾血流量的调节以交感神经为主。肾脏的交感神经主要分布在皮质肾单位的入球小动脉和近髓肾单位出球小动脉的平滑肌上。肾交感神经兴奋时，肾血管收缩，肾血流量减少；反之，肾血管舒张，肾血流量增多。体液调节主要有以下几种：肾上腺素和去甲肾上腺素可使肾血管收缩，肾血流量减少；血管升压素和血管紧张素也能使肾血管收缩；前列腺素可使肾血管扩张。

在正常情况下，肾脏靠自身调节来保持肾血流量的相对恒定。在紧急情况下，例如，剧烈运动、环境温度升高、大出血或中毒性休克等，通过神经调节和体液调节，体内血液重新分配，肾血流量减少，从而满足心、脑等重要器官的血液供应。

第二节　尿生成过程

尿生成过程包括 3 个步骤：肾小球的滤过；肾小管和集合管的重吸收；肾小管和集

合管的分泌（图 8 - 5）。尿生成是一个连续、复杂的过程，尿液连续不断地在肾脏中生成后，经输尿管输送至膀胱内储存。

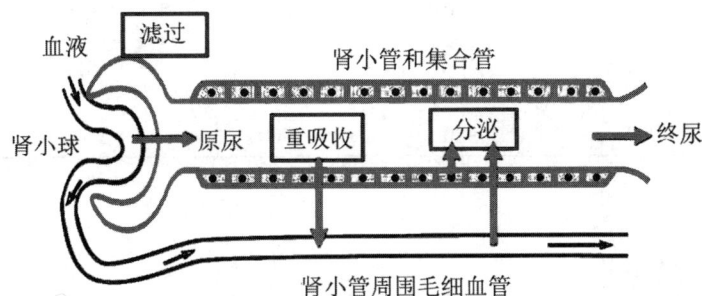

图 8 - 5 尿生成过程示意图

一、肾小球的滤过

肾小球的滤过是尿生成的第一个步骤。肾小球的滤过是指当血液流经肾小球毛细血管时，血浆中的水和小分子物质经滤过膜进入肾小囊腔形成原尿的过程。（图 8 - 6）

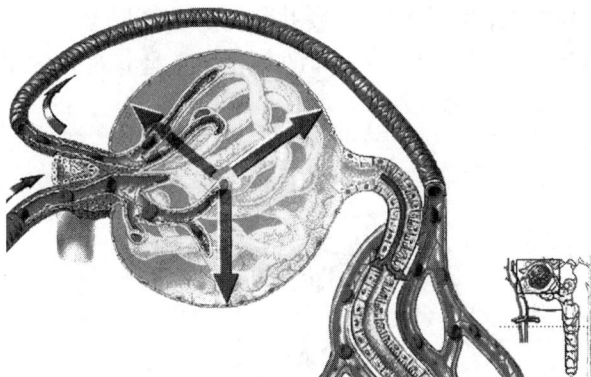

图 8 - 6 肾小球的滤过作用示意图

有实验用微穿刺技术从大鼠肾小囊内抽出原尿进行微量化学分析。实验发现，这些液体除了不含大分子的蛋白质外，其他成分和浓度，均与血浆基本一致，渗透压和酸碱度也与血浆相近。（表 8 - 3）此外，实验还发现，能自由通过滤过膜的物质，不论其分子大小，都以同样的速度进入肾小囊内液中，这说明原尿是由血浆滤过所形成的，而不是扩散造成的，因为物质的扩散速度与其分子量的平方根成反比。

表 8 - 3 血浆、原尿和终尿的比较

成分	血浆/$(g \cdot L^{-1})$	原尿/$(g \cdot L^{-1})$	终尿/$(g \cdot L^{-1})$	浓缩倍数	重吸收率/%
Na^+	3.3	3.3	3.5	1.1	99
K^+	0.2	0.2	1.5	7.5	94
Cl^-	3.7	3.7	6.0	1.6	99
碳酸根	1.5	1.5	0.07	0.05	99
磷酸根	0.03	0.03	1.2	40.0	67
尿素	0.3	0.3	20.0	67.0	45
尿酸	0.02	0.02	0.5	25.0	79
肌酐	0.01	0.01	1.5	150.0	0

（续表）

成分	血浆/(g·L^{-1})	原尿/(g·L^{-1})	终尿/(g·L^{-1})	浓缩倍数	重吸收率/%
氨	0.001	0.001	0.4	400.0	0
葡萄糖	1.0	1.0	0	0	100*
蛋白质	80	0.3	0	0	100*
水	900	980	960	1.1	99

注：*代表几乎为100%。

（一）滤过膜及其通透性

滤过膜由3层结构构成，内层是毛细血管内皮细胞层，中层是非细胞性的基膜层，外层是肾小囊脏层上皮细胞。滤过膜是肾小球滤过的结构基础。

通过电镜观察可发现，内层的毛细血管内皮细胞层的细胞间有许多直径为50～100 nm的圆形微孔，可阻挡血细胞通过，而对血浆蛋白的滤出不起阻挡作用。中层的基膜层由水合凝胶构成，呈微细纤维网结构，由于基膜层较厚，并且网孔的直径仅有4～8 nm，血浆中较大分子的物质很难通过该层，因此，一般认为基膜层是肾小球滤过的主要屏障。外层是肾小囊脏层上皮细胞，伸出许多足突并包绕在基膜层上，足突之间有裂隙，裂隙上有一层裂隙膜，膜上有直径为4～14 nm的裂孔，它是滤过膜的最后一道屏障。以上3层结构构成了滤过膜的机械屏障（图8-7）。

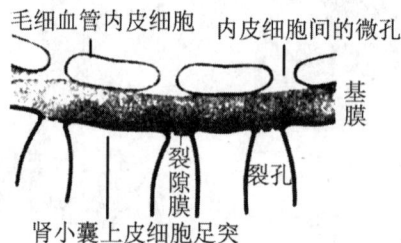

图8-7　滤过膜的结构示意图

滤过膜除了具有机械屏障外，还存在电屏障。滤过膜的3层结构均含有带负电荷的物质（主要是糖蛋白），由于电荷同性相斥，因此限制了带负电荷物质的通过。对于分子质量大小相等的物质，带正电荷的物质容易通过滤过膜，而带负电荷的物质不易通过。总之，滤过膜既是分子大小的选择性过滤器（机械屏障作用），又是分子电荷的选择性过滤器（电屏障作用）。对于电荷中性的分子来说，机械屏障作用尤为重要。其通透性主要取决于物质分子的大小，当分子大到被滤过膜孔隙阻留时，就不能产生通透性。对于带电荷的分子来说，其通透性不仅取决于物质分子的大小，还取决于其所带电荷的性质。

机械屏障和电屏障使滤过膜对血浆中物质透过具有高度的选择性，这是原尿的成分不同于血浆的原因所在。

（二）有效滤过压

有效滤过压是肾小球滤过的动力，其形成涉及3个力量，肾小球毛细血管血压是推动血浆从肾小球滤过的力量，血浆胶体渗透压和肾小囊囊内压则是对抗滤过的力量。（图8-8）相关公式如下：

肾小球有效滤过压 = 肾小球毛细血管血压 − （血浆胶体渗透压 + 肾小囊囊内压）

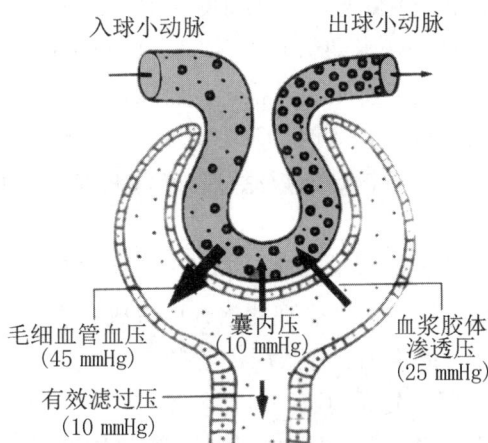

图 8 - 8　肾小球有效滤过压示意图

应用微穿刺技术测定大鼠皮质肾单位的毛细血管血压约为 45 mmHg，入球端和出球端血压几乎相等，这表明肾小球毛细血管入球端到出球端血压变化很小。囊内压约为 10 mmHg。血浆胶体渗透压变化较大，入球端为 25 mmHg，故入球端肾小球有效滤过压 = 45 − （25 + 10） = 10 mmHg。由于血液流经肾小球毛细血管时，随着血浆中部分水和小分子物质的滤出，血浆蛋白的浓度相对增加，血浆胶体渗透压逐渐升高，有效滤过压则逐渐下降，当血浆胶体渗透压升至 35 mmHg 时，有效滤过压下降到零，称为滤过平衡，此时滤过作用停止。

由此可见，并非肾小球毛细血管全长都有滤过，只有靠近入球端的前段有滤过作用，靠近出球端后段的肾小球毛细血管贮备待用。当肾血流量增加时，滤过范围向后段扩展，使肾小球滤过面积增加。

（三）肾小球滤过率及滤过分数

单位时间（每分钟）内两肾生成的原尿量称为肾小球滤过率（glomerular filtration rate，GFR）。正常成人静息时肾小球滤过率约为每分钟 125 ml。若据此计算，两侧肾脏每昼夜从肾小球滤出的原尿总量可高达 180 L，约为体重的 3 倍。

肾小球滤过率与肾血浆流量的比值称为滤过分数（filtration fraction）。据测定，两肾血浆流量为每分钟 660 ml，所以滤过分数为 125/660 × 100% = 19%。这一数值表明，流经肾脏的血浆总量中约 1/5 由肾小球滤过生成原尿，其余 4/5 则通过出球小动脉流入肾小管周围毛细血管网。由此可见，肾小球滤过率和滤过分数是衡量肾功能的重要指标。某些疾病如肾小球肾炎，会导致肾小球滤过率显著降低。

（四）影响肾小球滤过的因素

1. 滤过膜的通透性和面积　在正常情况下，肾小球滤过膜有一定的通透性，且通透性比较稳定。在病理情况下，滤过膜的通透性会发生较大的变化。如肾小球肾炎时，肾小球滤过膜上带负电荷的糖蛋白消失，电屏障作用减弱，滤过膜通透性加大，原来不易滤过的带负电荷的血浆白蛋白大量滤出，形成蛋白尿。正常肾小球滤过膜的总面积在 1.5 m^2 以上。在病理情况下，如急性肾小球肾炎时，由于肾小球毛细血管的管腔狭窄或完全阻塞，因此有效滤过面积减小，肾小球滤过率降低。

2. 有效滤过压　有效滤过压是肾小球滤过的动力，构成有效滤过压的 3 个因素中任何一个发生变化，都可影响有效滤过压，从而使肾小球滤过率发生变化。

（1）肾小球毛细血管血压：当动脉血压在 80 ~ 180 mmHg 范围内波动时，肾血流量通过自身调节，保持肾毛细血管血压相对稳定，所以肾小球滤过率无明显变化。但在大失血且动脉血压下降到 80 mmHg 以下时，肾小球滤过率将随动脉血压下降而降低，导致少尿。当动脉血压低于 40 mmHg 时，有效滤过压降低至零，肾小球滤过率也降至零，可造成无尿。

（2）血浆胶体渗透压：在正常生理情况下，由于血浆蛋白浓度比较稳定，血浆胶体渗透压变化不大。静脉快速滴注大量生理盐水，可造成血浆胶体渗透压下降，从而使有效滤过压增大，肾小球滤过率增加，导致尿量增多。

（3）肾小囊囊内压：肾小囊囊内压一般比较稳定。当流向膀胱的尿路阻塞时，如肾盂或输尿管结石、肿瘤压迫等，患侧囊内压升高，有效滤过压降低，肾小球滤过率减小。

3. 肾血浆流量　由于自身调节作用，肾血流量在生理情况下一直保持相对恒定。当肾血浆流量增大时，血浆胶体渗透压下降的速度减慢，肾小球滤过平衡点延迟出现，有效滤过的毛细血管的长度增加，滤过率增加。

二、肾小管和集合管的重吸收

肾小管和集合管的重吸收是尿生成的第二个步骤。经肾小球滤过形成的原尿进入肾小管，称为小管液。小管液的水和溶质经过肾小管和集合管管壁细胞，重新回到血液中的过程，称为重吸收（reabsorption）。原尿经肾小管和集合管处理后最后形成终尿。

正常成人两肾每昼夜生成的原尿量达 180 L，而终尿量仅为 1.5 L，这表明，终尿量只有原尿量的 1% 左右，约有 99% 的原尿被重吸收。比较原尿与终尿，两者在质和量上都有很大差别（表 8 - 3），滤出的物质有的被全部重吸收，有的被部分重吸收，有的完全不被重吸收，这说明肾小管的重吸收具有选择性。

（一）重吸收的部位和方式

1. 重吸收的部位　肾小管各段和集合管都具有重吸收的功能，但近端小管重吸收的物质种类最多，数量最大，是重吸收的主要部位。这是因为近端上皮细胞的管腔膜上有大量的微绒毛，扩大了其吸收的面积，而且，管腔膜通透性大，钠泵的数量多。正常情况下，小管液中的葡萄糖、氨基酸等营养物质，几乎全部在近端小管被重吸收；80% ~ 90% 的 HCO_3^-、65% ~ 70% 的水和 Na^+、K^+、Cl^- 等，也在此处被重吸收。以上物质的剩余部分，绝大多数在髓袢、远端小管和集合管被重吸收，少量随尿排出。（图 8 - 9）

2. 重吸收的方式　肾小管的重吸收方式可分为主动重吸收和被动重吸收。

（1）主动重吸收：是指肾小管上皮细胞逆着浓度差或电位差，将小管液中的物质转运到管周组织间液，最后进入血液的过程。主动重吸收需要消耗能量，方式有多种，如离子泵和入胞等。

（2）被动重吸收：是指小管液中物质顺着浓度差或电位差扩散到管周组织间液的过程。被动重吸收不直接消耗能量，主要方式有渗透、扩散和静电吸引等。

（二）几种重要物质的重吸收

1. Na^+ 的重吸收　正常成人每天从肾小球滤过的 Na^+ 可达 500 g 以上，而每天随尿排出的 Na^+ 仅 3.5 g，还不到滤过量的 1%，这表明原尿中的 Na^+ 有 99% 以上被肾小管和集

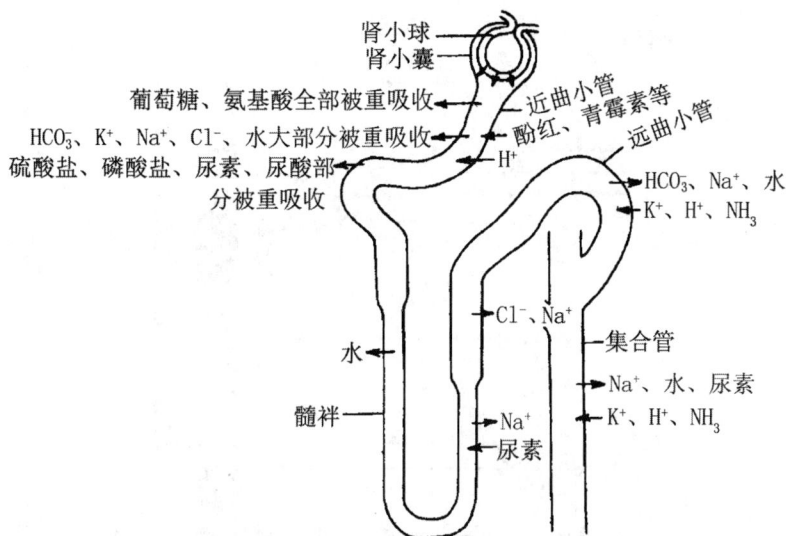

图 8 - 9　肾小管重吸收和分泌示意图

合管重吸收回血液,这对维持细胞外液的总量和渗透压的相对恒定具有很重要的意义。肾小管各段对 Na^+ 重吸收的机制也是不完全相同的,除在髓袢升支细段为被动重吸收外,其他部位均为主动重吸收。

（1）近端小管:近端小管对 Na^+ 的重吸收量占滤液总量的 $65\% \sim 70\%$。在近端小管上,相邻的上皮细胞之间有细胞间隙。细胞间隙靠近小管腔的一侧,相邻细胞的细胞膜互相紧贴形成紧密连接,它将细胞间隙与小管腔隔开。肾小管上皮细胞的管周膜与管外毛细血管邻接,其间有基膜相隔,上皮细胞邻近细胞间隙的侧膜,管周膜上有钠泵。小管液中 Na^+ 含量比细胞内高,而且肾小管细胞的管腔膜对 Na^+ 的通透性较大,Na^+ 以易化扩散的方式进入细胞内,Na^+ 进入细胞的方式有两种:一是 Na^+ 分别与葡萄糖、氨基酸等同向耦联转运,也就是 Na^+ 进入细胞的同时帮助葡萄糖、氨基酸等物质也进入细胞;二是 Na^+ 与 H^+ 逆向耦联转运。进入细胞内的 Na^+ 随即被钠泵泵入细胞间隙。这样一方面降低了细胞内 Na^+ 浓度,使小管液中的 Na^+ 不断进入细胞内;另一方面,使细胞间隙的 Na^+ 浓度不断升高,渗透压升高,水通过渗透作用进入细胞间隙,造成间隙中的静水压升高。静水压促使 Na^+ 和水通过细胞间隙底部的基膜,并进入相邻的毛细血管。同时也有少量的 Na^+ 和水通过紧密连接返回至小管腔内,这一现象称为回漏。因此,Na^+ 的重吸收量应等于主动重吸收量减去回漏量。

NaCl 在近端小管的重吸收如图 8 - 10。

（2）髓袢:髓袢降支细段对 Na^+ 不通透,髓袢升支细段对 Na^+ 有良好的通透性,Na^+ 的重吸收是通过被动扩散完成的。髓袢升支粗段对 Na^+ 的重吸收为主动重吸收,只有当 Na^+、K^+、Cl^- 在管腔内同时存在时,髓袢升支粗段才能重吸收 Na^+。研究表明,小管液中 Na^+ 顺浓度差进入细胞时,须与 K^+ 和 Cl^- 结合于同向转运体上转运。同向转运体按 Na^+:Cl^-:$K^+ = 1$:2:1 的比例将三者一起转运到细胞内,进入细胞内的 Na^+ 被泵入组织液,Cl^- 经通道进入组织液,K^+ 则又返回小管液中（图 8 - 11）。

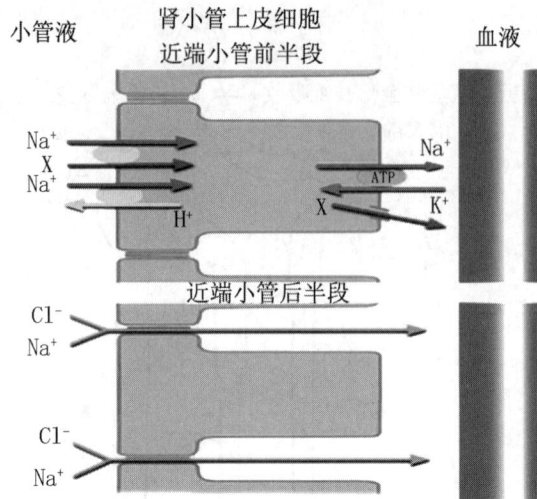

图 8 - 10　NaCl 在近端小管的重吸收示意图

X：葡萄糖、氨基酸等

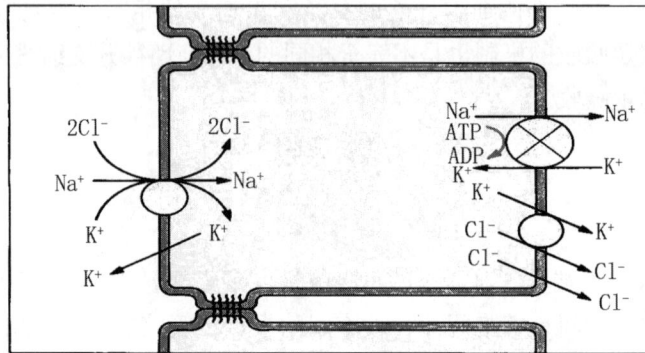

图 8 - 11　髓袢升支粗段对 Na^+、Cl^- 和 K^+ 的转运

（3）远曲小管和集合管：远曲小管和集合管对 Na^+ 重吸收的量较少，其吸收方式也是通过主动重吸收进行的。在远曲小管和集合管上，Na^+ 的重吸收是依据体内需要与否进行的，并受醛固酮的调节。

2. Cl^- 的重吸收　Cl^- 是血浆中钠盐的主要负离子。Cl^- 的被动重吸收往往伴随着 Na^+ 的主动重吸收。在近端小管上，Na^+ 的主动重吸收造成了小管内外之间的电位差，水的重吸收导致了小管液中 Cl^- 浓度升高，使小管液中 Cl^- 浓度高于管周组织间液，于是 Cl^- 顺着电位差和浓度差被动扩散到管周组织间液。在远曲小管和集合管上，Cl^- 的被动重吸收也伴随着 Na^+ 的主动重吸收。

3. HCO_3^- 的重吸收　从肾小球滤过的 HCO_3^- 在肾小管上可全部被重吸收，其中约85% 在近端小管上被重吸收，其余的被髓袢和远曲小管重吸收。HCO_3^- 是以 CO_2 的形式被重吸收的，具体过程在 H^+ 的分泌部分叙述。

4. K^+ 的重吸收　每天从肾小球滤出的 K^+ 约 36 g，由尿排出 2.3 g，重吸收量占滤过量的 94%。其中 65% ~ 70% 的 K^+ 在近端小管上被重吸收，髓袢升支粗段可重吸收少量

K^+，远曲小管和集合管也具有吸收能力。终尿中的 K^+ 是由远曲小管和集合管分泌的，且受醛固酮的调节。

5. 水的重吸收　正常人每天经肾小球滤出原尿约180 L，其中99%的水被重吸收入血，仅有1%左右排出。水的重吸收只要稍有改变，都会对尿量产生很大的影响。滤液中的水，65%~70%在近端小管上被重吸收，10%在远曲小管上被重吸收，10%~20%在集合管上被重吸收。水的重吸收是在渗透压的作用下被动转运的。在近端小管上，随着 Na^+、HCO_3^-、葡萄糖、氨基酸和 Cl^- 等被重吸收入管周组织液，渗透压逐渐升高，在渗透压的作用下，水从小管液中不断渗入细胞间隙，进而进入毛细血管。而在远曲小管和集合管上，水的重吸收量是随体内是否缺水等具体情况而不断变化的。当机体缺水时，水的重吸收量多；反之，则重吸收量少。这种变化可有效调节体内水的平衡，这一变化过程受抗利尿激素的调节。

6. 葡萄糖的重吸收　正常人血糖浓度为448~672 mmol/L（0.8~1.2 g/L），原尿中葡萄糖浓度与血中葡萄糖浓度相同，但在终尿中几乎不含葡萄糖，这说明葡萄糖被全部重吸收。重吸收葡萄糖的部位仅限于近端小管（主要是近曲小管），其余部位的肾小管都没有重吸收葡萄糖的能力。

实验表明，葡萄糖的重吸收是一个与 Na^+ 耦联的主动转运过程。在近端小管上，小管液中的葡萄糖、Na^+ 与管腔膜上的载体结合，协同转运到细胞内。Na^+ 进入细胞后，经钠泵转运至管周组织间液，而葡萄糖则顺着浓度差扩散到管周组织间液。（图8-12）

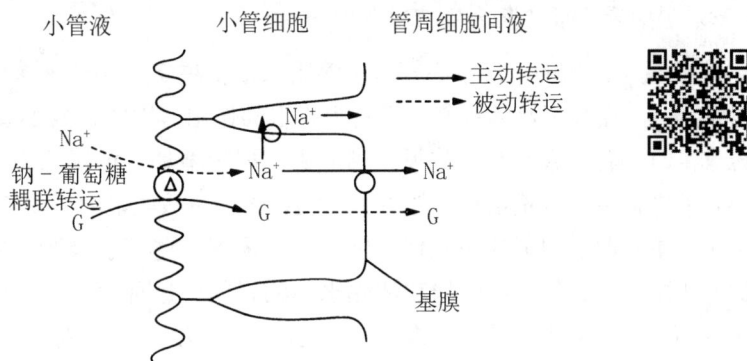

图8-12　近端小管对葡萄糖和 Na^+ 的协同转运
G：葡萄糖

肾小管对葡萄糖的重吸收是有一定限度的，当血液中的葡萄糖浓度超过8.96 mmol/L（1.6 g/L）时，有一部分近端小管对葡萄糖的重吸收已达到极限，少量葡萄糖不能被重吸收而随尿排出。通常把尿中开始出现葡萄糖时的最低血糖浓度，称为肾糖阈（renal threshold for glucose）。如果血糖浓度进一步升高，更多的近端小管重吸收葡萄糖的能力达到极限，尿中排出葡萄糖的量也随之增多。两肾的全部近端小管在单位时间内重吸收葡萄糖的最大量称为葡萄糖吸收极限量，一般男性为20.95 mmol/min（0.375 g/min），女性为16.78 mmol/min（0.3 g/min）。肾脏之所以有葡萄糖吸收极限量，可能与近端小管上皮细胞上载体蛋白数量有限有关。当血糖浓度超过葡萄糖吸收极限量时，血糖浓度再增多，尿糖浓度将平行增加。

糖尿病肾病

糖尿病肾病是糖尿病患者最重要的致死病因之一。糖尿病患者可以并发任何一种肾脏疾病,另外糖尿病患者还有一种特殊性的病变,为糖尿病性肾小球硬化症。这种病变可能在得糖尿病不久时已存在,但在初期没有什么表现。症状要在得病 10 年以后才表现出来,最初是尿里有蛋白,可伴有白细胞及管型。随着病情加重,肾功能减退。在疾病的后期,尿中蛋白逐渐增多,每日可丢失蛋白质 3~4 g 或更多,引起浮肿,并导致尿毒症。患者常伴有高血压,有时并发出血性心力衰竭。

护理措施:

1. 在疾病早期应适度控制性生活,出现肾功能衰竭时则应停止性生活。

2. 积极治疗高血压:抗高血压治疗对于延缓肾小球滤过率下降速度很重要。

3. 讲究卫生,保持皮肤、口腔、呼吸道、阴部清洁,防止继发性感染,以免加重病情。

4. 调整饮食:对于糖尿病肾病患者的护理,要注意减少蛋白质的摄入量。这不仅对肾功能不全有利,而且有助于减少尿蛋白排出量。

5. 长期有效地控制糖尿病:高血糖是糖尿病肾病发生、发展的基本因素,患者要严格控制血糖,以免病情恶化。

(三) 影响肾小管和集合管重吸收的因素

1. 小管液中溶质的浓度　小管液中溶质的浓度决定着小管液渗透压的高低,而小管液的渗透压具有阻碍肾小管和集合管重吸收水的作用。因此,当小管液中溶质浓度增大、渗透压升高时,肾小管对水的重吸收则减少,尿量增加。糖尿病患者的多尿现象,就是因为小管液中葡萄糖含量增多,超过了近端小管的重吸收能力,致使小管液渗透压升高,妨碍了水的重吸收。根据这一原理,临床上常采用一些不能被肾小管重吸收的药物,如甘露醇、山梨醇等,以达到利尿和清除水肿的目的。这种由于小管液中溶质浓度升高使渗透压升高,从而使水的重吸收减少而引起尿量增多的现象,称为渗透性利尿。

渗透性利尿的临床应用

甘露醇是临床上最常见和最常应用的一种静脉输入的脱水药物。甘露醇不能被肾小管重吸收,可使小管液中溶质浓度升高,造成渗透压升高,从而使水的重吸收减少,引起尿量增多,达到脱水的目的。常用的规格是 20% 的甘露醇,患者应用甘露醇往往可以达到很好的脱水效果。临床上常用甘露醇治疗脑水肿、颅内高压、眼压升高、青光眼、急性肾功能不全等。

2. 球 - 管平衡　近端小管的重吸收率(每分钟重吸收滤液的毫升数)与肾小球滤过率之间有着密切联系,即无论肾小球滤过率增多或减少,近端小管的重吸收率始终占肾小球滤过率的 65%~70%,这种现象称为球 - 管平衡。其生理意义在于使尿量不会因肾小球滤过率的增减而出现较大幅度的变动。

在某些情况下,正常的球 - 管平衡可能被打乱,如渗透性利尿时,由于肾小球滤过率并未发生变化,而近端小管重吸收率减少,致使重吸收百分率下降,终尿量会明显增多。

三、肾小管和集合管的分泌

肾小管和集合管的分泌是尿生成的第三个步骤。分泌（secretion）是指肾小管上皮细胞将自身新陈代谢所产生的物质分泌至小管液的过程。排泄（excretion）是指肾小管上皮细胞将血液中某些物质排到小管液的过程。一般对两者不做严格区分。肾小管和集合管主要分泌 H^+、NH_3、K^+，此功能对保持体内酸碱平衡和 Na^+、K^+ 的平衡具有重要意义。

（一）H^+ 的分泌

近端小管、远曲小管和集合管各段都有分泌 H^+ 的功能，但主要的分泌部位是近端小管。H^+ 的分泌如图 8-13 所示，小管上皮细胞代谢产生的 CO_2，以及小管液扩散到细胞内的 CO_2，在碳酸酐酶的作用下，与 H_2O 结合成 H_2CO_3，然后 H_2CO_3 解离为 H^+ 和 HCO_3^-，H^+ 被分泌到小管液中，同时可向小管上皮细胞内转运 1 个 Na^+，这就形成了 H^+-Na^+ 交换。

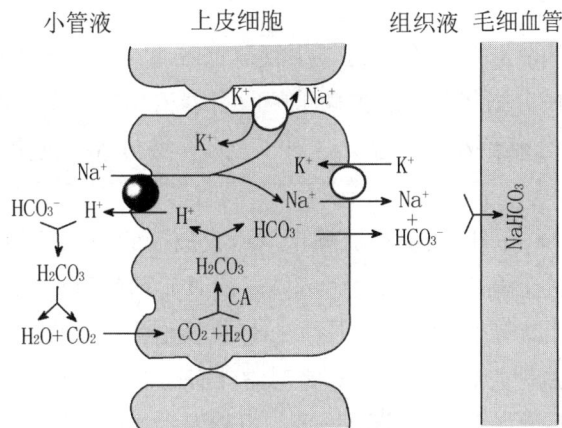

图 8-13　H^+ 的分泌

CA：碳酸酐酶

H^+-Na^+ 交换是经管腔膜上转运体反方向转运完成的。进入细胞内的 Na^+ 与细胞内的 HCO_3^- 一起经管周膜转运入血。分泌到小管液中的 H^+ 同其中的 HCO_3^- 结合为 H_2CO_3，而且 H_2CO_3 又分解成 CO_2 和 H_2O，CO_2 通过管腔膜进入细胞内，H_2O 随尿排出体外。所以，肾小管上皮细胞每向小管腔分泌 1 个 H^+，同时就有 1 个 Na^+ 和 HCO_3^- 回收入血，这对维持机体酸碱平衡具有重要意义。

在远端小管和集合管上，H^+ 的分泌还与 K^+ 的分泌相关联。

（二）NH_3 的分泌

NH_3 是远端小管和集合管上皮细胞的代谢产物，主要由谷氨酰胺脱氨而来。NH_3 是脂溶性的，可通过单纯扩散的形式顺着浓度差进入小管液。分泌出的 NH_3 与小管液中的 H^+ 结合生成 NH_4^+，这样就减少了小管液中的 H^+，有助于 H^+ 的继续分泌。NH_4^+ 与小管液中的强酸盐的负离子结合，生成酸性的铵盐（如 NH_4Cl），NH_4Cl 随尿排出。（图 8-14）强酸盐中的 Na^+ 通过 H^+-Na^+ 交换进入肾小管上皮细胞，并与 HCO_3^- 一起转运回血液。因此，远端小管和集合管分泌 NH_3 时，不仅通过铵盐的形式排出了酸，而且还促进

了 $NaHCO_3$ 的重吸收，对于维持血浆 $NaHCO_3$ 的浓度、保持体内酸碱平衡具有重要意义。

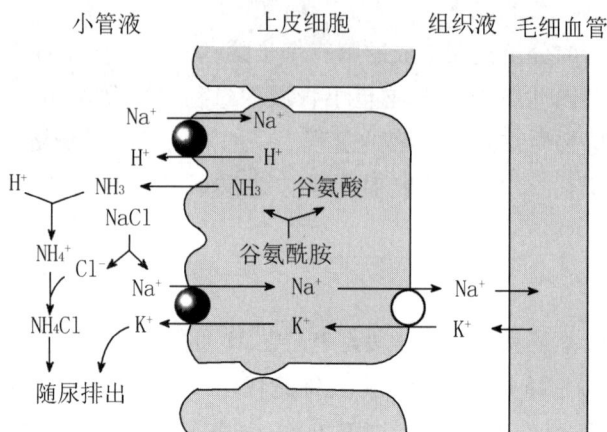

图 8-14　NH_3 的分泌

（三）K^+ 的分泌

前文已述，原尿中的 K^+ 大部分在近端小管被重吸收。尿中排出的 K^+ 主要由远曲小管和集合管分泌。K^+ 的分泌与 Na^+ 的主动重吸收有着密切的联系，在小管液中，Na^+ 被重吸收的同时，K^+ 被分泌到小管液中，这种 K^+ 的分泌与 Na^+ 的重吸收相耦联的现象，称为 $Na^+ - K^+$ 交换。

$Na^+ - K^+$ 交换与 $Na^+ - H^+$ 交换都依赖于 Na^+，故二者呈竞争性抑制：当 $Na^+ - K^+$ 交换增强时，$Na^+ - H^+$ 交换减弱；反之，当 $Na^+ - H^+$ 交换增强时，$Na^+ - K^+$ 交换则减弱。因此，在酸中毒时，H^+ 生成增多，$Na^+ - H^+$ 交换增强，从而限制了 $Na^+ - K^+$ 交换，K^+ 的分泌减少，导致血钾升高，所以酸中毒时常伴有高血钾。当碱中毒时，$Na^+ - H^+$ 交换减弱，$Na^+ - K^+$ 交换增强，K^+ 的分泌增多，可能发生血钾降低。

（四）其他物质的排泄

肾小管可将机体代谢产生的某些物质（如肌酐、对氨基马尿酸等）排入小管腔，也可将进入体内的某些物质（如青霉素、酚红等）通过排泄作用而排出体外。原尿经肾小管和集合管的重吸收和分泌处理，最后形成终尿。

第三节　尿液的浓缩与稀释

尿液的浓缩与稀释是根据尿液的渗透压与血浆的渗透压相互比较而定的。当体内缺水时，尿液的渗透压高于血浆的渗透压，即尿液被浓缩。而体内水分过剩时，尿液的渗透压低于血浆的渗透压，即尿液被稀释。若肾功能严重受损，不论体内水分缺乏还是过剩，机体往往排出渗透压与血浆渗透压相等的等渗尿。不难看出，肾脏的这种对尿液浓缩和稀释的能力，对调节体内水平衡起着极为重要的作用。

尿液的浓缩与稀释过程主要是在肾髓质中进行的，不同动物对尿液浓缩能力的差别与肾髓质薄厚程度有关。例如，沙鼠的肾髓质特别厚，它的肾脏能产生 20 倍于血浆渗透压的高渗尿。人的肾髓质为中等厚度，能产生 4~5 倍于血浆渗透压的高渗尿。

用冰点下降法测定鼠肾脏分层切片的渗透压，从肾皮质起至肾髓质内带进行切片，结果发现，组织液的渗透压存在着一个逐渐升高的渗透压梯度（图 8 - 15）。在肾皮质，组织液的渗透压与血浆的渗透压几乎相等。由肾皮质向肾髓质不断深入，组织液的渗透压越来越高，在肾髓质乳头部，其组织液的渗透压竟高达血浆渗透压的 4 倍，髓袢和直小血管均呈"U"形，小管液和血液流动时均在髓质部折返逆向流动，而集合管也与其相互平行，即三者均位于髓质渗透压逐渐升高的区域。用微穿刺技术测定肾小管内小管液的渗透压，观察到，髓袢的小管液也呈现与肾髓质相同的渗透压梯度。可见，肾髓质高渗梯度与尿液的浓缩和稀释有着密切的关系，线条越密，表明渗透压越高。

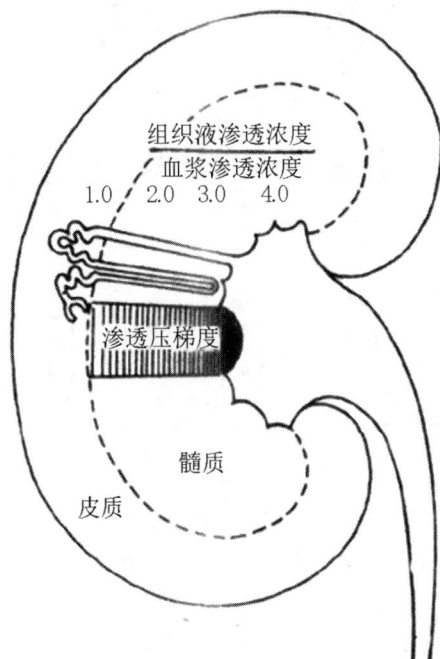

图 8 - 15　肾髓质组织液渗透压梯度示意图

一、肾髓质高渗梯度的形成

1. 外髓组织液高渗梯度的形成　髓袢升支粗段位于外髓部，该段肾小管上皮细胞对水的通透性极低，但却能主动重吸收 NaCl。髓袢升支粗段的小管液的 NaCl 浓度和渗透压越来越低，而管周组织液的渗透压则升高。因此，外髓部组织液高渗梯度主要是由髓袢升支粗段对 NaCl 主动重吸收造成的。

2. 内髓组织液高渗梯度的形成　如图 8 - 16 所示，小管液流经远曲小管和集合管时，远曲小管、皮质与外髓部集合管对尿素不易通透，而水在抗利尿激素的作用下不断被重吸收，致使管内尿素的浓度逐渐升高。当含高浓度尿素的小管液进入内髓部的集合管时，由于内髓部集合管对尿素有良好的通透性，尿素迅速从集合管扩散进入内髓部的组织间液中，从而提高了内髓组织间液的渗透压。髓袢升支细段对尿素具有中等程度的通透性，从内髓集合管渗出的尿素顺浓度差进入髓袢升支细段，然后随小管液进入髓袢升支粗段、远曲小管和集合管，到达内髓部集合管时，再扩散到内髓组织间液，重复上述过程，尿素的这种循环过程，称为尿素再循环（urea recirculation）。通过尿素再循环，大量的尿素聚集在内髓组织间液，使渗透压升高。

髓袢降支细段对 NaCl 和尿素不通透，但对水则易通透，在内髓组织液渗透压的作用下，管内的水不断渗出管外，于是管内 NaCl 的浓度越来越高，至髓袢降支顶点时浓度达到最高。当小管液由降支转入升支细段时，由于升支细段对水不易通透，而对 NaCl 有较大的通透性，于是 NaCl 顺浓度差不断扩散入内髓组织间液，使内髓组织间液的渗透压进一步增高。由此可见，内髓部组织液高渗梯度是由尿素再循环和髓袢升支细段的 NaCl 向组织间液扩散共同形成的。

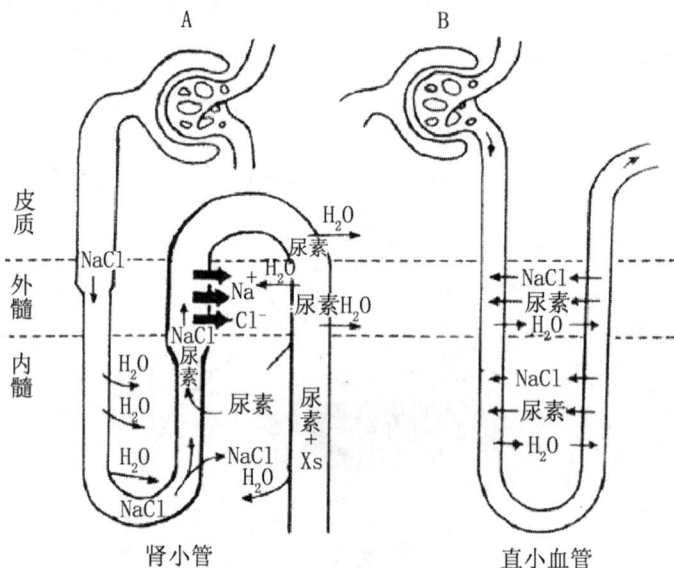

图 8-16　尿液浓缩机制
A. 髓质渗透压梯度的形成；B. 直小血管在保持渗透压梯度中的作用。
Xs：未被吸收的溶质

二、尿液的浓缩和稀释过程

尿液的浓缩和稀释主要在集合管进行。前文已述，由于髓袢升支粗段主动重吸收 NaCl，造成此段小管液的渗透压逐渐降低，当低渗的小管液流经集合管时，由于髓质组织液渗透压的作用，水被"抽吸"出来，进入组织液后重吸收入血。集合管管壁对水的通透性受抗利尿激素的调节：当机体缺水时，抗利尿激素分泌增多，使集合管对水的通透性增大，水被逐渐吸出，小管内渗透压升高，形成浓缩尿；相反，当人体水分过多时，抗利尿激素分泌减少，集合管对水的通透性下降，集合管对水的重吸收减少，于是小管液渗透压降低，形成稀释尿。

三、肾髓质高渗梯度的维持

肾髓质高渗梯度的维持依赖于伸入髓质的直小血管。直小血管呈"U"形，并与髓袢平行，具有逆流交换作用。直小血管降支内的血液最初为等渗的，在下降过程中，由于周围髓质组织间液中的 NaCl 和尿素的浓度逐渐升高，于是 NaCl 和尿素顺浓度差扩散到降支血管，而血管内水分则不断渗透到组织间液中，造成降支血管渗透压逐渐升高。当血液折返逆流到升支时，由于血管内 NaCl 和尿素的浓度都比同一水平的髓质组织间液的浓度高，因此，NaCl 和尿素又顺着浓度差扩散到组织间液，而水则不断从组织间液进入血管内。这样，NaCl 和尿素不断地在直小血管的升、降支之间循环运行，从而使血液离开直小血管时带走少量的溶质和大量的水，保持了肾髓质的高渗梯度。

第四节　尿生成的调节

肾脏泌尿功能的调节是通过影响肾小球滤过，肾小管、集合管的重吸收和分泌，以及尿的浓缩和稀释而实现的。在生理情况下，球－管平衡机制使尿量不会因滤过率的增减而发生大幅度的变化；远曲小管前面的各段肾小管对 Na^+ 和水的重吸收属于必需重吸收，对尿量影响也不大。因此，尿量的多少取决于远曲小管和集合管，尤其是集合管对 Na^+ 和水的重吸收量。

研究结果表明，远曲小管和集合管对 Na^+ 和水的重吸收主要受抗利尿激素、醛固酮和心房钠尿肽等体液因素的调节。神经调节对肾的泌尿功能也有不同程度的影响。应当说明的是，神经调节和体液调节之间有着密切的联系，各种体液因素之间也有着相互联系。

一、体液调节

（一）抗利尿激素

1. 合成和释放的部位　抗利尿激素（antidiuretic hormone，ADH），又称血管升压素（vasopressin，AVP），由下丘脑视上核和室旁核神经细胞合成和分泌，经下丘脑垂体束神经纤维的轴浆运输至神经垂体储存，平时经常少量释放入血液。

2. 作用及机制　抗利尿激素的主要作用是提高集合管和远曲小管上皮细胞对水的通透性，促进水的重吸收，使尿液浓缩，尿量减少。抗利尿激素属于含氮类激素，它能与远曲小管和集合管上皮细胞管周膜上的受体结合，激活腺苷酸环化酶，使细胞内环磷酸腺苷（cAMP）增加，cAMP 激活细胞中的蛋白激酶，使管腔膜蛋白构型发生改变，从而提高管腔膜对水的通透性，同时增加水的重吸收，使尿液浓缩，尿量减少。

3. 分泌和释放的调节　引起抗利尿激素释放的有效刺激主要是血浆晶体渗透压的增高和循环血量的减少。

（1）血浆晶体渗透压：生理条件下，调节抗利尿激素释放的最重要因素是血浆晶体渗透压。实验证明，在下丘脑的视上核及其附近区域有渗透压感受器，只要血浆晶体渗透压有 1%～2% 的轻微变动，渗透压感受器就能感受到这种变化，使抗利尿激素的合成和释放发生相应的改变。当机体大量失水（如大量出汗、呕吐或腹泻等情况）时，血浆晶体渗透压升高，对渗透压感受器的刺激增强，抗利尿激素的合成和释放增多，造成水的重吸收增加，尿量减少，保留了体内水分；反之，当大量饮清水后，血液被稀释，血浆晶体渗透压下降，于是抗利尿激素释放减少，使水的重吸收减少，尿量增多，从而排出体内多余的水分。

大量饮清水后尿量增多的现象，称为水利尿（water diuresis）。正常人一次饮清水 1000 ml 后，约半小时左右尿量开始增加，第 1 小时末达最高值，随后尿量减少，水利尿可持续 2 小时左右。如果饮用同样多的等渗盐水，排尿量则不会出现明显增多现象（图 8 - 17）。

（2）循环血量：左心房和胸腔大静脉存在容量感受器，当循环血量增多时，可刺激容量感受器，冲动沿迷走神经传入中枢，反射性抑制抗利尿激素的合成和释放，使血浆

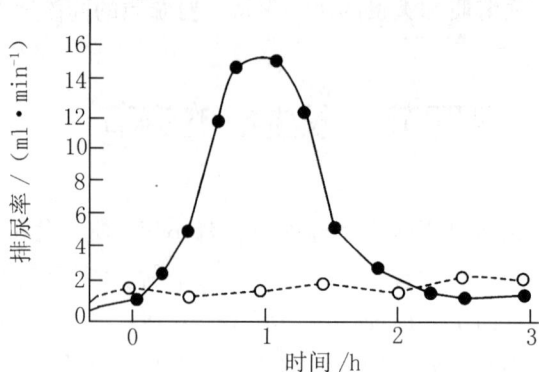

图 8-17 一次饮 1 L 清水（实线）和 1 L 等渗盐水（虚线）

中抗利尿激素含量降低，结果导致尿量增多，排出多余的水分，以恢复正常血容量。反之，当循环血量减少时（如大失血），容量感受器受到的刺激减弱，迷走神经传入的冲动减少，则抗利尿激素释放增多，因而尿量减少，使循环血量增加。

> **知识拓展**
>
> ### ADH 分泌异常综合征
>
> 已知肺癌男性患者伴有的杵状指、女性乳房特征等是一种肿瘤伴随综合征（paraneoplastic syndrome）。近 20 年来的研究又发现肿瘤可分泌其自身组织本来不产生的激素或激素样物质，即异位性激素。肺癌产生的 ADH 可引起低钠血症，称为 ADH 分泌异常综合征（SIADH）。
>
> SIADH 的病理生理表现主要是由非生理性刺激引起肿瘤或垂体后叶分泌 ADH，从而使分泌 ADH 的渗透压感受器和容量感受器发生调节障碍，而 ADH 持续作用于肾脏远曲小管和集合管，促进水分再吸收，进而导致体内水分过度潴留，引起稀释性低钠血症。

（3）其他因素：动脉血压升高时，颈动脉窦压力感受器受到刺激，可反射性地抑制抗利尿激素的释放。疼痛、情绪紧张可促进抗利尿激素的释放，使尿量减少。当视上核、室旁核或下丘脑-垂体束病变时，抗利尿激素的合成和释放发生障碍，可导致尿量明显增多，每日可达 10 L 以上，临床上称为尿崩症。

> **知识拓展**
>
> ### 尿崩症
>
> 尿崩症是因为抗利尿激素缺乏（中枢性或垂体性尿崩症）或肾脏对抗利尿激素反应缺陷（肾性尿崩症）而导致的内分泌疾病。以烦渴多饮、多尿、低比重尿为主要临床特征。
>
> 根据病因，尿崩症可分为原发性尿崩症和继发性尿崩症；根据病情轻重，尿崩症可分为完全性尿崩症和部分性尿崩症；根据病程长短，尿崩症可分为暂时性尿崩症和永久性尿崩症。本病可发生于任何年龄，以青年多见，男女比例约 2：1。

（二）醛固酮

1. 分泌部位 由肾上腺皮质球状带分泌，是一种盐皮质激素。

2. 生理作用 促进远曲小管和集合管对 Na^+ 的重吸收，同时又促进 K^+ 的排出，简称"保钠排钾"。随着 Na^+ 的重吸收增强，Cl^- 和水的重吸收也增强，结果导致细胞外液量增加。因此，醛固酮通过保钠、潴水、排钾作用，维持了血浆渗透压和循环血量的稳定。

3. **醛固酮分泌的调节** 主要受肾素－血管紧张素－醛固酮系统以及血 K^+、血 Na^+ 浓度的调节。

（1）肾素－血管紧张素－醛固酮系统：肾素是一种蛋白水解酶，它主要由肾球旁细胞分泌，能水解肝脏产生的血管紧张素原，使之转变为血管紧张素Ⅰ（十肽）。血管紧张素Ⅰ能刺激肾上腺髓质释放肾上腺素，但对血管的收缩作用较弱。血管紧张素Ⅰ在转换酶（肺组织最为丰富）的作用下，降解生成血管紧张素Ⅱ（八肽）。血管紧张素Ⅱ有较强的缩血管作用，另外还能刺激肾上腺皮质分泌醛固酮，也能刺激下丘脑释放抗利尿激素等。血管紧张素Ⅱ在血液中氨基肽酶的作用下，可进一步水解为血管紧张素Ⅲ（七肽）。血管紧张素Ⅲ的主要作用是刺激肾上腺皮质球状带合成和分泌醛固酮。肾素、血管紧张素、醛固酮构成一个相联系的功能系统，通常称为肾素－血管紧张素－醛固酮系统。关于该系统的生成和作用见图 8－18。

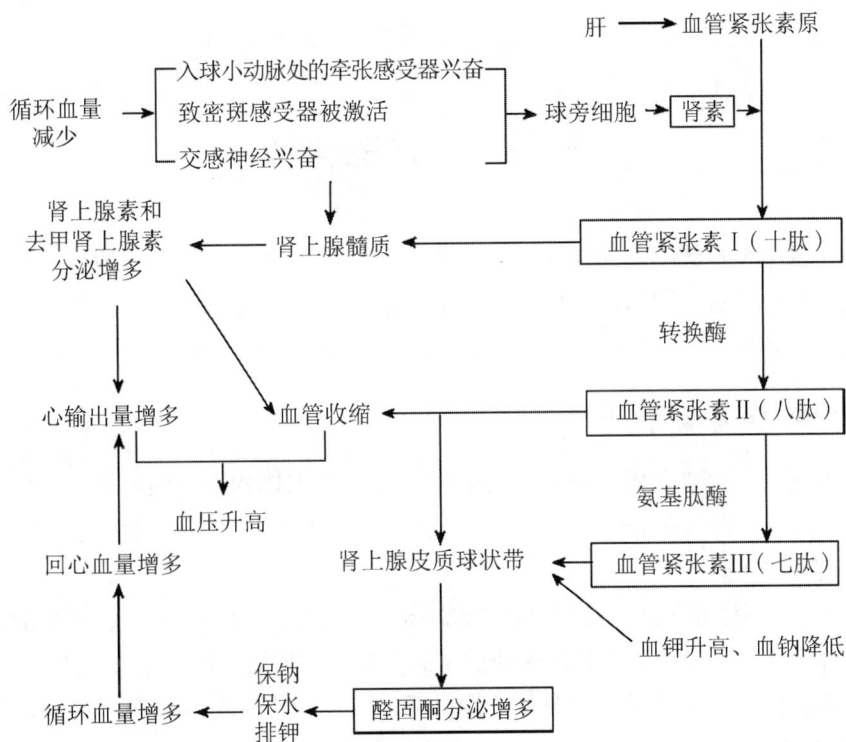

图 8－18 肾素－血管紧张素－醛固酮系统的生成及作用示意图

肾素－血管紧张素－醛固酮系统的活动水平主要取决于血浆中肾素的浓度。目前认为，肾内入球小动脉处的牵张感受器和致密斑感受器与肾素的分泌有关，另外，肾素的分泌还受交感神经的调节。当循环血量减少、血压降低时，肾血流量减少，入球小动脉处的牵张感受器被激活，肾素分泌增加；同时，由于肾血流量减少，肾小球滤过率降低，滤过的 Na^+ 量也相应减少，于是致密斑感受器被激活，肾素分泌增加；循环血量减少使交感神经兴奋，交感神经通过其末梢释放递质直接作用于球旁细胞，促使肾素分泌。

（2）血 K^+ 和血 Na^+ 浓度：血 K^+ 浓度升高或血 Na^+ 浓度下降均可直接刺激肾上腺皮质球状带，使醛固酮分泌增加，醛固酮通过促进肾脏保 Na^+ 排 K^+，从而维持血 K^+ 和血

Na$^+$浓度的稳定；反之，当血K$^+$浓度降低或血Na$^+$浓度升高时，醛固酮分泌减少。肾上腺皮质球状带分泌醛固酮时对血K$^+$浓度升高十分敏感，而对血Na$^+$浓度的降低，相对来说较不敏感。

（三）心房钠尿肽

心房钠尿肽也称心钠素或心房肽，是广泛存在于心房肌中的活性肽。心房钠尿肽的功能主要是抑制Na$^+$的重吸收，因而有较强的排Na$^+$、排水作用，因此，心房钠尿肽可使血容量减少，血压降低。这些生理作用可能与它抑制醛固酮和抗利尿激素的分泌有关。

二、神经调节

肾受交感神经支配，交感神经兴奋时对尿生成的调节作用如下。①使入球小动脉和出球小动脉收缩，因为主要使入球小动脉收缩，所以，交感神经兴奋可使血流阻力增大，肾小球毛细血管血流量减少，血压降低，有效滤过压降低，滤过率减少。②促进近端小管和髓袢上皮细胞对Na$^+$、HCO$_3^-$、Cl$^-$和水的重吸收。③促进球旁细胞分泌肾素，最终使醛固酮生成增多，增加Na$^+$的吸收。交感神经的上述调节主要是在机体缺血或严重缺水时发挥作用。正常机体在安静情况下，交感神经对尿生成影响较小。

第五节　尿的排放

尿的生成是个连续不断的过程。生成的终尿由于压力差以及肾盂的收缩而被送入输尿管。输尿管中的尿液则通过输尿管的周期性蠕动而被送入膀胱。膀胱具有储存尿液的功能。只有当膀胱的尿量储存到一定程度时，才会引起排尿反射。

一、尿量及尿液的理化性质

尿液的成分中95%～97%是水，其余3%～5%为固体物质。固体物质中的有机物主要是尿素，还有肌酐、马尿酸、尿胆素等代谢产物，无机物主要是氯化钠，还有硫酸盐、磷酸盐和钾、铵等。

正常人每昼夜排出的尿量为1000～2000 ml，一般为1500 ml左右，尿量的多少主要取决于机体每天摄入的水量和其他途径排出的水量。如果摄入的水量增多但出汗很少时，尿量则增多；反之则尿量减少。在异常情况下，尿量可明显发生改变。如果每昼夜尿量长期保持在2500 ml以上，称为多尿。每昼夜尿量持续为100～500 ml时，称为少尿。尿量不足100 ml者，则称为无尿。因为通过肾的排泄物都是溶解于尿液之中并随尿排出体外的，如果一昼夜尿量不足500 ml，排泄物将无法全部排出而在体内积聚，这将给机体正常生命活动带来不良影响，甚至产生严重后果。多尿会使机体丧失过多水分，导致脱水等现象。

正常尿液为淡黄色透明液体，当尿量减少而浓缩时，颜色会变深；反之，大量饮水时尿量增加，尿液的颜色变浅。尿的相对密度（比重）也会随尿中溶质浓度的高低而发生变化，一般为1.015～1.025 g/cm^3，最大变动范围为1.001～1.035 g/cm^3。尿的渗透压一般比血浆的高。正常人尿液一般呈弱酸性，pH为5.0～7.0，最大变动范围为4.5～8.0。尿液的pH主要受食物的影响，荤素杂食的人，尿液呈酸性，这主要是由于蛋白质分解产生的硫酸盐、磷酸盐随尿排出所致。素食的人，尿液呈碱性，这主要是由于植物中所含的酒石酸、苹果酸、枸橼酸可在体内氧化，造成尿中排出的酸性产物减少所致。

二、排尿反射

支配膀胱逼尿肌和尿道内、外括约肌的神经为盆神经、腹下神经和阴部神经，3 种神经均含有传入纤维与传出纤维。（图 8 – 19）

盆神经属于副交感神经，由骶髓 2~4 节发出。当该神经兴奋时，可引起膀胱逼尿肌收缩和尿道内括约肌舒张，从而促进排尿。腹下神经属于交感神经，由脊髓胸 11~腰 2 节发出，它兴奋时能使逼尿肌松弛、尿道内括约肌收缩，抑制排尿。阴部神经属于躯体神经，由骶髓 2~4 节发出，其传出冲动受意识控制，它兴奋时可引起尿道外括约肌收缩，从而阻止排尿。

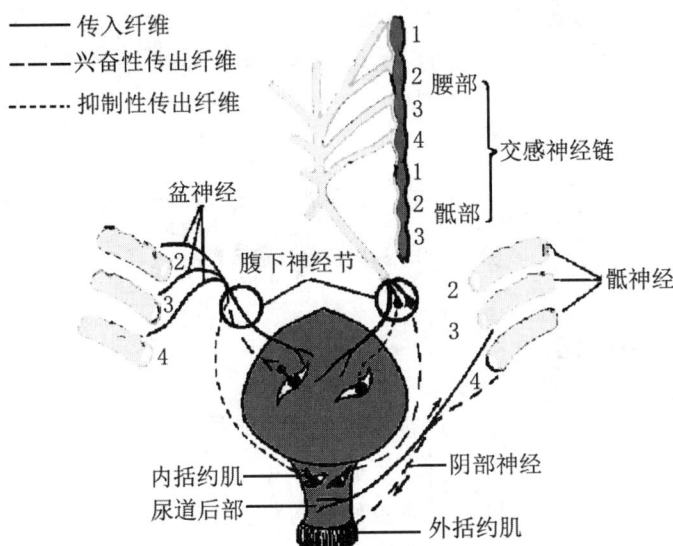

图 8 – 19　膀胱和尿道的神经支配

在正常情况下，成人膀胱内尿量少于 0.4 L 时，其内压变化并不明显，当尿量达到 0.4~0.5 L 时，膀胱内压急剧上升，于是刺激膀胱壁的牵张感受器，神经冲动经盆神经传至脊髓骶段的初级排尿中枢，同时，冲动上传到大脑皮层的高级中枢，产生尿意。

如果环境不允许，大脑皮层的下行冲动可抑制骶髓排尿反射初级中枢的活动。直到环境允许时，才能解除这种抑制，这时骶髓排尿中枢的兴奋沿盆神经传出，引起膀胱逼尿肌收缩，尿道内括约肌舒张，尿液进入后尿道。进入后尿道的尿液使尿道扩张，刺激了后尿道感受器，冲动沿盆神经再次传至骶髓排尿中枢，反射性地抑制阴部神经的传出活动，使尿道外括约肌松弛，于是尿液被强大的膀胱内压驱出体外。这种通过尿液刺激尿道来进一步增强排尿中枢活动的过程，是一种正反馈的调节，它使排尿活动一再加强，直至尿液排完。此外，在排尿过程中，腹肌和膈肌也发生收缩，以协助加速完成排尿活动（图 8 – 20）。

婴幼儿的大脑皮层发育尚未完善，排尿反射的高位中枢对骶髓初级排尿中枢的控制能力较弱，因而排尿次数较多，且易发生夜间遗尿现象。当成人脊髓受损时，骶髓初级排尿中枢与大脑皮层失去联系，排尿便失去了意识控制，可出现尿失禁。如果骶髓初级排尿中枢受损，发生功能障碍，膀胱中尿液充盈过多而不能排出，则会出现尿潴留。

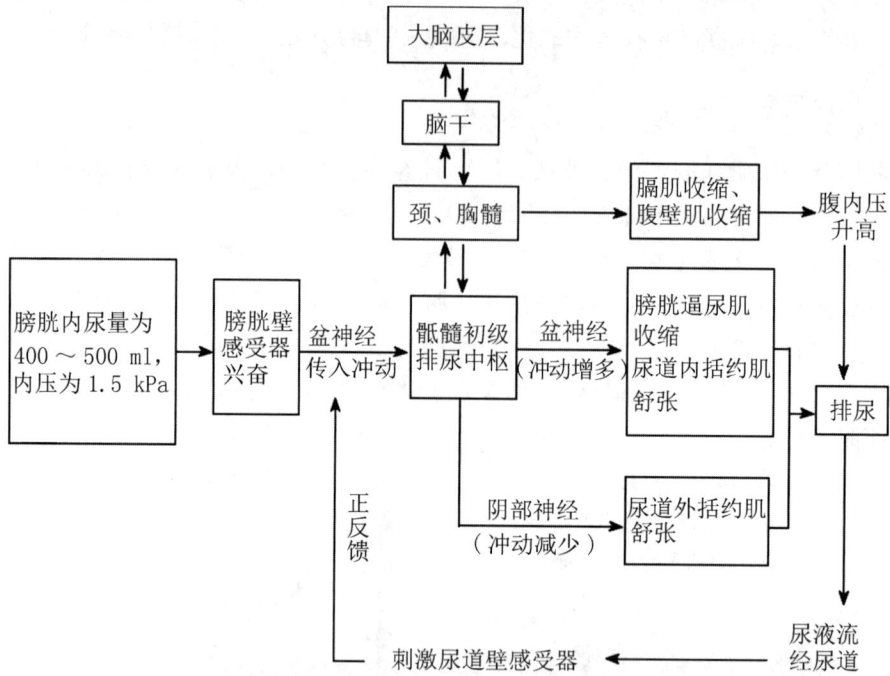

图 8 - 20　排尿反射过程示意图

本章小结

肾脏的排泄功能
- 概述
  - 排泄的概念和途径
  - 肾脏的基本功能
  - 肾脏的结构特点
  - 肾脏的血液循环特征
- 尿生成过程
  - 肾小球的滤过
  - 肾小管和集合管的重吸收
  - 肾小管和集合管的分泌
- 尿液的浓缩与稀释
  - 肾髓质高渗梯度的形成
  - 尿液的浓缩和稀释过程
  - 肾髓质高渗梯度的维持
- 尿生成的调节
  - 体液调节
  - 神经调节
- 尿的排放
  - 尿量及尿液的理化性质
  - 排尿反射

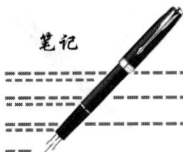

思考题

　　患者有糖尿病史十余年，其间不规则服用降糖药，半年前出现下肢浮肿、腰酸乏力，在当地医院就诊并进行检查。肾功能：尿素氮 14.1 mmol/L，血肌酐 340.3 μmol/L。尿常规：尿蛋白（＋＋＋），尿糖（＋），隐血（＋）。

　　临床诊断：糖尿病肾病。

　　请思考：

1. 该案例中主要涉及的生理学知识点有哪些？

2. 试用生理学知识解释案例中出现的主要临床症状。

3. 针对此患者，在护理中应注意哪些问题？

（孔春艳）

第九章 感觉器官

1. 掌握眼的调节；眼的折光能力异常的分类及矫正方法；视力、视野的概念；声波传入内耳的途径。

2. 熟悉明适应、暗适应的概念。

3. 了解色盲与色弱的概念；视野的范围；耳蜗的结构；基底膜振动的特点。

4. 能正确运用本章所学基本知识，分析近视、远视、散光的产生原因及其常见矫正措施。

5. 培养护理专业学生关爱病患、认真负责、全心全意为患者服务的职业道德素养。

情境导入

> 某患儿，男，4岁，出现视物模糊半年余，其母亲高度近视，父亲为近视。视力检查结果如下。①VD：0.16。②VS：0.20。小瞳验光结果如下。①右眼：−2.00/−0.75×180＝0.4。②左眼：−2.00/−0.75×180＝0.5。阿托品慢散后验光结果如下。①右眼：−1.75/−0.75×180＝0.5。②左眼：−2.00/−0.75×180＝0.5。③Covertest＋△：−12（sc，33 cm）。眼轴测量结果如下。①右眼：23.99 mm。②左眼：24.00 mm。
>
> 请思考：
>
> 1. 根据该患儿的检查结果，如何进行诊断？有哪些治疗措施？
>
> 2. 该患儿年龄较小，在诊疗过程中应该如何进行人文关怀？

第一节 感受器与感觉器官

人体内和体表分布着许多不同类型的感受器和主要由感受器组成的感觉器官。它们能把机体内、外环境中的各种变化信息转变为电信号，电信号以神经冲动的形式通过感觉神经纤维传向中枢神经系统的相应部位，经大脑皮层分析处理，产生各种不同的感觉。进而通过一系列反射活动和复杂的调节过程，使机体适应内、外环境的变化。

一、感受器和感觉器官的概念

感受器是指分布在体表或各种组织内部的一些专门感受机体内、外环境变化的结构或装置。它们能把环境中各种形式的刺激能量（光能、热能、化学能和机械能等）转变

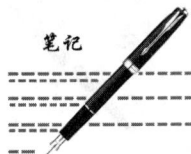

为感觉神经的动作电位，在功能上起着换能器的作用。感受器的结构形式是多种多样的：有的是感觉神经末梢，如痛觉感受器；有的是裸露的神经末梢周围包绕一些其他结构，如环层小体；还有的是一些特殊分化的细胞，如视网膜的视锥细胞和视杆细胞、耳蜗的毛细胞等。

感觉器官是某些特殊分化了的感受细胞连同它们的非神经附属结构所组成的感受装置。眼、耳、鼻、前庭器官等感觉器官结构比较复杂，感受的是远距离刺激，被称为特殊感觉器官。人的这些感觉器官都分布在头部并与脑神经相连。

二、感受器的分类

1. 外感受器 外感受器位于体表和头部，能感受外环境的变化。例如，光、声、位置、嗅觉、味觉等感受器及皮肤的触、压、温、冷和痛等感受器。这类感受器的活动常可引起清晰的感觉，并能精确定位。

2. 内感受器 内感受器分布在血管、脏器、肌肉、肌腱、关节、脑等处，接受体内的各种刺激。这类感受器的活动往往不产生意识感觉，或者仅产生不能精确定位的模糊感觉。

另外，感受器根据所受刺激的性质可分为光感受器、化学感受器、机械感受器和温度感受器等。

三、感受器的一般生理特性

1. 感受器的适宜刺激 人在长期进化过程中，形成了许多具有特殊结构与功能的感受器。这些感受器都有其最敏感、最容易接受的刺激形式，即一种感受器对于某一种形式的刺激反应最灵敏、感觉阈值最低，只需极小的刺激强度就能引起相应的感觉。这种特定形式的刺激称为该感受器的适宜刺激。例如，声波是内耳耳蜗毛细胞的适宜刺激；光波是视网膜感光细胞的适宜刺激等。感受器对适宜刺激非常敏感；非适宜刺激引起感受器兴奋所需的刺激强度要比适宜刺激大得多。

2. 感受器的换能作用 各种感受器都能把作用于它们的适宜刺激转换为相应的感觉神经纤维上的动作电位，这种作用称为感受器的换能作用。感受器受到物理、化学等能量形式的刺激后，通常是先引起跨膜电变化，这种跨膜电变化多为去极化电位变化（只有感光细胞产生超极化电位变化），类似于局部兴奋或终板电位，称之为感受器电位。在一定范围内感受器电位的大小与刺激强度成比例，以电紧张的形式向邻近部位扩布，并在局部产生时间总和及空间总和。当感受器电位达到一定强度时，就能引起感觉神经纤维产生可扩布的动作电位。

3. 感受器的编码作用 当感受器把不同形式的刺激转换成神经动作电位时，不仅发生了能量形式的转换，感受器还把刺激所包含的环境变化的信息转移到动作电位的序列和组合之中，这就是感受器的编码作用。实际上感受器的编码是一个非常复杂的活动，外界刺激是如何在神经特有的电信号序列中编码的，目前还有许多问题尚未完全清楚。但现在已知的是，对刺激性质的编码主要与刺激所作用的感受器和冲动到达大脑皮层终端部位有关。不同性质的刺激作用于不同的感受器，通过相连的传入神经将兴奋传至相应的大脑皮层终端部位，主观上就产生不同性质的感觉，对刺激的量或强度的编码是通过每一条传入神经纤维上冲动频率的高低和参与电信号传输的神经纤维的数目的多少来反映的。在一定范围内，刺激愈强，每一条神经纤维上的冲动频率愈大；刺激愈强，被兴奋的感受器数目也愈多，产生动作电位的神经纤维数目也愈多。

4. 感受器的适应现象　当一定强度的刺激持续不断地作用于感受器时，可出现传入神经冲动频率随时间逐渐下降的现象，这种现象称为感觉适应。各种感受器都可产生适应现象。但其适应的快慢因感受器种类的不同而不同。一般可将感受器分为快适应感受器和慢适应感受器两种。快适应感受器在受到持续刺激时，只在刺激开始后的短时间内有传入性冲动发放，以后虽然刺激继续存在，但传入性冲动的频率迅速下降，甚至降到零，感觉不到该刺激的存在。嗅觉和皮肤触觉等的感受器均为快适应感受器。快适应的生理意义主要是该适应有利于机体再接受其他新刺激。慢适应感受器受到持续刺激时，虽然在刺激刚开始时传入冲动的频率略有下降，但在以后较长时间内传入冲动的频率则维持在一个稳定水平。颈动脉窦、肌梭等为慢适应感受器。慢适应的生理意义是慢适应有利于机体对刺激进行长期监测和及时调节。适应现象并非感受器产生疲劳。对某一刺激产生适应后，如果增加该刺激的强度，则能引起传入冲动的增加。

第二节　视觉器官

视觉是由视觉器官、视神经和视觉中枢的共同活动完成的。眼是视觉的感受器官，视觉的适宜刺激是波长为 380～760 nm 的电磁波，人脑从外界获取的信息中大约 95% 以上来自视觉系统。

人眼的基本结构如图 9-1 所示，主要由折光系统和感光系统所构成。角膜、房水、晶状体和玻璃体构成眼的折光系统；视网膜为眼的感光系统。外界物体发出的光经折光系统折射，在视网膜上成像，视网膜的感光细胞将光能转变为电信号，视神经将冲动传入视觉中枢，皮层视觉区通过分析和处理，产生视觉。所以，眼具有折光成像和感光换能两种功能。

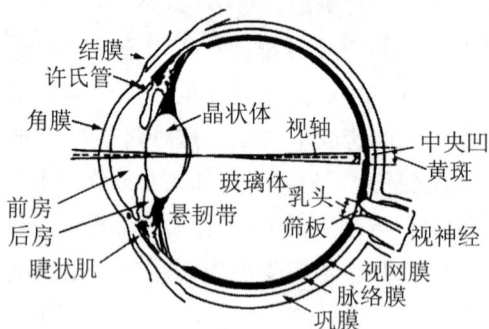

图 9-1　眼的水平切面

一、眼的折光系统及调节

（一）眼的折光系统和成像

眼的折光系统是一个十分复杂的光学系统。来自外界物体的光线必须通过 4 个折光系数不同的介质（包括角膜、房水、晶状体、玻璃体），并通过 4 个曲率半径不同的折射面（角膜的前表面和后表面，以及晶状体的前表面和后表面），在眼内多次发生折射后，才能成像于视网膜。

光线入眼后在视网膜上成像的过程，与凸透镜成像过程相似，但又远较单片凸透镜复杂，人眼成像的作图过程或计算过程，十分烦琐。为了便于研究和应用，通常将人眼设计为一个单球面折射系统，而其折光效果与实际眼的折光效果相同，这个模型称为简化眼。在简化眼模型中，假定眼球为一匀质单球面折光体，折光系数为1.333，眼球前后径为20 mm；外界光线进入折光体时，只在角膜前球形界面折射一次，节点在角膜后方5 mm处，节点到后主焦点的距离为15 mm，正好在简化眼的后极，相当于视网膜的位置。这个模型和安静状态下不进行调节的正常人眼一样，正好能使6 m以外物体发出的平行光线聚焦在视网膜上，形成清晰的物像。

利用简化眼模型可以方便地计算出物体在视网膜上成像的大小。其计算公式如下：

$$\frac{物体的大小}{物体至节点的距离} = \frac{物像的大小}{节点至视网膜的距离}$$

（二）眼的调节

对于眼前方的物体，眼会根据物体的距离和明暗情况自动进行调节。一般认为，眼前方6 m以外的物体发出的光线射入眼内时已近似于平行光线，如果眼的折光系统正常，则不需要任何调节，经折射后恰好清晰成像于视网膜上。当物体在眼前方6 m以内时，由物体上各点发出至眼的光线是辐射状的，经折射后聚焦在视网膜的后方，因而导致视物模糊，此时需要眼的折光系统进行调节，使物体的像清晰地呈现在视网膜上。通过折光系统调节力的加强看清近物的调节过程称为视调节。眼的调节包括如下3个方面的作用。

1. 晶状体的调节　眼的折光调节主要是靠晶状体形状的改变而实现的。晶状体形似双凸透镜，是一个富有弹性的透明的纤维组织，它的周边被睫状小带（悬韧带）所悬系，睫状小带附着在睫状体上。当眼看远物时，睫状肌松弛，睫状小带则被拉紧，晶状体受悬韧带的牵拉而形状相对扁平。当眼看近物时，由于呈现在视网膜上的物像模糊，物像信息传到大脑皮层视觉中枢，通过动眼神经，反射性地引起睫状神经兴奋；睫状肌中的环行肌收缩，使睫状体向前内方移动，悬韧带松弛，晶状体因其自身的弹性而变凸，曲度增大，折光系统的折光力增大，物像前移并成像于视网膜上，形成清晰的视觉。（图9-2）

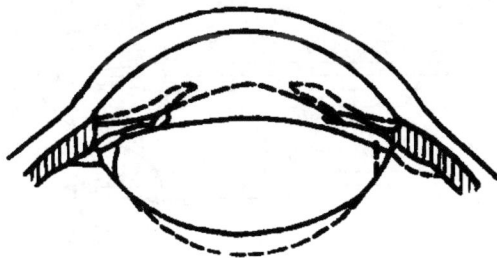

图9-2　眼调节前后睫状肌位置和晶状体形状的改变

人眼看近物的能力，即晶状体的调节能力，主要取决于晶状体的弹性，通常用近点（near poin）来表示。近点是指眼做最大调节时能够看清物体的最近距离。10岁儿童的近点平均为8.6 cm，20岁时约为11.8 cm，而60岁时增大到83 cm。近点愈近，表示晶状体弹性愈好，眼的调节能力愈强。通常，晶状体随年龄的增大而逐渐老化，弹性下降。年龄愈大，晶状体弹性愈差，因而眼的调节能力也愈弱。近点远移表明晶状体弹性减弱，眼的调节能力下降，看远物时视物清晰，而看近物时视物模糊，称为老视（老花眼）。纠正方法是看近物时佩戴凸透镜，以增强折光能力。远点（far poin）则是指眼在非调节状态下（睫状肌处于松弛状态）所能看清物体的最远距离。

2. 瞳孔的调节　瞳孔的主要功能是调节进入眼内的光线量，正常人眼瞳孔的直径为 1.5 ~ 8.0 mm。瞳孔的调节有瞳孔近反射（near reflex of the pupil）和瞳孔对光反射（pupillary light reflex）。当眼看近物时，可反射性地引起双侧瞳孔缩小，称为瞳孔近反射。瞳孔近反射的生理意义在于控制进入眼内的光线量，避免过多光线刺激，减少折光系统造成的球面像差和色像差，增加视觉的清晰度。

瞳孔的大小随光照强度的不同而发生变化的反射，称为瞳孔对光反射。当强光照射时，瞳孔会缩小；光线减弱后，瞳孔会变大。这是眼的一种重要适应功能，其意义在于调节进入眼内的光线量，使视网膜不会因光线过强而受到损害，且在弱光下也能产生清晰的视觉。

瞳孔对光反射为双侧性的，即光照一侧眼睛，可同时引起双侧瞳孔缩小。未受光照的另一侧瞳孔的缩小称为互感性对光反射。由于瞳孔对光反射的中枢位于中脑的顶盖前区，反应灵敏，便于检查，临床上常把它作为判断全身麻醉深度和病情危重程度的重要指标。

3. 双眼球会聚　当双眼凝视一个正向眼前移近的物体时，两眼视轴向鼻侧会聚的现象，称为双眼球会聚或辐辏反射。双眼球会聚的意义是使近处物体成像于两眼视网膜的对称位置上，以免产生复视。

（三）眼的折光异常

眼的折光系统在无须进行调节的情况下，就可使来自远处物体的平行光线成像在视网膜上；看近物时，经过眼的调节，物像也能聚焦在视网膜上形成清晰的视觉，称为正视眼。若眼的折光能力异常或眼球的形态异常，平行光线就不能在视网膜上成像，称为屈光不正，包括近视、远视和散光。（图9－3）

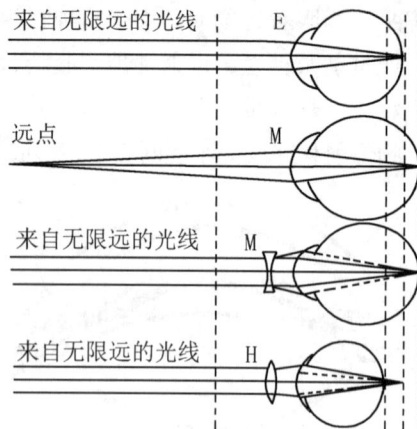

图9－3　折光异常及矫正
E：正视眼；M：近视眼；H：远视眼

1. 近视　近视多数是由于眼球的前后径过长，或由于角膜和晶状体曲率过大、折光能力过强，使远处物体发出至眼的平行光线聚焦于视网膜前，造成视物不清。近视眼的近点近移，远点也近移。近视眼的矫正是佩戴一适当的凹透镜，使入眼的平行光线适度辐散，从而使视网膜成像清晰。

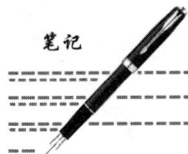

2. 远视　远视主要是由于眼球前后径过短（轴性远视）或折光能力过弱（屈光性远视），使来自远处物体的平行光线聚焦在视网膜的后方。远视眼看远物时，由于物像位于视网膜之后，因此引起视觉模糊。远视眼看近物时，眼睛需要做更大程度的调节才能看清物体，因此远视眼的近点远移。远视眼的发生多与遗传有关，矫正的方法是佩戴合适的凸透镜。

3. 散光　正常眼折光系统的各个折光面都是正球面，即折光面每个方位的曲率半径都是相等的。由于某些原因，折光面（通常发生在角膜）各点的曲率半径不等，使射入眼内的平行光线不能全部聚焦在视网膜上，造成物像变形和视物不清，称为散光。矫正散光的方法是佩戴合适的柱面镜，以纠正角膜的曲率异常。

二、眼的感光系统

眼的感光系统主要包括视网膜和视神经，视网膜中存在着视锥细胞和视杆细胞两种感光细胞。外界物体发出的光线，经过眼的折光系统折射后到达视网膜，感光细胞感受光的刺激，将光能转变为视神经上的动作电位，传入视觉中枢后，最终经分析和处理产生视觉。

（一）视网膜的两种感光换能系统

视网膜是位于眼球壁内层的透明神经组织膜，其厚度只有 $0.1 \sim 0.5$ mm，但结构十分复杂，自外向内可分为 4 层：色素细胞层、感光细胞层、双极细胞层和神经节细胞层。最外层的色素细胞层中有色素上皮细胞，它的细胞质中含有黑色素颗粒，能遮挡散射光线，防止强光对感光细胞产生破坏。另外，色素上皮细胞还能为感光细胞补充和提供合成视色素所必需的维生素 A 等营养物质。感光细胞层由感光细胞（即视锥细胞和视杆细胞）构成。感光细胞能将来自物体的光学信息转变为电信号，电信号依次经双极细胞和神经节细胞，传向视觉中枢。

视锥细胞和视杆细胞在形态上都可分为外段、内段和终足 3 个部分。外段是感光色素集中的部位，在感光换能中起重要作用。视杆细胞的外段呈长杆状，视锥细胞的外段呈圆锥状。视锥细胞主要分布在视网膜中央，中央凹处的感光细胞几乎全是视锥细胞，此处 1 个视锥细胞连接 1 个双极细胞，1 个双极细胞连接 1 个节细胞，呈 1∶1 的"单线"联系方式，形成了视锥细胞到大脑的"专线"。视杆细胞主要分布在视网膜的周边，在周边部多个感光细胞通常连接于 1 个双极细胞，而多个双极细胞再连接于 1 个节细胞，这样就构成了细胞兴奋汇合的回路。因此，视锥细胞与视杆细胞分别构成了不同的感光换能系统。

1. 视锥系统　视锥系统由视锥细胞和与它相联系的双极细胞、神经节细胞等组成。视锥细胞对光的敏感性较低，感觉阈值较高，只有在较强光线下才能兴奋。视锥系统的主要功能是白昼视物，能分辨颜色，对物体的轮廓及细节分辨能力高，故也称为明视觉系统。以白昼活动为主的动物，如鸡、鸽、松鼠等，其视网膜的感光细胞几乎都是视锥细胞。

2. 视杆系统　视杆系统由视杆细胞和与它相联系的双极细胞、神经节细胞组成。视杆细胞对光的敏感度比视锥细胞高 1000 倍，能在昏暗环境中感受弱光刺激而引起视觉，故也称为暗视觉系统。视杆系统的精确性差，无色觉，只能区别明暗，夜间生活为主的动物，如猫头鹰等，其视网膜中只有视杆细胞。

（二）视杆细胞的感光原理

感光细胞中的视色素在光的作用下可产生一系列光化学反应，此反应可将光能转换成电变化。视杆细胞中的视色素为视紫红质。视紫红质为一种结合蛋白质，由1分子的视蛋白和1分子的视黄醛组成。

视紫红质在暗处呈紫红色，受到光照时迅速分解为视蛋白和视黄醛，颜色也由紫红色变为橙色、黄色，最后变为白色。目前认为，视紫红质在光照时发生分解，首先是视黄醛的分子构型发生了改变，光照前为较弯曲的构型，即11-顺型，光照时变为较直的构型，即全反型，之后也引起了视蛋白分子的改变，由此诱导视杆细胞产生超极化型的感受器电位。这种超极化型的感受器电位通过引起递质释放，导致双极细胞等的电位变化，最终使神经节细胞诱发出动作电位。在明亮处分解的视紫红质，在暗处又可重新合成，这是一个可逆反应（图9-4）。在视紫红质的分解与合成过程中，总有一部分视黄醛被消耗，要靠从食物吸收入血液循环（储存于肝脏）的维生素A来补充。长期摄入的维生素A不足，会影响人在暗处的视力，引起夜盲症（nyctalopia）。

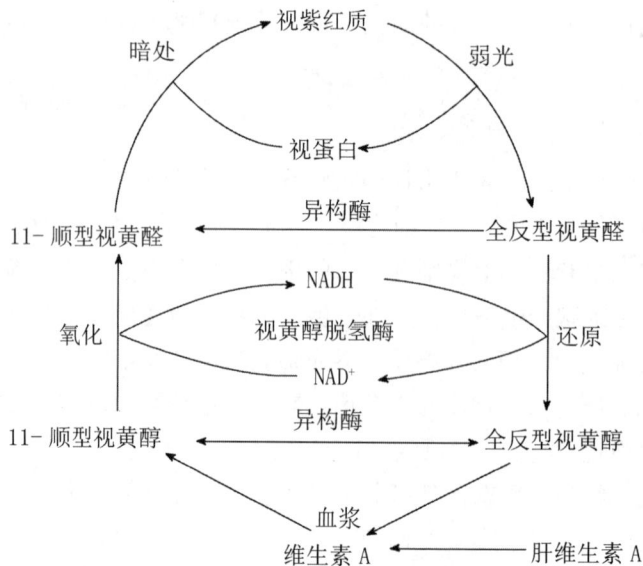

图9-4　视紫红质的合成、分解和视黄醛的关系

知识拓展

夜盲症

在夜间或光线昏暗环境下视物不清、行动困难，称为夜盲症。该症状一般都是由于缺乏维生素A所致。夜盲症按病因可分为暂时性夜盲、获得性夜盲和先天性夜盲。由于饮食中缺乏维生素A或因某些消化系统疾病影响维生素A的吸收，致使视网膜视杆细胞没有合成视紫红质的物质而造成夜盲。这种夜盲是暂时性的，只要多吃胡萝卜、鱼肝油、猪肝等，即可补充维生素A的不足，很快就会痊愈。获得性夜盲常由于视网膜视杆细胞营养不良或本身的病变引起，常见于弥漫性脉络膜炎、广泛的脉络膜缺血萎缩等，这种夜盲随着有效的治疗、疾病的痊愈而逐渐改善。先天性夜盲（如视网膜色素变性）是由于视杆细胞发育不良、失去了合成视紫红质的功能所致。

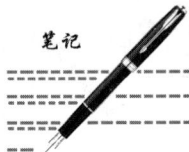

三、与视觉有关的生理现象

（一）暗适应与明适应

1. 暗适应 人从明亮处突然进入暗处时，最初几乎看不清楚任何东西，经过一定时间后，视觉敏感度逐渐升高，便恢复了在暗处的视力，这种现象称为暗适应。暗适应过程的产生机制与视网膜中视色素在暗处合成增加有关。

在明亮处时，由于受到强光的照射，视杆细胞中的视紫红质大量分解，视紫红质的储存量很小，在暗处不足以引起对弱光的反应；而视锥细胞对弱光不敏感，所以，开始进入暗处时人眼什么都看不清楚。在进入暗室 20 ~ 30 分钟后，由于视紫红质合成增加，使视紫红质的含量得到补充，于是视力逐渐恢复。

2. 明适应 人从暗处突然来到明亮处时，感到一片耀眼的光亮，看不清物体，只有稍待片刻才能恢复正常视觉，这种现象称为明适应。明适应过程完成较快，约需 1 分钟即可完成。在暗处时视杆细胞内蓄积了大量的视紫红质，当人进入明亮处时视紫红质遇强光迅速分解，因而产生耀眼的光感。

综上所述，暗适应与明适应过程实际上是视紫红质合成与分解的过程。

（二）色觉

辨别颜色是视锥细胞的主要功能。正常的视网膜视锥细胞可以分辨波长为 380 ~ 760 nm 的约 150 种不同的颜色，但主要是红、橙、黄、绿、青、蓝、紫 7 种颜色。每种颜色都由一定波长的光线所引起，所有颜色的光都可以用不同比例的红光、绿光和蓝光 3 种原色混合而成，故把红、绿、蓝 3 种颜色称为三原色。

1. 三原色觉学说 该学说认为在视网膜上有 3 种不同的视锥细胞，它们分别含有对红、绿、蓝 3 种色光敏感的视色素，当某一种颜色的光线作用于视网膜上时，会使 3 种视锥细胞以一定比例兴奋，这样的信息传至大脑，就产生某一种颜色的感觉。例如，红、绿、蓝 3 种视锥细胞兴奋的比例为 4：1：0 时，产生红色的感觉；三者的比例为 2：8：1 时，产生绿色的感觉；若受到同等比例的三色光刺激时，则产生白色的感觉。

2. 色盲与色弱 对全部颜色或几种颜色缺乏分辨能力称为色盲。色盲分为全色盲和部分色盲。全色盲是指对全部颜色缺乏分辨能力，极为少见。部分色盲又可分为红色盲（第一原色盲）、绿色盲（第二原色盲）和蓝色盲（第三原色盲）。红色盲是指不能辨别红色的色盲，形成原因是缺乏对较长波长光线敏感的视锥细胞。红色盲患者看到的可见光谱较正常人短，不能感知光谱的红色端。绿色盲是指不能分辨绿色的色盲，形成原因也是缺乏相应的特殊视锥细胞。绿色盲不仅不能识别绿色，也不能区分红与绿之间、绿与蓝之间的颜色。红色盲和绿色盲较为多见，临床上统称为红绿色盲。色盲绝大多数是由遗传因素引起。

有些色觉异常的人只是对某种颜色的识别能力较正常人稍差，称为色弱。色弱不是缺乏某种视锥细胞，而只是视锥细胞的反应能力较正常弱，色弱常由后天因素引起，多与健康和营养因素有关。

（三）视敏度

视敏度（visual acuity）又称视力，是指单眼对物体细微结构的分辨能力。视力通常用视角（单位为分）的倒数来表示，即视力 = 1/视角（分）。视角是指物体上两点发出的光线入眼后在节点交叉处所形成的夹角。视角的大小与视网膜上所形成的物像大小成正比，两眼所分辨的视角越小，表明视力越好。

正常人眼所能分辨的最小视角为 1 分角，此时视网膜上所形成的物像大小约为 5 μm，稍大于一个视锥细胞的大小，物体两点发出的光线在视网膜上可兴奋被隔开的两个视锥细胞，当冲动传入中枢后，人眼就能分辨这两点。

因此，视角为 1 分角的视力为正常视力。视力表就是根据这一原理设计的（图 9 - 5），将视力表放置于 5 m 远处，看其中 1.0 行字形或图形缺口为 1.5 mm 时，所形成的视角为 1 分角。此时表示正常视力标准为 1.0，由于中央凹处视锥细胞的直径不同，视力也可大于此数值。

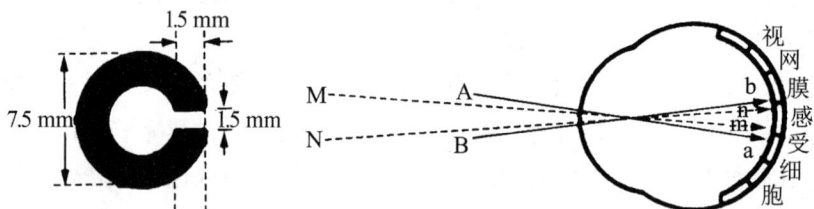

图 9 - 5　视力测定原理示意图
AB：物体大小；ab：物像大小；MN：视力表放置于 5 m 处；mn：视角变小后的物像

（四）视野

单眼固定不动地正视前方一点，这时该眼所能看到的范围，称为该眼的视野（visual field）。正常人的视野受面部结构的影响，鼻侧与上方的视野较小，颞侧与下方的视野较大。在同一光照条件下，用不同颜色的光测得的视野范围不同。白色视野最大，然后依次为黄色、蓝色和红色，绿色视野最小。形成这种不同视野的原因是不同的感光细胞在视网膜上的分布范围不一样。在临床上检查视野可帮助诊断视网膜、视传导通路上的某些病变。

（五）双眼视觉

双眼同时看一物体时所产生的视觉，称为双眼视觉。人的双眼在面部正前方，视物时两眼视野大部分重叠。双眼注视同一物体时，物体在两眼的视网膜上各形成一个完整的像，但主观上却只能见到一个物体，即两眼只产生一个视觉形象，称为单视。这是因为物体所成的像正好落在两眼视网膜的对称点上，当神经冲动传到大脑皮层时恰好被融合成一个物像。当某些疾病导致物体所成之像落在视网膜的非对称点上时，如眼外肌瘫痪、眼球内肿瘤压迫等，则会产生一定程度相互重叠的两个物体的感觉，称为复视。

知识拓展

近视的预防

1. 合适的光线。

2. 改善近距离用眼姿势，眼与书的距离保持在 33 cm 左右。

3. 缩短近距离用眼时间，每隔 45 ~ 50 分钟休息 10 ~ 15 分钟。

4. 增加户外活动，常做眼保健操。

5. 减少蓝光辐射，尽量缩短看屏幕的时间。

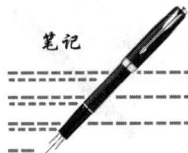

第三节　听觉器官

听觉的适宜刺激是空气振动产生的声波，一般情况下，人耳能感受的声波频率范围为 20～20 000 Hz。外界的声波振动经外耳道、鼓膜、听骨链，引起耳蜗中内淋巴和基底膜振动，使听觉感受器毛细胞产生局部电位，兴奋经听神经整合后传向皮层听觉中枢，产生听觉。所以，耳具有传音和感音两种功能。

一、外耳和中耳的传音功能

（一）外耳的功能

外耳包括耳郭与外耳道。耳郭的形状有利于接受外界声波，故有集音作用。外耳道是声波传导的通路，向内终止于鼓膜，全长约 2.5 cm。根据物理学原理，充气的管道可与波长 4 倍于管长的声波产生最大的共振作用。因此，外耳道作为一个共鸣腔的最佳共振频率约为 3500 Hz。

（二）中耳的功能

中耳包括鼓膜、听骨链、鼓室和咽鼓管等结构。其主要功能是将空气中的声波振动能量高效地传递到内耳淋巴液，其中鼓膜与听骨链在传音过程中也起增压作用。

1. 鼓膜　鼓膜呈椭圆形，面积为 50～90 mm^2，厚约 0.1 mm，是外耳与中耳的分隔面，鼓膜分为 3 层：外层为上皮组织、中层为致密结缔组织、内层为黏膜层，内层与中耳腔黏膜相连。鼓膜的形态结构特点使其具有较好的频率响应和较小的失真度。

2. 听骨链　听骨链由锤骨、砧骨及镫骨依次连接而成。锤骨柄附着于鼓膜上，镫骨脚板和前庭窗相接，锤骨、砧骨和镫骨通过关节相连，形成一个两臂之间成固定角度的杠杆系统。杠杆的长臂与短臂的比例约为 1.3：1，根据杠杆原理，当振动由鼓膜经听骨链传至前庭窗时，振动的幅度将减少约 1/4，但短臂一侧的压力却增大 1.3 倍。鼓膜的振动面积约为 59.4 mm^2，而前庭窗的面积只有 3.2 mm^2，两者面积之比为 18.6：1。所以，中耳的总增压效应为 24.2 倍；鼓膜、听骨链和前庭窗之间的联系使声波的振幅减小，压强增大，构成声音由外耳传向耳蜗的最有效通路。

3. 咽鼓管　咽鼓管又称耳咽管，是连通鼓室与鼻咽部之间的管道。通常情况下，其鼻咽部的开口处于闭合状态，吞咽、打呵欠或打喷嚏可使管口开放。咽鼓管的主要功能是使鼓室内压与大气压保持平衡，以维持鼓膜的正常位置、形状和振动性能。咽鼓管阻塞时，鼓室内气体可被组织吸收，鼓膜内压降低，鼓膜两侧出现压力差，导致鼓膜内陷。当这个压力差达到 70～80 mmHg（9.3～10.6 kPa）时，将引起鼓膜剧烈疼痛；当压力差超过 180 mmHg（24 kPa）时，鼓膜破裂。当鼓膜两侧压力不平衡时，如飞机迅速升空，外耳道气压下降，可以做吞咽动作，以打开咽鼓管，使鼓室内压与外耳道气压取得平衡。

人中耳和耳蜗关系如图 9-6。

（三）声波传入内耳的途径

声波可通过气传导和骨传导两条途径传入内耳。

1. 气传导　声波通过外耳道引起鼓膜振动，再经听骨链使前庭窗膜振动，最终传入

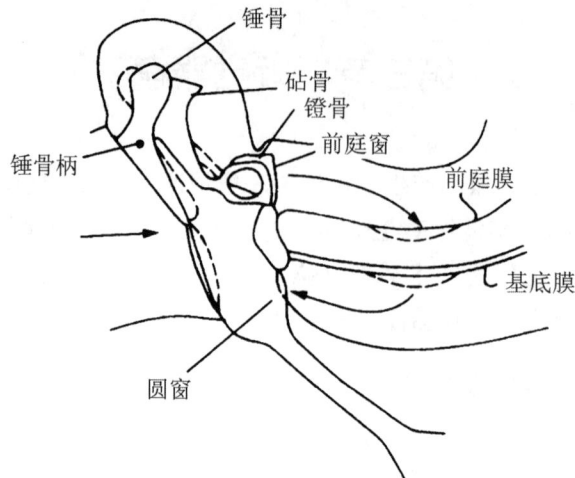

图 9 - 6　人中耳和耳蜗关系模式图

内耳，这种传导途径称为气传导（air conduction），是声波传导的主要通路。当鼓膜穿孔或听骨链损坏时，声波可由鼓室内的空气振动圆窗膜，再由圆窗膜将振动传入内耳，这条途径的传音效果很差，此时听力出现明显下降。

2. 骨传导　声波直接引起颅骨的振动，再引起位于颞骨骨质内的内耳淋巴液振动，这种传导途径称为骨传导（bone conduction）。

临床上通过对气传导和骨传导的检查，可以判断听觉异常的产生部位和原因。当鼓膜或鼓室发生病变时，气传导明显受损，此时出现的听力障碍称为传音性耳聋；骨传导不受影响，甚至比健侧更加敏感。耳蜗发生病变所引起的听力障碍称为感音性耳聋，此时气传导和骨传导同时受损。

二、内耳的感音功能

内耳由耳蜗和前庭器官构成。耳蜗为感音换能作用的主要结构，与听觉有关；前庭器官是平衡感觉器官。

（一）耳蜗的结构

耳蜗是一条骨质管道，围绕蜗轴盘绕而成，因形似蜗牛壳而得名。在耳蜗的横断面上可看到，斜行的前庭膜和横行的基膜将耳蜗管道分为 3 个腔，分别称为前庭阶、鼓阶和蜗管。前庭阶内充满外淋巴，在耳蜗底部被前庭窗膜封闭。鼓阶内充满外淋巴，在耳蜗底部被圆窗膜封闭。在耳蜗顶部，前庭阶与鼓阶通过蜗孔相通。蜗管为一盲管，里面充满内淋巴，位于基底膜上的声音感受器称为螺旋器或柯蒂器，螺旋器浸浴在内淋巴液中。

螺旋器由内、外毛细胞和支持细胞构成。每个毛细胞的顶部都有上百条整齐排列的听毛，较长的听毛埋植于盖膜的胶状质中，毛细胞的底部有神经纤维包绕，毛细胞与听神经末梢形成突触性联系。

（二）基底膜振动与行波学说

人耳的基底膜长度约为 30 mm，其宽度是愈近耳蜗顶部愈宽。当声音刺激引起的听骨链振动传到前庭窗时，前庭窗膜内移，并立即将压力变化传给前庭阶的外淋巴，再依次传到前庭膜、蜗管内淋巴，使基底膜发生振动。当基底膜上的毛细胞和盖膜之间发生移动时，由于毛细胞上的听毛接触或埋入盖膜，所以毛细胞和盖膜间的相对移动致使听毛弯曲变形，毛细胞受到刺激而引起生物电变化，从而使与毛细胞相连的听神经纤维产生动作电位，形成神经冲动，神经冲动传入听觉中枢而产生听觉。

观察表明，基底膜的振动是以行波方式进行的，即内淋巴的振动首先引起靠近前庭窗处的基底膜发生振动，振动以行波方式由基底部向耳蜗顶部方向进行传播，就像有人在规律地抖动一条绸带一样，形成的波浪沿绸带向远端传播。（图9-7）声波振动的频率愈低，行波传播愈远，产生最大振幅的部位愈靠近蜗顶；声波振动的频率愈高，行波传播愈近，产生最大振幅的部位也愈靠近蜗底前庭窗处。这就是行波学说的主要论点，它被认为是耳蜗能区分不同声波频率的基本原理。破坏动物不同部位基底膜的实验和临床上对于不同性质耳聋原因的研究都证明了这一结论。例如，破坏动物耳蜗底部时，高频声音的感受发生障碍；破坏耳蜗顶部时则发现动物对低频声音的感受消失。

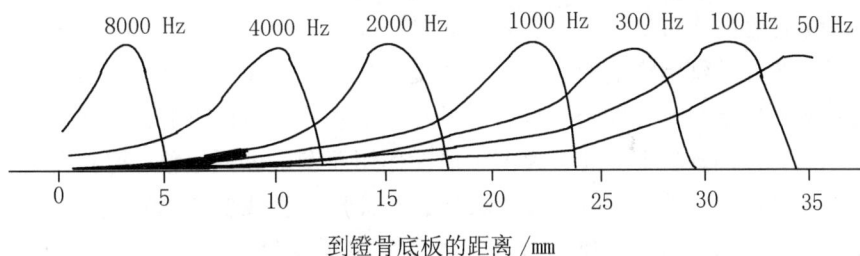

图9-7 基底膜上行波传播示意图

（三）耳蜗的生物电

从耳蜗中可记录到的生物电主要有3种，分别是耳蜗静息电位、耳蜗微音器电位和听神经动作电位。

1. 耳蜗静息电位 在耳蜗未受到声波刺激时，如果以鼓阶外淋巴的电位为零电位，可测出蜗管内淋巴的电位为 +80 mV 左右，称为内淋巴电位。耳蜗静息电位是指螺旋器中的毛细胞在未受刺激时，存在于膜内、外的电位差。毛细胞膜内电位为 −80 ~ −70 mV，由于毛细胞顶膜浸浴在内淋巴液中，而其他部位的细胞膜浸浴在外淋巴液中，故毛细胞顶膜内、外的电位差可达 150~160 mV。

2. 耳蜗微音器电位 耳蜗受到声音刺激时，可产生一种交流性质的电位变化，其电位变化的波形、频率和幅度与作用于耳蜗的声波的波形、频率和幅度基本一致，这种电位变化称为耳蜗微音器电位。在实验中发现，如果将1个电极置于动物耳蜗的圆窗处，并将该电极连接至放大器和扬声器上，这时，如果朝动物的耳朵讲话或唱歌，所说的话和唱的歌都可从扬声器上听到。这一实验说明，耳蜗在这里起着类似微音器的作用。微音器电位的特点是发生迅速、无潜伏期和不应期，其波形可以在一定程度上再现刺激音波形。耳蜗微音器电位不是听神经动作电位，而是细胞外记录的全部毛细胞的感受器电位的总和。

3. 听神经动作电位 将记录电极放在动物耳蜗的圆窗上，当给予1个短声刺激时，可在电位记录中看到耳蜗微音器电位之后跟着几个动作电位。听神经动作电位是由微音器电位触发产生的。一般认为，当毛细胞顶部的微音器电位以电紧张形式扩布至毛细胞底部时，毛细胞底部释放的递质使听神经末梢产生局部电位。这种性质如同兴奋性突触后电位的局部电位达阈电位水平时，听神经则产生动作电位。总之，听神经动作电位是耳蜗对声音刺激进行换能和编码的结果。

三、前庭器官

前庭器官包括椭圆囊、球囊和3个半规管，它们位于颞骨内的骨迷路中。从结构上讲，前庭器官属于内耳迷路的一部分，但不是听觉器官，而是旋转和直线变速运动及头部位置的感受器官。它们能够检测人体自身运动状态和头部在空间的位置。

（一）椭圆囊和球囊的功能

椭圆囊和球囊内充满了内淋巴液，它们的内壁上都有囊斑存在，囊斑上的毛细胞为感受细胞。毛细胞的顶部通常有 60 ~ 100 条纤毛，其中最长的 1 条位于顶部的一侧边缘，称为动毛，其余的纤毛称为静毛。纤毛的游离端常伸入耳石膜的胶质中，耳石膜由胶样物质构成，表面附着许多小的碳酸钙结晶，其比重大于内淋巴液，故惯性大。

椭圆囊和球囊的囊斑位置不同。人直立时，椭圆囊的囊斑处于水平位置，毛细胞顶端朝上，耳石膜在毛细胞纤毛的上方；而球囊的囊斑平面几乎与地面垂直，毛细胞及其纤毛由囊斑表面向水平方向伸出，耳石膜悬在纤毛外侧，与囊斑表面相平行。当人体做直线变速运动时，椭圆囊中，耳石膜由于惯性作用而发生位置偏移，牵拉纤毛使其发生弯曲，使神经纤维发放冲动的频率发生改变，从而产生直线变速的感觉。同样，当头的位置发生改变时，球囊斑毛细胞与耳石膜的位置发生变化，造成毛细胞纤毛发生弯曲，从而产生头部空间位置改变的感觉，同时引起反射性的肌张力改变以保持身体的平衡。

（二）半规管的功能

人体两侧内耳各有 3 个半规管，它们分别位于互相垂直的 3 个平面上。每个半规管约占 2/3 个圆周，一端有 1 个相对膨大的壶腹，壶腹内有壶腹嵴，它的位置与半规管的轴垂直。在壶腹嵴中有一排感受性毛细胞，前庭神经的末梢分布在壶腹嵴底部并与毛细胞相联系，毛细胞顶部的纤毛都埋植在胶质性的圆形终帽之中。纤毛中动毛和静毛的相对位置是固定的。半规管的适宜刺激是旋转变速运动。当人体围绕某一方向的轴开始旋转（或旋转停止）时，相应半规管的毛细胞会因内淋巴液的惯性作用而受到冲击，使顶部的纤毛向某一方向倾斜，于是引起前庭神经发放冲动频率的改变，冲动上传至大脑皮层，从而引起旋转运动的感觉。

> **知识拓展**
>
> #### 耳毒性药物
>
> 某些药物可能造成内耳结构性损伤，进而导致临时或永久的听力缺失，同时对已存在的感音性听觉缺失造成更大的伤害。在临床上常见的耳毒性药物有氨基糖苷类抗生素，如链霉素、卡那霉素、新霉素、庆大霉素等；大环内酯类抗生素，如红霉素；抗癌药物，如长春新碱、顺氯氨铂等；水杨酸类解热镇痛药，如阿司匹林等；抗疟疾药物，如奎宁、氯喹等；利尿剂，如呋塞米等。

本章小结

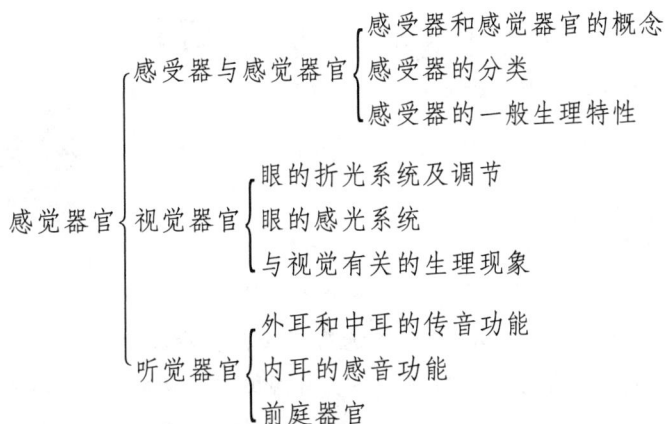

感受器与感觉器官 { 感受器和感觉器官的概念
感受器的分类
感受器的一般生理特性

感觉器官 { 视觉器官 { 眼的折光系统及调节
眼的感光系统
与视觉有关的生理现象

听觉器官 { 外耳和中耳的传音功能
内耳的感音功能
前庭器官

思考题

2005 年春晚舞蹈《千手观音》的表演者是 21 位平均年龄为 21 岁的聋哑舞者，这些舞者将舞蹈演绎得惟妙惟肖，千变万化的造型给人们带来强烈的视觉冲击。领舞邰丽华在其 3 个月大时患上肺炎，因治疗时被注射了庆大霉素而导致中毒性耳聋。

请思考：

1. 简述声波传入内耳的途径。

2. 还有哪些药物会导致听力损伤？

3. 哪些人群应避免使用这些药物？

（陈文超）

第十章　神经系统

学习目标

1. 掌握神经纤维传导兴奋的特征；突触的概念和突触传递的过程；中枢兴奋传播的特征；特异性投射系统与非特异性投射系统的特点和功能；牵张反射的概念、类型及生理意义；内脏痛的特点与牵涉痛的概念；自主神经的主要功能。

2. 熟悉神经元的基本结构和功能；牵涉痛的部位；脊休克；去大脑僵直的概念；小脑对躯体运动的调节；基底神经节和大脑皮层对躯体运动的调节。

3. 了解神经纤维的传导速度和分类；中枢神经元的联系方式；条件反射的形成；第二信号系统的意义；脑的高级功能与脑电活动。

4. 能应用神经系统的基本知识解释相关护理操作技术和日常生活现象；培养用理论知识解决临床问题和生活实例的意识。

5. 认知神经系统对生命的重要性，关注神经系统损伤对健康的影响；珍爱生命、热爱工作、关爱病患。

情境导入

> 某患者，男，61 岁。两个月前出现双手轻微震颤，但不影响正常的活动，当用手或手臂工作时，震颤会减轻，甚至消失。现因震颤逐渐加重来诊。初步体格检查：全身肌紧张增高，随意运动减少，动作缓慢，面部表情呆板。
>
> 请思考：
> 1. 该患者最可能患的疾病是什么？
> 2. 该患者病变的主要部位在哪里？
> 3. 在护理该患者时应注意哪些问题？

人体是一个极为复杂的有机体，各器官、系统的功能都直接或间接地处于神经系统的调节和控制之下，互相联系、互相制约，并对内、外环境的变化做出适应性的反应，以维持内环境的相对稳定，并通过思维、学习、记忆等高级功能主动地认识环境和改造环境。因此，神经系统是人体内起主导作用的调节系统。

第一节　神经元活动的一般规律

一、神经元和神经纤维

（一）神经元的基本结构和功能

1. 神经元的基本结构　神经元（neuron）即神经细胞，是神经系统的基本结构和功能单位。神经系统中含有大量的神经元，人类中枢神经系统中约含有1000亿个神经元，仅大脑皮层中就约有140亿个。

神经元的大小和形状多种多样，但基本结构大致分为胞体和突起两部分。胞体含细胞核和多种细胞器；突起分为树突和轴突两种。一个神经元可有一个或多个树突，典型的树突分支多而短。神经元一般只有一个轴突，轴突细长，轴突的起始部分称为轴突始段，没有髓鞘包裹，该段细胞膜兴奋性最高，神经元的动作电位一般在此处产生，随后沿轴突传导。轴突离开细胞体若干距离后才获得髓鞘成为神经纤维。轴突分支末梢部分膨大呈球形，称为突触小体，可释放神经递质。

2. 神经元的功能　神经元的基本功能是接受、整合、传导和输出信息。一个神经元一般可分为4个重要的功能部位（图10-1）。①胞体或树突上的受体部位。②产生动作电位的起始部位，如轴突始段。③传导神经冲动的部位，即神经纤维。④释放递质的部位，主要是轴突末梢。

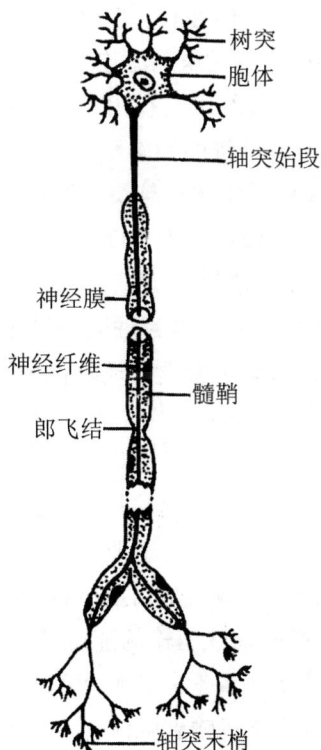

图10-1　神经元模式图

　　神经系统中还有为数众多的神经胶质细胞，约为神经元数量的 10～50 倍，主要起支持、营养和保护作用。一旦它们的功能发生改变，将出现某些神经系统的疾病，所以神经胶质细胞在神经系统中占有至关重要的地位。

（二）神经纤维

神经纤维由长树突和轴突构成，根据有无髓鞘分为有髓神经纤维和无髓神经纤维。

1. 神经纤维的功能　　神经纤维的主要功能是传导兴奋。一方面，神经纤维将兴奋传到神经末梢，通过释放递质来改变支配组织的功能活动，这种作用称为功能性作用；另一方面，神经末梢还经常释放某些物质，持续地调整受支配组织的代谢活动，从而持久地影响该组织的结构和生理功能，这种作用称为营养性作用。营养性作用与神经传导冲动无关，在正常情况下不易表现出来，但在神经被损伤时就容易观察到。例如，临床上出现的周围神经损伤，肌肉发生明显萎缩，正是由于神经营养性作用缺失所致。

2. 神经纤维传导兴奋的特征

（1）生理完整性：神经纤维只有在结构上和生理功能上都保持完整，才能完成其正常传导兴奋的功能。如果神经纤维被切断、损伤，其结构上的完整性遭到破坏，或者在麻醉药或低温作用下其功能完整性被破坏，兴奋的传导就会发生障碍。

（2）绝缘性：一条神经干中含有许多根粗细不同、传导速度不一的神经纤维，但每根神经纤维在传导兴奋时基本上互不干扰，其生理意义在于保证神经调节的精确性。

（3）双向性：在实验条件下，刺激神经纤维中任何一点，所产生的兴奋可沿神经纤维向两端同时传导。但在体内传入神经总是将兴奋传入中枢，而传出神经总是将兴奋传向效应器。

（4）相对不疲劳性：指神经纤维能在较长时间内保持不衰减性传导兴奋的能力。例如，在实验条件下，用 50～100 次/秒的电刺激连续刺激神经 9～12 个小时，神经纤维始终保持其传导兴奋的能力，说明神经纤维具有相对不疲劳性。

3. 神经纤维的传导速度　　神经纤维的种类不同，传导速度也不同。一般来说，同类神经纤维中，直径越粗、有髓鞘的纤维传导越快，而直径越细、无髓鞘的纤维传导越慢；随着温度降低，神经冲动传导速度减慢，当温度降至 0 ℃ 以下时，传导发生阻滞，局部可暂时失去感觉，这就是临床上低温麻醉的原理。

4. 轴浆运输　　神经元轴突内的胞浆称为轴浆。轴浆经常在胞体与轴突末梢之间流动，称为轴浆流动。借助轴浆流动运输物质的现象称为轴浆运输，它对维持神经元的正常结构和功能有着重要意义。

轴浆运输具有双向性：由胞体转运至轴突末梢的称为顺向轴浆运输，由轴突末梢转运至胞体的称为逆向轴浆运输。顺向轴浆运输根据转运速度又分为快、慢两种。快速轴浆运输指具有膜结构的细胞器（如线粒体、递质囊泡、分泌颗粒等）的运输，速度可达 410 mm/d；慢速轴浆运输指由胞体合成的蛋白质所构成的微管和微丝等结构向末梢方向的延伸，速度为 1～12 mm/d。逆向轴浆运输的速度约为快速轴浆运输速度的一半左右，某些物质，如神经生长因子、破伤风毒素、狂犬病病毒和脊髓灰质炎病毒通过入胞作用被摄入神经末梢，然后以这种方式被运输到胞体，直至到达中枢神经系统。

知识拓展

低温麻醉

　　低温麻醉是指在全身麻醉下人为地以物理方法降低患者的体温，1950 年 Biglow 开始在临床上将低温麻醉应用于心内直视手术。低温麻醉的作用有降低机体基础代谢率、减少耗氧量、保护机体或器官免受缺血和缺氧损害。降温至 29～35 ℃ 为浅低温麻醉；23～28 ℃ 为中低温麻醉；22 ℃ 以下为深低温麻醉。低温引起的生理变化很大，实施技术也较为复杂，温度过低可出现严重并发症，常见并发症有寒战、术中渗血等，因此低温麻醉多用于较复杂的心血管和颅脑手术。降温过程中可出现各种心律失常，体温在 28 ℃ 以下时很容易发生心室纤颤，故主要应以预防为主，如平稳降温、防止缺氧、维持循环的稳定，为防止脑血管痉挛及脑损害，可稀释血液、保持较高流量的体外循环、避免降温过速，以及用二氧化碳诱发脑血管扩张等。

二、神经元间的信息传递

　　在神经调节活动中，神经元与神经元之间的信息联系十分频繁，联系的方式也很复杂，其中最重要的联系方式就是突触（synapse）。

　　（一）定向突触传递

　　1. 突触的概念和分类　突触是指神经元之间相互接触并传递信息的部位。根据接触的部位不同，突触一般分为轴－体突触、轴－树突触和轴－轴突触（图 10－2）。按照突触活动后突触后神经元被兴奋或被抑制，又可将突触分为兴奋性突触和抑制性突触。

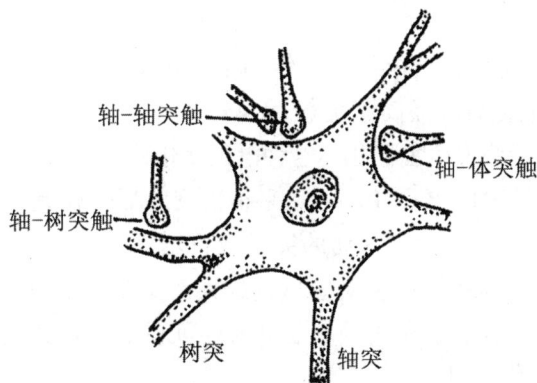

图 10－2　突触类型模式图

　　2. 突触的基本结构　经典的突触由 3 部分构成，即突触前膜、突触间隙和突触后膜（图 10－3）。突触前膜是突触前神经元突触小体的膜，突触后膜是与突触前膜相对应的突触后神经元的胞体、树突或轴突的膜，两者之间没有原生质联系，存在 20～40 nm 的间隙，称突触间隙。突触前膜与突触后膜比一般的细胞膜稍厚约 7.5 nm。在突触小体的轴浆内含有较多的线粒体和大量囊泡（突触小泡）。囊泡直径为 20～80 nm，内含神经递质；突触后膜上含有相应的受体。

　　3. 突触传递的过程　突触传递（synaptic transmission）是指突触前神经元的信息传递到突触后神经元的过程，包括电—化学—电 3 个步骤。突触前神经元的兴奋到达轴突末梢时，首先使突触前膜去极化，引起前膜上电压门控式 Ca^{2+} 通道开放，Ca^{2+} 内流进入突触小体。由于 Ca^{2+} 的作用，一定数量的突触小泡向前膜移动，然后与前膜接触、融合、

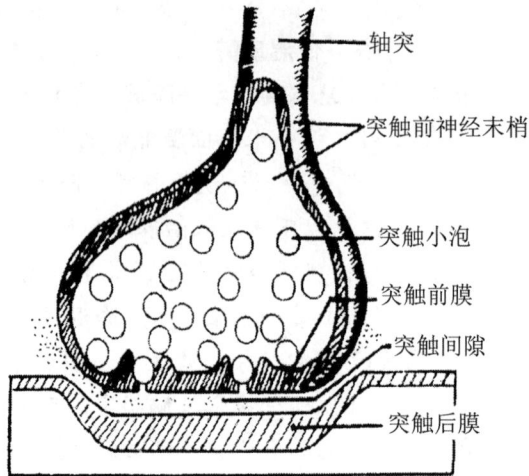

图 10 - 3　突触结构模式图

破裂，通过出胞作用，将所含的神经递质释放到突触间隙中。神经递质经过突触间隙扩散到突触后膜上，并作用于突触后膜上特异性受体，引起突触后膜上某些离子通道开放，造成离子跨膜流动，导致突触后膜产生去极化或超极化的电位变化，产生兴奋性突触后电位或抑制性突触后电位，从而引起突触后神经元的兴奋或抑制。

4. 突触后电位

（1）兴奋性突触后电位：当神经冲动传到轴突末梢时，突触前膜释放兴奋性递质，递质与突触后膜受体结合后，提高了突触后膜对 Na^+、K^+（特别是 Na^+）的通透性，Na^+ 内流，从而使突触后膜发生去极化，这种电位变化称为兴奋性突触后电位（excitatory postsynaptic potential，EPSP）。（图 10 - 4）兴奋性突触后电位是一种局部电位，可以总和。当刺激强度增大时，由于参加活动的突触数目增多，兴奋性突触后电位发生总和，使电位幅度增大达阈电位水平而引发突触后神经元产生动作电位；若总和幅度不达阈电位水平就不能引发动作电位，但仍可使突触后神经元的膜电位接近阈电位水平而容易爆发动作电位，故称为易化作用。

（2）抑制性突触后电位：其特征是突触后膜产生超极化。当突触前神经元冲动传到轴突末梢时，突触前膜释放的递质是抑制性递质，该递质作用于后膜上的受体，提高突触后膜对 Cl^- 和 K^+ 的通透性（主要是 Cl^- 的通透性），Cl^- 内流，从而使突触后膜产生超极化，这就是抑制性突触后电位（inhibitory postsynaptic potential，IPSP）。（图 10 - 5）抑制性突触后电位也是一种局部电位，它可使突触后神经元的膜电位离阈电位的距离增大而不易爆发动作电位，对突触后神经元产生抑制效应，也可以总和，总和后对突触后神经元的抑制作用更强。

综上所述，突触传递是一个电—化学—电的过程，即由突触前神经元的生物电变化引起轴突末梢化学递质的释放，进而引起突触后神经元发生生物电变化的过程。

（二）电突触传递

电突触传递是指细胞之间进行的电信号传递方式。其结构基础是缝隙连接（gap-

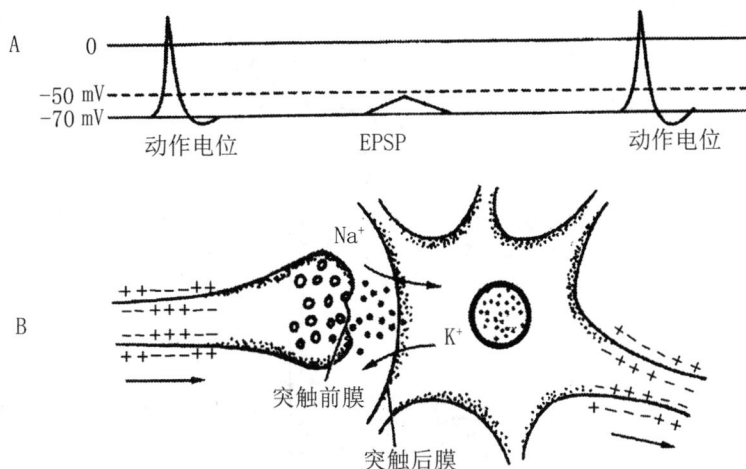

图 10 - 4　兴奋性突触后电位

A. 电位变化；B. 突触传递

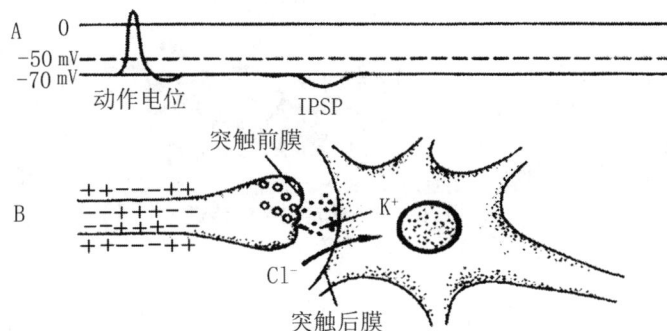

图 10 - 5　抑制性突触后电位

A. 电位变化；B. 突触传递

junction），缝隙连接是指两个神经元间细胞膜接触得特别紧密的部位，间隔仅为 2 ~ 4 nm，连接部位的细胞膜并不增厚，其轴浆内无突触小泡存在。连接部位存在沟通两侧细胞胞浆的通道，带电离子可通过这些通道传递电信号。因此，这种连接部位间的信息传递是一种电传递，传递速度快，几乎没有潜伏期，可双向传递，使邻近不同的细胞实现同步性放电。

（三）非定向突触传递

非定向突触传递是在研究交感神经对平滑肌和心肌的支配方式时发现的。交感肾上腺素能神经元的轴突末梢有许多分支，在分支上形成串珠状的膨大结构，称为曲张体。曲张体内含有大量的小泡，小泡内含高浓度的去甲肾上腺素，但曲张体并不与效应细胞形成经典的突触联系，而是沿着分支位于突触后成分的近侧。当神经冲动抵达曲张体时，递质由曲张体内的小泡释放出来，以扩散方式到达突触后成分并与相应的受体结合，使突触后成分发生反应。由于这种化学传递不通过经典的突触进行，因此称为非定向突触传递（图 10 - 6），也称为非突触性化学传递。

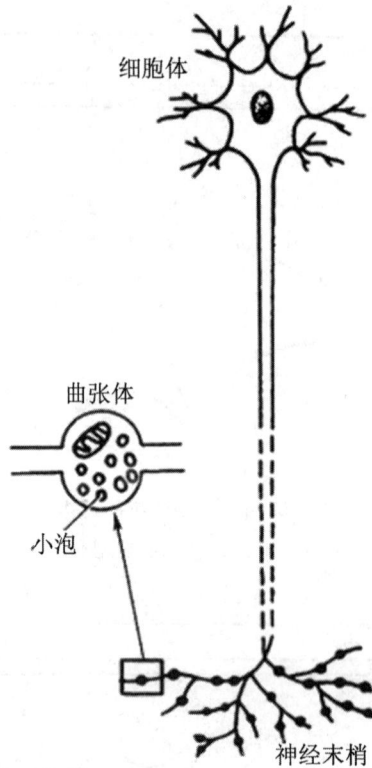

细胞体

曲张体

小泡

神经末梢

图 10 - 6　非定向突触传递

三、神经递质

（一）神经递质的概念

神经递质是指在神经元之间或神经元与效应器细胞之间起传递信息作用的化学物质。在神经系统内存在许多化学物质，但不一定都是神经递质，只有符合或基本符合以下条件才能被确认为神经递质。①在突触前神经元内具有合成递质的前体物质和合成酶系。②递质储存于突触小泡以防止被胞浆内其他酶系所破坏，当神经冲动抵达末梢时，小泡内递质被释放入突触间隙。③递质经突触间隙作用于突触后膜的特异受体，发挥其生理作用。④存在使这一递质失活的酶或其他环节（摄取回收）。⑤用递质拟似剂或受体阻断剂能加强或阻断这一递质的突触传递作用。

根据递质存在的部位不同，神经递质可分为外周神经递质和中枢神经递质两大类。这里主要介绍几种中枢神经递质。

（二）中枢神经递质

1. 乙酰胆碱　乙酰胆碱在中枢神经系统内的分布极为广泛，如脊髓、脑干网状结构、丘脑、纹状体、边缘系统等处都有乙酰胆碱递质的存在。其功能主要与感觉、运动、学习和记忆有关。

2. 单胺类　单胺类包括多巴胺、去甲肾上腺素、肾上腺素、5-羟色胺（5-HT）和组胺等。脑内的多巴胺主要由黑质合成，沿黑质－纹状体投射系统分布，组成黑质－纹状体多巴胺递质系统，其功能被破坏是出现帕金森病的主要原因。以肾上腺素为递质的肾上腺素能神经元主要分布于延髓。以去甲肾上腺素为递质的去甲肾上腺素能神经元主要

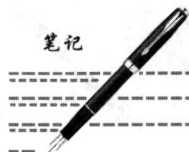

位于低位脑干的网状结构内。5-羟色胺递质系统比较集中，其神经元主要位于低位脑干中缝核内。其功能与觉醒、睡眠、情绪活动有关。

3. 氨基酸类 氨基酸类主要有谷氨酸、门冬氨酸、γ-氨基丁酸和甘氨酸。其中谷氨酸和门冬氨酸是兴奋性氨基酸，谷氨酸可能与感觉传入和大脑皮层内的兴奋有关。γ-氨基丁酸和甘氨酸是抑制性氨基酸，在大脑皮层的浅层和小脑皮层的浦肯野细胞层含量较高。

4. 肽类 肽类递质不仅分布于周围神经系统，而且广泛分布于中枢神经系统。脑内的肽类递质及受体种类多、分布广且作用复杂，目前对它们的了解并不多，有待进一步研究。

5. 嘌呤类 嘌呤类主要有腺苷和ATP。腺苷是中枢神经系统中的一种抑制性递质，咖啡和茶的中枢兴奋效应是由咖啡因和茶碱抑制腺苷的作用而产生的。

6. 其他可能的递质 脑内的一氧化氮（NO）和一氧化碳（CO）具有许多神经递质的特征。已发现某些神经元含有一氧化氮合成酶，该酶能使精氨酸生成 NO。NO 能直接结合并激活鸟苷酸环化酶，从而引起生物效应。CO 的作用与 NO 相似，也能激活鸟苷酸环化酶。

（三）递质的代谢

递质的代谢包括递质的合成、储存、释放、降解、再摄取和再合成等步骤。如乙酰胆碱是由胆碱和乙酰辅酶 A 在细胞的胞浆中和在胆碱乙酰化酶的催化下合成的。去甲肾上腺素则是以酪氨酸为原料，先在酪氨酸羟化酶的催化作用下合成多巴，再在多巴脱羧酶的作用下合成多巴胺，这两步都在胞浆中进行，然后多巴胺被摄入小泡，在小泡中，在多巴胺 β 羟化酶的催化下，进一步合成去甲肾上腺素。肽类递质的合成由基因调控，并在核糖体上通过翻译而合成。然后递质就在突触小泡内储存。当神经冲动抵达末梢时，前膜产生去极化，致使 Ca^{2+} 由膜外进入膜内，导致小泡与前膜融合、神经递质经出胞作用而释放。递质作用于受体并产生效应后便迅速被消除，消除的机制较复杂，有的被酶水解，有的被吸收入血，还有的可被神经末梢或神经胶质细胞摄取等。乙酰胆碱则因被乙酰胆碱酯酶（AChE）水解为胆碱和乙酸而失活。临床上有机磷中毒就是由于抑制了该酶的活性，使乙酰胆碱不能被及时消除，造成乙酰胆碱的过度蓄积而出现一系列 M 样作用和 N 样作用。去甲肾上腺素发挥效应后，主要通过末梢的重摄取和酶解失活而被消除；氨基酸递质在发挥作用后，能被神经元和神经胶质再摄取而失活；肽类递质的消除主要靠酶促降解。

四、反射中枢

神经调节的基本方式是反射。反射是指通过中枢神经系统，机体对刺激产生的规律性反应。反射活动是神经系统活动的主要方式。

（一）中枢神经元的联系方式

人类中枢神经系统中神经元的数量极多，其中传出神经元约 10 万个，传入神经元数量较传出神经元多 1~3 倍，中间神经元数量更多，它们之间的联系方式多种多样，但主要有以下几种（图 10-7）。

1. 辐散式 一个神经元的轴突通过分支与多个神经元建立突触联系称为辐散式。这种方式在感觉传导途径上多见（图 10-7A）。其意义在于一个神经元的兴奋可引起多个神经元的兴奋或抑制。

2. 聚合式　多个神经元的轴突末梢与同一个神经元建立突触联系的方式称为聚合式。这种方式在运动传导路径上多见（图 10 - 7B）。其意义在于使来自许多神经元的兴奋（或抑制）集中到一个神经元，从而发生总和或整合作用。

3. 链锁式　神经元之间依次接替，同时都有侧支传出冲动（图 10 - 7C），其意义为在空间上可扩大作用范围。

4. 环路式　一个神经元通过其轴突侧支与中间神经元相联系，中间神经元返回来直接或间接再与该神经元发生突触联系称为环路式（图 10 - 7D）。其意义在于实现反馈调节，如中间神经元是兴奋性神经元，使兴奋效应得到加强，产生正反馈作用，此现象称为后发放；如中间神经元是抑制性神经元，使兴奋效应及时终止，则产生负反馈作用。

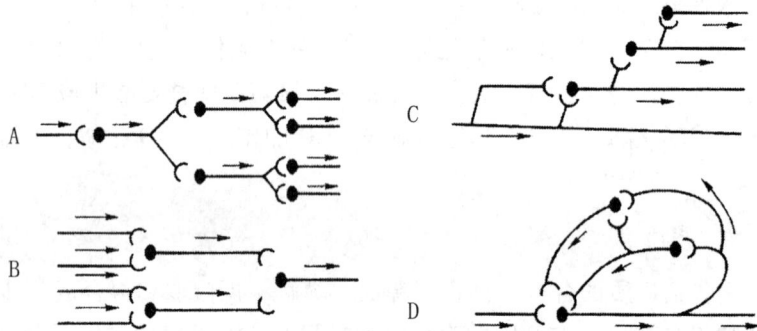

图 10 - 7　中枢神经元的联系方式示意图
A. 辐散式；B. 聚合式；C. 链锁式；D. 环路式

（二）中枢兴奋传播的特征

兴奋在反射弧中枢部分传播时，往往需要通过一次以上的突触传递。由于突触结构和化学递质等因素参与的影响，突触兴奋传递不同于神经纤维上的冲动传导，主要表现在以下几个方面。

1. 单向传递　指兴奋通过突触传递时，只能沿单一方向传播。单向传递的特征主要是由突触本身的结构和化学递质释放等因素所决定的，因为只有突触前膜能释放神经递质。

2. 中枢延搁　兴奋通过中枢部分比较缓慢，称为中枢延搁。这是由于兴奋经过突触传递时，要经历递质的释放、扩散与突触后膜受体结合及突触后膜离子通道开放等多个环节，因而所耗费的时间较长。据测定，兴奋通过一个突触所需要的时间为 0.3 ~ 0.5 毫秒。反射中枢内兴奋通过的突触数目越多，反射所需要的时间越长。

3. 总和　单根神经纤维传入的单一冲动一般不能引起中枢反射性传出效应，这是因为单根神经纤维产生的兴奋性突触后电位较小。若同一神经元上同时产生的多个兴奋性突触后电位相叠加，达到阈电位而爆发动作电位，则该总和形式称为空间总和；若在单一纤维上给予连续刺激，引起突触后电位相叠加，达到阈电位而爆发动作电位，则该总和形式称为时间总和。

4. 兴奋节律的改变　在反射活动中，传入神经和传出神经上的冲动频率存在差异现象，称为兴奋节律的改变。这不仅是由于传出神经元受传入神经元的影响，而且还与中间神经元和传出神经元自身的功能状态有关。

5. 后发放　刺激停止后，反射活动仍然在一定时间内持续存在，这种现象称为后发放。中间神经元的环路式联系是产生后发放的原因之一。此外，在效应器发生反射时，其本身的感受装置（如肌梭）又受到刺激，兴奋冲动又由传入神经传到中枢，这些继发性传入冲动的反馈作用能纠正和维持原先的反射活动，这也是产生后发放的原因之一。

6. 对内环境变化的敏感性和易疲劳性　突触部位最易受内环境理化因素的影响，如缺氧、二氧化碳增多以及麻醉剂等均能影响突触传递过程。突触部位也是反射弧中最易疲劳的环节，这是由于突触前神经元递质的耗竭所致。

（三）中枢抑制

中枢神经系统内既有兴奋活动又有抑制活动，这正是反射活动能协调有序进行的重要原因。中枢抑制一般发生在突触部位，根据抑制现象发生在突触后膜或突触前膜，中枢抑制分为突触后抑制和突触前抑制。

1. 突触后抑制　突触后抑制是一种超极化抑制，由抑制性中间神经元释放抑制性递质，使突触后膜产生超极化，通过抑制性突触后电位，使突触后神经元受到抑制。根据抑制性中间神经元的联系方式，突触后抑制分为传入侧支性抑制和回返性抑制。

（1）传入侧支性抑制：指传入纤维在兴奋某一中枢神经元的同时，侧支作用于抑制性中间神经元，继而抑制另一中枢神经元，这种抑制称为传入侧支性抑制，又称交互抑制（图10-8）。其意义在于可使两个相互拮抗的中枢神经元的活动相互协调、相互配合。例如，传入纤维使屈肌运动神经元兴奋的同时，经一抑制性中间神经元使伸肌运动神经元受到抑制，从而引起屈肌收缩和伸肌舒张，以完成屈反射。脑内呼吸中枢等也存在这种抑制。

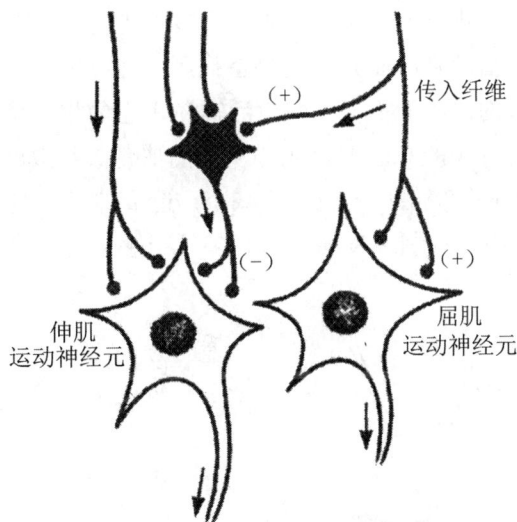

图10-8　传入侧支性抑制示意图

（2）回返性抑制：指某一中枢神经元兴奋时，其冲动沿轴突外传的同时，又经侧支作用于抑制性中间神经元，该神经元转而抑制原先发动兴奋的神经元或同一中枢的其他神经元，这种抑制称为回返性抑制（图10-9）。回返性抑制的结构基础是神经元之间的环路式联系，是一种负反馈抑制。其意义在于使反射活动及时终止，不至于活动过度，又能使同一中枢的许多神经元的活动一致。脊髓前角的闰绍细胞就是抑制性中间神经元，当脊髓前角α运动神经元兴奋时，冲动沿轴突传到骨骼肌引起兴奋收缩，同时又发出侧支兴奋闰绍细胞，闰绍细胞发出轴突并与使其兴奋的 α 运动神经元发生突触联系，通过释放抑制性递质使原先发放兴奋的神经元产生抑制性突触后电位，使活动受到抑制。

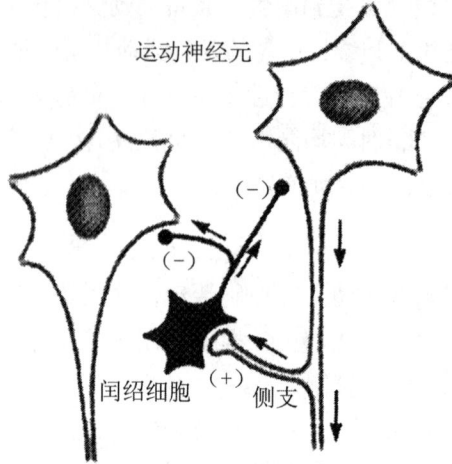

图 10 - 9　回返性抑制示意图

2. 突触前抑制　突触前抑制是通过改变突触前膜的活动而使突触后神经元产生抑制的过程。其结构基础是轴 - 轴式突触。如图 10 - 10 所示，轴突 B 和轴突 A 构成了轴 - 轴式突触，而轴突 A 和神经元 C 又形成了轴 - 体式突触。刺激轴突 A 时可使神经元 C 产生10 mV 的兴奋性突触后电位；当刺激轴突 B 时，神经元 C 则不产生反应。如果先刺激轴突 B，在一定时间间隔后再刺激轴突 A，则可使神经元 C 产生的兴奋性突触后电位减小，仅有 5 mV。兴奋性突触后电位的减小表明神经元 C 受到抑制，这种抑制不同于突触后抑制，不是通过抑制性中间神经元活动释放抑制性递质使突触后膜上产生抑制性突触后电位，而是通过轴突 B 的活动降低轴突 A 的兴奋作用，即产生突触前抑制。研究表明，轴突 B 兴奋时，末梢释放的递质 γ-氨基丁酸激活轴突 A 上的相应受体，引起轴突 A 的动作电位幅度减小、进入轴突 A 的 Ca^{2+} 量减少，从而使轴突 A 释放的兴奋性递质减少，最终导致神经元 C 产生的兴奋性突触后电位幅度减小，造成神经元 C 的活动受到抑制。突触前抑制实质上是一种去极化抑制。突触前抑制多见于感觉传入途径，对感觉传入活动的调节具有重要作用。

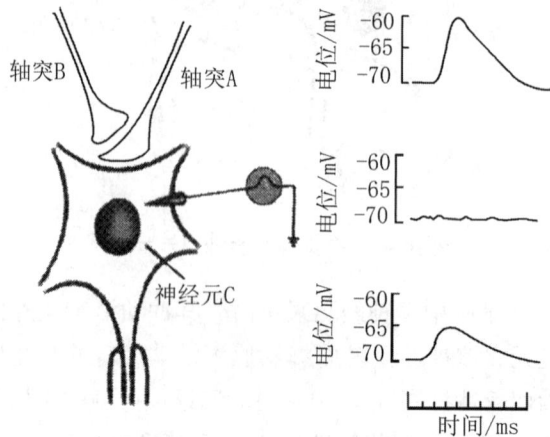

图 10 - 10　突触前抑制示意图

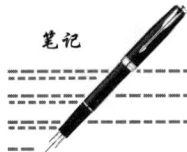

第二节 神经系统的感觉功能

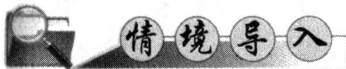

情·境·导·入

　　某患者，男，63 岁，有高血压病史 20 年，未规律服药。3 小时前与人争吵后出现头晕、右侧肢体活动无力，随之意识不清，家人将其紧急送入医院就诊。急诊脑 CT 显示"左基底神经节高密度影"，以"脑出血"收入院。查体：右鼻唇沟变浅，右下肢肌张力增高，心、肺、腹检查无异常。

　　请思考：

　　1. 该患者右侧肢体活动障碍，为何 CT 显示病变部位在左侧基底节区？

　　2. 该患者为何右下肢肌张力增高？

　　3. 作为该患者的责任护士，护理患者时应注意哪些问题？

　　机体内、外环境的各种变化作用于感受器后，产生的传入冲动在中枢神经系统中进行整合，产生了各种感觉。在中枢神经系统中，脊髓、丘脑和大脑皮层均在产生感觉的过程中发挥着不同的作用，其中脊髓的作用主要是传导，丘脑是感觉的接替站，大脑皮层是感觉分析的最高中枢。感觉是神经系统的一项重要生理功能。

一、脊髓的感觉传导功能

　　脊髓在感觉功能中，主要起传导作用。由脊髓至大脑皮层的感觉传导路径可分为两大类：一类为浅感觉传导路径，另一类为深感觉传导路径。浅感觉传导路径的功能是传导痛觉、温度觉和触压觉。其传入纤维经后根外侧部进入脊髓后，在同侧后角更换神经元，再发出由中央管前交叉到对侧的纤维，其中脊髓丘脑前束传导触压觉，脊髓丘脑侧束传导痛觉和温度觉。深感觉传导路径的功能是传导肌肉本体感觉和深部压觉与辨别觉。其传入纤维由后根内侧部进入脊髓后，先后同侧上行，组成楔束和薄束，终止于同侧延髓下部的楔束核和薄束核，更换神经元之后再发出纤维，纤维交叉到对侧并形成内侧丘系以抵达丘脑。由此可见，浅感觉传导路径是先交叉后上行，而深感觉传导路径则是先上行后交叉。因此，在临床上半离断脊髓后，浅感觉障碍往往发生在离断的对侧，深感觉障碍则发生在离断的同侧。

二、丘脑及其感觉投射系统

（一）丘脑的核团与感觉功能

　　丘脑是由大量神经元组成的核团群。各种感觉通路（除嗅觉外）都要在此处更换神经元，然后再向大脑皮层投射。因此，它是感觉的总转换站，同时也能对感觉信号进行粗略的分析与综合。

　　根据我国神经生理学家张香桐院士的意见，将丘脑的神经核团大致分为以下3类。

　　1. 感觉接替核　感觉接替核接受除嗅觉以外机体所有特定感觉的投射纤维，经换元后发出纤维投射到大脑皮层特定的感觉区。感觉接替核包含如下部分。①腹后核：包括腹后外侧核和腹后内侧核。腹后外侧核是脊髓丘脑束与内侧丘系的换元站，传导四肢和躯干的浅感觉和深感觉。腹后内侧核是三叉丘系的换元站，传导头面部感觉。②内侧膝状体：是听觉的换元站，发出纤维投射到大脑皮层的听觉代表区。③外侧膝状体：是视觉的换元站，发出纤维投射到大脑皮层视觉代表区。

　　2. 联络核　联络核主要有丘脑前核、腹外侧核、丘脑枕等。这类核团不直接接受感觉的投射纤维，而是接受感觉接替核及其皮层下中枢的纤维，换元后发出节后纤维投射到大脑皮层的特定区域。联络核的功能与各种感觉在丘脑和大脑皮层水平的联系和协调有关。

　　3. 髓板内侧核群　髓板内侧核群主要是指靠近中线的内髓板以内的各种结构，包括中央中核、束旁核等。这些核群不与大脑皮层直接联系，而是通过多突触的换元接替后，纤维弥散地投射到大脑皮层的广泛区域，对维持和改变大脑皮层的兴奋状态有重要作用。

　　（二）丘脑的感觉投射系统

　　丘脑的感觉投射系统是指由丘脑投射到大脑皮层的感觉投射系统（图 10 - 11）。根据其投射特征的不同，分为特异性投射系统和非特异性投射系统（表 10 - 1）。

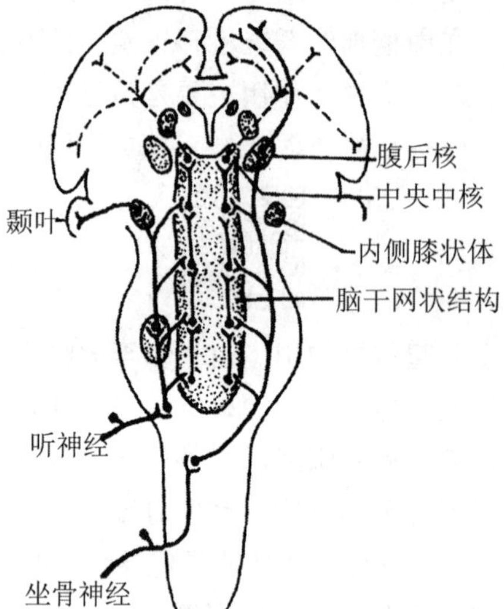

图 10 - 11　感觉投射系统示意图

表 10 - 1　特异性投射系统和非特异性投射系统的区别

比较内容	特异性投射系统	非特异性投射系统
丘脑换元部位	感觉接替核、联络核	髓板内侧核群
传导路径	专一传导路径	无专一传导路径
投射关系	点对点投射	弥散性投射
投射部位	大脑皮层相应的感觉区	大脑皮层的各层细胞
主要功能	引起特定的感觉，并激发大脑皮层发出传出冲动	维持和改变大脑皮层的兴奋性，保持觉醒

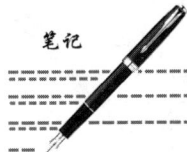

1. 特异性投射系统 特异性投射系统是指能传导特定感觉（嗅觉除外）的专一传导路径，它由感觉接替核和联络核及其投射纤维形成。其投射特点是每一种感觉的投射路径都是专一的，具有点对点的投射关系。其主要功能是引起特定的感觉，并激发大脑皮层发出传出冲动。

2. 非特异性投射系统 非特异性投射系统是指各种特异性感觉纤维上行经过脑干时发出许多侧支，这些侧支与脑干网状结构的神经元发生多突触联系，经多次换元，抵达丘脑的髓板内侧核群，发出纤维弥散地投射到大脑皮层的广泛区域。其投射特点是感觉信号失去了原先具有的专一性传导路径，不具有点对点的投射关系。其主要功能是维持与改变大脑皮层的兴奋性，保持觉醒。

实验研究发现，电刺激动物的中脑网状结构能唤醒动物，出现觉醒状态的脑电波；若在中脑头端切断网状结构，则引起动物昏睡和相应的脑电波。这说明在脑干网状结构内存在有上行唤醒作用的功能系统，称为脑干网状结构上行激活系统。现认为，该系统的主要作用是通过丘脑非特异性投射系统来完成的。这一系统一旦受到损伤，动物即可发生昏睡。而且该系统又是一个多突触接替的系统，易受药物的影响，临床上巴比妥类催眠药物的作用，可能就是阻断了这一系统的传递而产生的。

正常情况下，只有特异性投射系统和非特异性投射系统相互协调和配合，才能使大脑皮层既能处于觉醒状态，又能产生各种特定的感觉。

三、大脑皮层的感觉分析功能

大脑皮层是机体感觉分析的最高级中枢。来自身体不同部位和不同性质的感觉信息投射到大脑皮层的不同区域，经大脑皮层分析、综合，从而产生不同的感觉。因此大脑皮层存在着不同的感觉功能代表区。

（一）体表感觉区

全身体表感觉区主要在中央后回，称为第一体表感觉区。其投射规律如下。①投射纤维呈左右交叉，即一侧体表感觉传入冲动向对侧皮层的相应区域投射，但是头面部感觉的投射是双侧性的。②定位精确、分布呈倒置性，下肢感觉区在顶部，上肢感觉区在中间部，头面部感觉区在底部，但头面部代表区的内部安排则是正立分布。③投射区面积的大小与不同体表部位的感觉灵敏度有关，感觉灵敏度愈高的部位在中央后回的投射区也愈大。如感觉灵敏度高的大拇指和示指在中央后回所占的面积比感觉迟钝的背部所占的面积大几倍（图10-12）。

在中央前回与岛叶之间的皮层区域存在第二体感区。投射也有一定的分布安排，投射安排呈双侧性，分布呈正立性，可以对感觉信息进行粗略的分析。有人认为，此区与痛觉的产生有关。

（二）本体感觉区

本体感觉是指肌肉、关节等的运动觉和位置觉。本体感觉的投射区在中央前回。它们接受来自肌肉、肌腱和关节等处的感觉信息，以感知身体在空间的位置、姿势及身体各部分在运动中的状态。目前认为，中央前回既是运动区，也是本体感觉的投射区。

（三）内脏感觉区

内脏感觉的投射区混杂于体表感觉区、运动辅助区和边缘系统等皮层部位，但投射

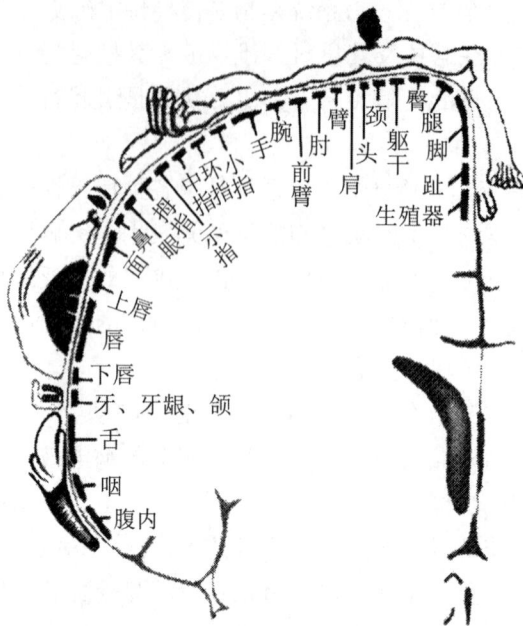

图 10 - 12　大脑皮层的感觉投射区示意图

区小，且不集中。内脏感觉通常有性质模糊、定位不准确的特点。

（四）视觉区

枕叶皮层内侧距状裂的上、下缘是视觉的代表区。一侧枕叶皮层接受同侧眼颞侧视网膜和对侧眼鼻侧视网膜的传入纤维。所以，一侧枕叶皮层受损，将造成两眼对侧视野偏盲，又称为同向性偏盲。双侧鼻侧视网膜的投射纤维经过视交叉，而颞侧视网膜的投射纤维不经过视交叉；当垂体肿瘤压迫视交叉时，可使双眼颞侧视野偏盲。

（五）听觉区

大脑皮层的颞横回和颞上回是听觉的投射区。听觉的投射区是双侧性的，即一侧皮层代表区接受双侧耳蜗听觉感受器的传入冲动。电刺激该区可使受试者产生吹风样或铃声样的主观感觉。

（六）嗅觉区和味觉区

嗅觉的皮层投射区位于边缘叶的前底部区域，包括梨状区皮层的前部、杏仁核的一部分。味觉的投射区位于中央后回头面部感觉区的下方。

四、痛觉

痛觉是机体受到各种伤害性刺激时所引起的一种不愉快的感觉，常伴有情绪变化、自主神经活动和防卫反应。疼痛具有报警作用，对机体具有保护功能。疼痛是许多疾病的一种常见症状，因此，揭示疼痛的产生及其规律具有重要的临床意义。

（一）痛觉感受器和致痛物质

痛觉感受器是游离的神经末梢。引起痛觉不需要特殊的适宜刺激，任何形式的刺激只要达到一定强度都能引起痛觉，如温热性刺激也可引起痛觉。一般来说，引起痛觉的刺激强度都已达到使组织受损伤的程度，并且组织损伤程度越高，痛觉也越剧烈。

有人认为，痛觉感受器是一种化学感受器，当受到伤害性刺激时，组织损伤会释放一些致痛物质，包括 K^+、H^+、组胺、5-HT、缓激肽等，使游离的神经末梢产生痛觉传入冲动，从而引起痛觉。

（二）皮肤痛

当伤害性刺激作用于皮肤时，可先后出现两种性质不同的痛觉，即快痛和慢痛。

快痛通常是皮肤受到针刺、电击、刀割等刺激时产生的一种尖锐而定位清楚的刺痛。快痛发生得快，消除得也快，常伴有反射性的屈肌收缩，由有髓的 Aδ 纤维传入。慢痛则是一种延续时间较长、定位不清楚的灼痛，发生得慢，消除得也慢，常伴有情绪反应和心血管及呼吸等内脏反应，由无髓的 C 纤维传入。伤害性刺激作用于皮肤先引起快痛，随后出现慢痛，但不易区分，而皮肤有炎症时，常以慢痛为主。

（三）内脏痛与牵涉痛

1. 内脏痛　内脏器官受到伤害性刺激时产生的疼痛称为内脏痛。与皮肤痛相比，内脏痛具有显著的特征。①发生缓慢，持续时间长。②定位不精确，对刺激的分辨能力差。③对切割、烧灼等刺激不敏感，而对机械牵拉、缺血、炎症、痉挛等刺激敏感。④常伴有牵涉痛。内脏痛是临床常见症状之一，了解疼痛的部位、性质和时间等规律，对某些疾病的诊断有重要价值。

2. 牵涉痛　内脏疾病常引起体表一定部位产生疼痛或痛觉过敏现象，称为牵涉痛（referred pain）。例如，心肌缺血时，可出现心前区和左臂尺侧的疼痛；患胆囊炎、胆结石时，右肩胛区出现疼痛；患肾结石时，可出现腹股沟区的疼痛；患胃溃疡或胰腺炎时，可出现左上腹和肩胛间的疼痛；患阑尾炎时，初期可出现脐周或上腹部的疼痛。由此可见，了解牵涉痛的部位对诊断某些内脏疾病具有重要的参考价值（表 10 - 2）。

表 10 - 2　常见内脏疾病的牵涉痛的部位

患病器官	牵涉痛的部位
心	心前区、左臂尺侧
胃、胰	左上腹、肩胛间
胆囊	右肩胛区
肾	腹股沟区
阑尾炎	上腹部或脐周

第三节　神经系统对躯体运动的调节

人类的各种躯体运动都以骨骼肌的收缩和舒张活动为基础。骨骼肌的活动、各肌群间的相互协调，都是在神经系统的调节下进行的。

一、脊髓对躯体运动的调节

（一）脊髓的运动神经元和运动单位

脊髓是躯体运动调节中最基本的反射中枢。在脊髓前角中，存在着大量支配骨骼肌的运动神经元，分别为 α 运动神经元和 γ 运动神经元，它们的神经末梢释放的递质都是乙酰胆碱。

α 运动神经元胞体较大，发出的纤维较粗，支配骨骼肌的梭外肌纤维。其末梢分成许多小支，每一个小支支配一根骨骼肌纤维，兴奋时引起所支配的骨骼肌收缩。由一个 α 运动神经元及其所支配的全部肌纤维组成的功能单位，称为运动单位（motor unit）。运动单位的大小与其所支配的骨骼肌纤维数目有关，一个支配四肢肌肉的 α 运动神经元可支配 2000 根肌纤维，当它兴奋时，所支配的肌纤维都收缩，可产生较大的肌张力，而一个眼外肌运动神经元只支配 6~12 根肌纤维，这样能完成精细的肌肉运动。

γ 运动神经元胞体较小，发出的纤维较细，支配骨骼肌的梭内肌纤维。一般情况下，α 运动神经元的活动增强时，γ 运动神经元的活动也相应增强，从而调节肌梭对牵拉刺激的敏感性。

（二）牵张反射

有神经支配的骨骼肌，受到外力牵拉而伸长时，能引起受牵拉肌肉收缩等反射活动，称为牵张反射（stretch reflex）。

1. 牵张反射的类型　由于外力牵拉的方式不同，牵张反射分为腱反射和肌紧张两种类型。

（1）腱反射：是指快速牵拉肌腱时所引起的牵张反射，表现出明显的肌肉缩短。如膝跳反射，当膝关节半屈曲时，叩击股四头肌肌腱，可使股四头肌发生快速反射性收缩。再如跟腱反射，当叩击跟腱以牵拉腓肠肌时，可引起腓肠肌快速的反射性收缩。这些反射都是叩击肌腱引起的，所以称腱反射。腱反射的反射时间很短，约 0.7 毫秒左右，只够一次突触接替的时间延搁，故腱反射是单突触反射。

正常情况下，腱反射受高位中枢的控制。临床上常采用检查腱反射的方法来了解神经系统的某些功能状态。若腱反射亢进，说明控制脊髓的高位中枢作用减弱，则提示高位中枢有病变的指征；若腱反射减弱或消失，则常提示反射弧某个部分（如传入或传出通路，或脊髓中枢部分）有损伤。

（2）肌紧张：是指缓慢持续牵拉肌腱时所引起的牵张反射。肌紧张表现为被牵拉的肌肉轻度而持续地收缩，即维持肌肉的紧张性收缩状态，阻止肌肉被拉长。肌紧张是由肌肉中的肌纤维轮流交替收缩产生的，不易产生疲劳，产生的收缩力量不大，因此不表现明显的动作。在人类中，直立时抗重力肌一般是伸肌，由于重力的持续影响，肌紧张主要出现在伸肌。肌紧张属于多突触反射，是维持躯体姿势的基本反射。其反射弧任何一个部分受到损伤时，即可出现肌张力的减弱或消失，肌肉松弛，身体的正常姿势无法维持。

2. 牵张反射的反射弧组成　牵张反射的反射弧比较简单。感受器是肌肉中的肌梭，中枢在脊髓内，传入和传出纤维都包含在支配该肌肉的神经中，效应器是该肌肉的梭外肌纤维。因此，牵张反射反射弧的显著特点是感受器和效应器都在同一肌肉中。

肌梭是一种感受肌肉长度变化的梭形感受装置，属于本体感受器，它附着于肌腱或骨骼肌上，长几毫米，两端细小，中间膨大。肌梭外面有一层结缔组织膜，膜内含有 6~12 根肌纤维，称为梭内肌，肌梭附着的骨骼肌称为梭外肌纤维。肌梭与梭外肌平行排列，呈并联关系。梭内肌纤维的收缩成分在两端，中间部分是无收缩功能的感受装置，两者呈串联关系（图10-13）。肌梭的传入神经纤维有两种：一种是直径较粗的Ⅰ类纤维，另一种是直径较细的Ⅱ类纤维。两种纤维的传入信号都抵达脊髓前角的α运动神经元。

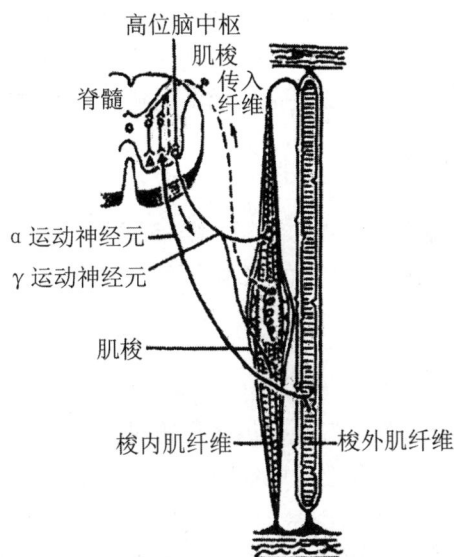

图10-13　牵张反射示意图

当骨骼肌受到外力牵拉变长时，肌梭也被拉长，肌梭中间部分的感受装置因受到刺激而兴奋，产生的传入冲动增加，反射性地引起同一肌肉收缩，便产生了牵张反射。γ运动神经元支配梭内肌，它在兴奋时，可引起梭内肌从两端收缩，中间部分的感受装置因被牵拉而提高肌梭的敏感性。因此，γ运动神经元对调节牵张反射有重要的意义。

（三）屈肌反射与对侧伸肌反射

当肢体皮肤受到伤害性刺激时，反射性引起该肢体的屈肌收缩和伸肌舒张，使肢体出现屈曲反应，称为屈肌反射（flexor reflex）。屈肌反射属于多突触反射，其意义在于保护机体，使机体避开伤害性刺激。

当伤害性刺激的强度增加到一定程度时，在同侧肢体发生屈肌反射的同时，对侧肢体出现伸直活动，这种现象称为对侧伸肌反射（crossed extensor reflex），其意义在于维持身体平衡。

（四）脊休克

脊髓与高位中枢突然离断后，断面以下的脊髓会暂时丧失反射活动能力，进入无反应状态，这种现象称为脊休克（spinal shock）。脊休克主要表现为断面以下的脊髓躯体反射活动和脊髓内脏反射活动均减弱或消失，如骨骼肌的肌张力降低甚至消失、外周血管扩张、血压下降、发汗反射消失、膀胱和直肠内尿粪潴留等。脊休克是暂时现象，经过一定时间后各种脊髓反射活动可逐渐恢复，最先恢复的是一些比较简单和原始的反射，如屈反射和腱反射等，而后是较复杂的反射，如交叉伸肌反射等。恢复的快慢与脊髓反射依赖高位中枢的程度有关。一般认为，低等动物，如蛙在脊髓离断后数分钟内即恢复，狗则需要几天时间，人类则需要数周至数月。而且恢复的反射功能并不完善。例如，反射恢复后，基本的排尿反射可以进行，但无法随意控制；有些反射比正常时加强并广泛扩散，如屈肌反射、发汗反射等。这说明在正常情况下脊髓的调节活动都是在高位中枢的调控之下进行的。

脊休克的产生并不是由脊髓切断损伤的刺激所引起，因为反射恢复后，进行第二次脊髓切断损伤并不能使脊休克重现。所以，脊休克的产生原因是离断的脊髓突然失去高位中枢的控制，造成断面以下的脊髓兴奋性极度下降，以致对任何刺激均不发生反应。

二、脑干对肌紧张的调节

脑干在调节肌紧张方面起着重要的作用。实验证明，用电刺激动物脑干网状结构的不同区域，发现其中既有加强肌紧张的区域（称为易化区），也有抑制肌紧张的区域（称为抑制区）。

（一）脑干网状结构易化区

脑干网状结构易化区分布范围广泛，包括延髓网状结构的背外侧部分、脑桥的被盖、中脑的中央灰质及被盖、下丘脑和丘脑中线核群。（图10－14）

脑干网状结构易化区的主要作用是加强伸肌的肌紧张和肌运动。它的活动比较强，并与延髓的前庭核、小脑前叶两侧共同作用，以加强肌紧张。其作用途径是，通过网状脊髓束向下与脊髓前角的 γ 运动神经元联系，使 γ 运动神经元传出冲动增加、梭内肌收缩、肌梭敏感性升高，从而增强肌紧张。另外，易化区对 α 运动神经元也有一定的易化作用。

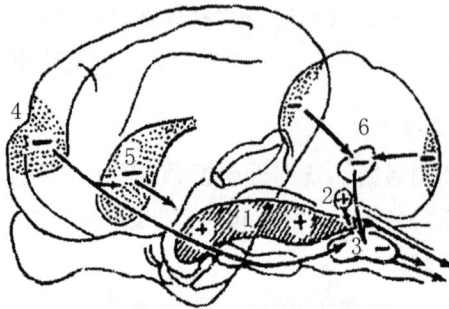

图10－14　猫脑干网状结构下行易化和抑制系统示意图

＋：易化区；－：抑制区；1：网状结构易化区；2：延髓前庭核；
3：网状结构抑制区；4：大脑皮层；5：尾状核；6：小脑

（二）脑干网状结构抑制区

脑干网状结构抑制区分布范围较小，位于延髓网状结构的腹内侧部分，抑制区活动较弱。它通过网状脊髓束抑制 γ 运动神经元，使肌梭敏感性降低，从而降低肌紧张。大脑皮层运动区、纹状体、小脑前叶蚓部等处，也有抑制肌紧张的作用，这种作用可能是通过加强脑干网状结构抑制区的活动来实现的。

（三）去大脑僵直

正常情况下，易化区的活动比较强，抑制区的活动比较弱，两者在一定水平上保持相对平衡，从而维持了正常的肌紧张。该种平衡一旦失调，便出现肌紧张亢进或肌紧张减弱。

在动物实验中发现，如果在中脑上、下丘之间切断脑干，此时动物会出现四肢伸直、头尾昂起、脊柱后挺等伸肌过度紧张的现象，称为去大脑僵直（decerebrate rigidity）（图10-15）。去大脑僵直产生的机制是：当在上、下丘之间横断脑干后，脑干网状结构抑制区失去了大脑皮层和纹状体的启动作用，造成网状结构下行抑制系统活动显著减弱，而下行易化系统的活动相对占了优势，以致伸肌肌紧张明显加强，出现去大脑僵直现象。在人类脑疾患中可出现典型的去大脑僵直，临床上患者出现去大脑僵直现象提示病变已侵犯脑干，是脑干严重损伤且预后不良的信号。

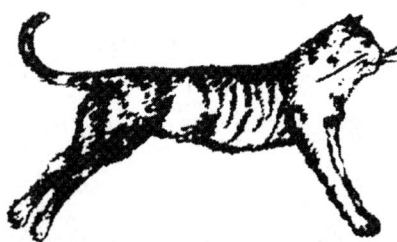

图10-15　去大脑僵直示意图

三、小脑对躯体运动的调节

小脑是调节躯体运动的主要中枢。其主要功能是维持身体平衡、调节肌紧张、协调随意运动和参与运动设计及程序编制等。根据小脑的传入、传出纤维的联系，可将小脑分为前庭小脑、脊髓小脑和皮质小脑3个主要功能部分（图10-16）。根据进化过程的不同，小脑又分为古小脑、旧小脑和新小脑。

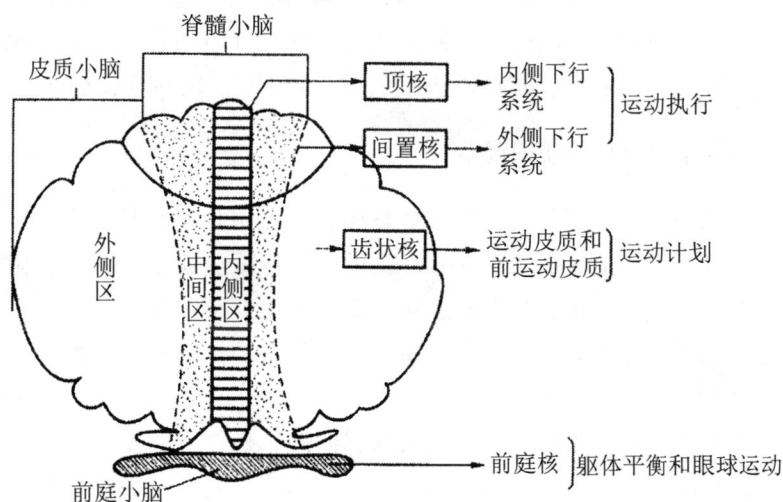

图10-16　小脑分区模式图

（一）维持身体平衡

维持身体平衡主要是前庭小脑的功能。前庭小脑主要由绒球小结叶组成，它接受前庭器官的直接或间接投射，其传出纤维投射到前庭核，通过前庭脊髓束影响脊髓中支配躯体近端肌肉的运动神经元，从而维持身体的平衡。在实验中观察到，猴被切除绒球小结叶后，平衡功能严重失调，身体倾斜，站立困难，但其他随意运动仍能协调；在临床上也观察到，第四脑室附近出现肿瘤的患者，由于肿瘤压迫、损伤绒球小结叶，患者可出现步基宽、站立不稳、步态蹒跚和容易跌倒等症状。

（二）调节肌紧张

调节肌紧张主要是脊髓小脑的功能。脊髓小脑包括小脑前叶和后叶的中间带区，其传出纤维冲动分别抵达脑干网状结构、红核、丘脑和大脑皮层运动区，转而通过下行系统并经过脊髓前角，控制肌肉的张力。小脑参与肌紧张的调节，包括易化和抑制双重作用，前叶蚓部属于抑制系统，通过脑干网状结构的抑制区抑制脊髓运动神经元，使同侧肌紧张减弱。小脑前叶的两侧属于易化系统，可通过脑干网状结构易化区加强脊髓运动神经元活动，使同侧肌紧张加强。后叶中间带也有易化肌紧张的作用。临床上小脑损伤的患者，可表现为肌紧张下降等症状，这主要是易化作用减弱所致。

（三）协调随意运动

协调随意运动主要是脊髓小脑后叶中间带及皮质小脑的功能，它们还参与运动计划的形成和运动程序的编制。这部分小脑损伤的患者，随意动作的方向、力量及准确度将发生变化，动作不是过度就是不到位。如患者不能完成精巧动作，在动作进行过程中肌肉发生抖动而把握不住方向，特别在精细动作的终末出现震颤，称为意向性震颤；行走摇晃、无法沿直线行走；不能进行拮抗肌轮替快速动作，动作越迅速，协调障碍越明显；但在静止时无异常的肌肉运动。小脑损伤的患者出现的这种动作性协调障碍，称为小脑共济失调。皮层小脑还接受大脑皮层广大区域传来的信息，并与大脑形成反馈环路，参与运动的设计及运动程序的编制。人进行的各种精巧运动，都是通过大脑皮层与小脑不断进行联合活动、反复协调而逐步熟练起来的。骨骼肌在完成一个新动作时，最初常常是粗糙而不协调的，这是因为小脑尚未发挥其协调功能，经过反复练习，大脑皮层与小脑之间不断进行联系活动，小脑根据不断传入的信息，及时纠正运动中出现的偏差，使骨骼肌的活动协调，动作平稳、准确和熟练，且完成迅速，几乎不需要经过思考。

四、基底神经节对躯体运动的调节

基底神经节是指位于大脑基底部的一些核团，主要包括尾状核、壳核、苍白球、丘脑底部、黑质和红核等。基底核之间又有广泛的神经纤维联系。其中，苍白球是较古老的部分，称为旧纹状体；尾状核和壳核进化较新，称为新纹状体。与运动有关的主要是纹状体。基底神经节与随意运动的产生、稳定、肌紧张的控制和本体感觉传入信息的处理有关。

人类对于基底神经节功能的认识，是根据它们发生病变时，出现的临床症状和治疗结果进行推测得来的。基底神经节损害的表现可分为两大类：一类症状为运动过少而肌紧张增强，如帕金森病（Parkinson disease）；另一类症状为运动过多而肌紧张降低，如舞蹈病（chorea）。

（一）帕金森病

帕金森病的主要临床表现有随意运动减少、动作缓慢、面部表情呆板、全身肌紧张增高、肌肉强直，常伴有静止性震颤（4～5次/秒），多见于手部，其次是头部和下肢，情绪激动时，震颤增加，入睡后停止。该病的病变部位在中脑的黑质。动物实验表明，用手术或电凝固法破坏动物黑质－纹状体通路，或应用药物使突触囊泡内的儿茶酚胺类递质（包括多巴胺）耗竭，动物均可出现帕金森患者的症状。若再给予左旋多巴治疗，症状则明显好转。目前临床上除应用以上方法外，还采用立体定向手术的方法，通过电凝损毁丘脑腹外侧核，使患者强直和震颤症状消失。

（二）舞蹈病

舞蹈病主要表现为不自主的头部和上肢的舞蹈样动作，肌张力降低，并有进行性的精神症状和智力减退。该病的病变部位主要在新纹状体，其中 γ-氨基丁酸能神经元功能明显受损。当新纹状体内 γ-氨基丁酸能神经元的功能减退导致黑质多巴胺能神经元相对亢进时，即可出现舞蹈病的一系列症状。因此，临床上利用利血平来耗竭多巴胺类递质可以缓解患者的症状。

五、大脑皮层对躯体运动的调节

大脑皮层是调节躯体运动的最高级中枢。大脑皮层发出的运动信息通过下行通路最后抵达位于脊髓前角和脑干的运动神经元来控制躯体运动。

（一）大脑皮层的运动区

人类大脑皮层运动区主要位于中央前回。运动区对躯体运动的控制具有以下特征。

1. 交叉支配　大脑皮层运动区对躯体运动的支配是交叉的，即一侧皮层运动区支配对侧躯体的肌肉运动。但对头面部、咀嚼肌、喉肌和上部面肌为双侧皮层控制。而面神经支配的眼裂以下的表情肌和舌下神经支配的舌肌则只受对侧皮层控制。因此在临床上当一侧内囊损伤时，只有眼裂以下的表情肌与舌肌发生麻痹。

2. 具有精细的功能定位　一定的皮层区域支配一定部位的肌肉。下肢代表区在顶部，膝关节以下的代表区在皮层内侧，上肢代表区分布在中间部，头面部代表区分布在底部，但头面部代表区的内部安排则是正立分布（图 10 – 17）。

3. 运动代表区的大小与运动的精细程度呈正相关　肌肉运动愈精细、愈复杂，在皮层运动区所占的部位愈大。例如，手的运动灵巧、复杂，代表区最大，手所占的代表区几乎与整个下肢所占的代表区大小相等，其中大拇指代表区是大腿代表区的 10 倍左右。

（二）运动下行传导通路

由大脑皮层发出的运动信号主要通过皮质脑干束和皮质脊髓束下行通路传导。皮质脑干束终止于脑干的脑神经运动核，主要调节头面部的运动。皮质脊髓束终止于脊髓前角的运动神经元，皮质脊髓束根据下行的特点又分为皮质脊髓侧束和皮质脊髓前束。皮质脊髓束中 80% 的纤维，在经过延髓锥体时交叉到对侧并下行至脊髓前角，此传导束被称为皮质脊髓侧束，该束纤维与脊髓前角的运动神经元构成突触联系，主要控制四肢远端的肌肉，与精细的技巧性运动有关。皮质脊髓束中其余 20% 的纤维，在经过延髓锥体时先不交叉，在同侧下行，被称为皮质脊髓前束，该束的大部分纤维在下降到脊髓时，经白质前联合交叉到对侧，通过中间神经元接替后与对侧脊髓前角的运动神经元形成突触联系，有少数纤维就终止于同侧前角运动神经元，主要控制躯干和四肢近端的肌肉，与姿势的维持和粗大运动有关。

皮质脊髓束可直接和间接地影响脊髓运动神经元，运动愈精细的肌肉，单突触联系愈多。人类皮质脊髓侧束受损时可出现巴宾斯基征（Babinski sign）阳性，即以钝物划足

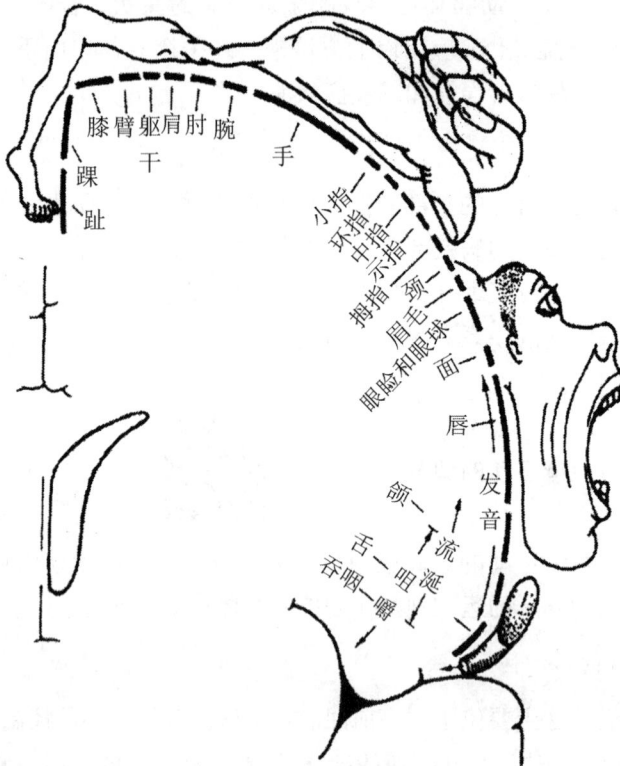

图 10 - 17　大脑皮层运动代表区示意图

趾外侧部时，出现足蹞趾背屈、其余四趾外展呈扇形散开的体征。这种体征是一种较原始的屈反射，正常情况下，此反射由于受到皮质脊髓侧束的抑制作用而不能表现出来，只有皮质脊髓侧束未发育完全的婴儿和在深睡或麻醉状态下的成人才会出现此反射。皮质脊髓侧束受损后，其对该反射的抑制效应解除，即可出现该反射。临床上在给患者做神经系统检查时，常根据此体征来判断皮质脊髓侧束有无受损。

　　皮质脊髓前束受到损伤后，由于躯干和四肢近端肌肉失去了控制，所以出现了身体失衡、行走及攀登困难等情况。损伤若累及皮层下行通路中的姿势调节通路，不仅出现随意运动丧失，还出现明显的肌紧张改变。临床上内囊出血的患者除出现对侧躯体随意运动丧失外，常伴有肌紧张增强、腱反射亢进、巴宾斯基征阳性，短期内见不到明显的肌萎缩现象，又称为"硬瘫"。脊髓前角或运动神经受损将引起所支配的肌肉随意运动丧失，骨骼肌张力降低，腱反射减弱或消失，肌肉因营养障碍而明显萎缩，称为"软瘫"。

　　大脑皮层运动信号下行通路长期以来被分为锥体系和锥体外系两大部分。锥体系是指由大脑皮层发出并经延髓锥体的皮质脊髓束和抵达脑神经运动核的皮质脑干束。锥体外系则指锥体系以外所有控制脊髓运动神经元活动的下行通路。锥体系的功能是管理骨骼肌的随意运动。锥体外系的功能是调节肌张力，协调肌群的运动，以协助锥体系完成精细的随意运动。两系在皮层的起源上相互重叠，在下行的途径中彼此间也存在着复杂的纤维联系，而且锥体系的皮质脊髓束的纤维只有80%通过延髓锥体，所以，对于从皮层到脑干之间的各种病理过程引起的运动障碍，难以区分其是锥体系功能受损还是锥体外系功能受损。

知识拓展

肌萎缩侧索硬化

　　肌萎缩侧索硬化，又称渐冻症，是运动神经元病的一种，是一种既累及上运动神经元（大脑、脑干、脊髓），又影响下运动神经元（脑神经核、脊髓前角细胞）及其支配的躯干、四肢和头面部肌肉的慢性进行性变性疾病。根据上、下运动神经元受累的不同组合，将运动神经元病分为肌萎缩侧索硬化、原发性侧索硬化和脊髓性肌萎缩3种类型。肌萎缩侧索硬化的病因和发病机制极为复杂，至今未完全阐明，目前较为集中的认识是本病的发生与感染和免疫因素、金属元素、遗传因素等有关。肌萎缩侧索硬化的典型症状是肌无力与肌萎缩，患者还可能出现痴呆、感觉异常、膀胱直肠功能障碍等表现，比如肢体麻木、记忆力进行性下降等症状，本病可以并发肺部感染，早期患者的症状多为肌肉无力、萎缩或言语不清等，应该积极行肌电图等检查进一步诊治。肌萎缩侧索硬化是无法治愈的，故应该早发现、早诊断，以改善患者的症状，从而提高患者的生活质量。

第四节　神经系统对内脏活动的调节

　　人体的内脏器官活动，主要受自主神经系统（autonomic nervous system）的调节。实际上，自主神经系统还接受大脑皮层及皮层下各级中枢的控制，并不能独立完成调节内脏活动的功能，其自主性是相对于明显受意识控制的躯体运动而言。

一、自主神经系统的结构和功能特征

　　自主神经系统根据结构和功能分为交感神经系统和副交感神经系统两大部分。交感神经系统起源于脊髓胸腰段（胸1～腰3）灰质侧角，副交感神经系统起源于脑干内副交感神经核和脊髓骶段第2～4节灰质（相当于侧角的部位）。自主神经系统的神经纤维广泛分布于全身各内脏器官（图10－18），所支配的效应器为心肌、平滑肌和腺体。

　　自主神经系统的结构和功能具有以下重要特征。

　　1. 有节前纤维和节后纤维之分　自主神经由中枢到达效应器之前，需要进入外周神经节内换元，因此自主神经有节前纤维和节后纤维之分。节前神经元的胞体位于中枢内，它发出的纤维称为节前纤维；节后神经元的胞体位于神经节内，它发出的纤维称为节后纤维。交感神经节前纤维短，节后纤维长；而副交感神经节前纤维长，节后纤维短。

　　2. 双重神经支配　机体多数器官都受交感神经和副交感神经双重支配。交感神经分布广泛，支配几乎全身所有内脏器官；副交感神经分布相对局限，一些器官（如皮肤和肌肉的血管、汗腺、竖毛肌、肾上腺髓质与肾）就只受交感神经支配，而不受副交感神经支配。

　　3. 功能相互拮抗　交感神经和副交感神经对同一器官的作用一般是相互拮抗的，如对心脏的作用，副交感神经具有抑制作用，而交感神经具有兴奋作用。又如，对小肠平滑肌的作用，副交感神经能增强其运动，而交感神经则抑制其活动。有时交感神经和副交感神经的作用也可以是一致的，例如，交感神经和副交感神经兴奋时，均可引起唾液分泌，但是前者兴奋时唾液的分泌量少而黏稠，后者引起的唾液分泌量多而稀薄。

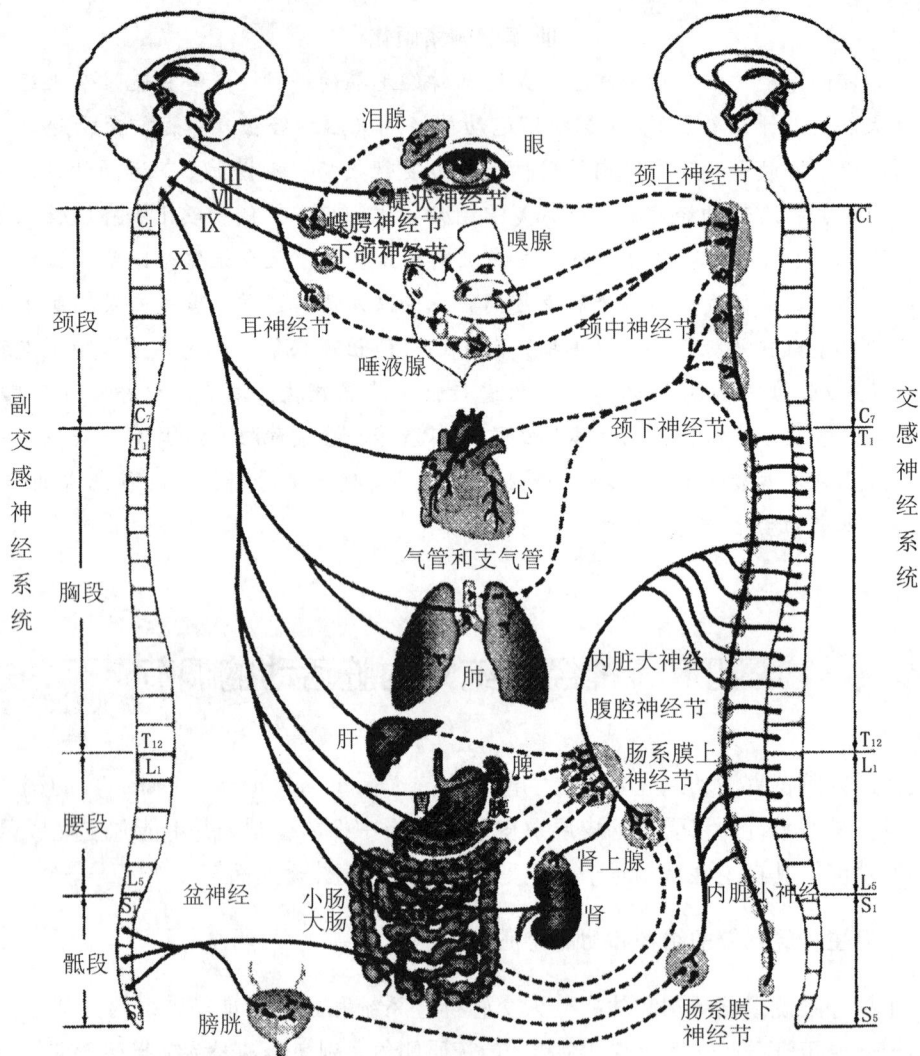

图 10 - 18　人体自主神经分布示意图

图中未显示支配血管、汗腺和竖毛肌的交感神经；实线为节前纤维；虚线为节后纤维

　　4. 具有紧张性作用　自主神经对内脏器官持续发放低频率的神经冲动，使效应器官经常维持一定的活动状态，这种作用称为紧张性作用。在紧张性活动基础上各种功能调节才得以进行：切断心迷走神经，心率即加快；切断心交感神经，心率即减慢。这表明两种神经对内脏的支配都有紧张性作用。

　　5. 受效应器功能状态影响　自主神经的外周作用与效应器本身功能状态有关，如刺激交感神经可致动物无孕子宫运动受抑制，却使有孕子宫运动增强。

　　交感神经在体内分布非常广泛，对全身各个系统和器官几乎都有一定作用。其主要作用是促进机体迅速适应环境的急剧变化。如肌肉剧烈运动、窒息、失血或剧痛等紧急情况下，机体出现心率加快、皮肤与腹腔内脏器官血管收缩、支气管扩张、肝糖原分解加速、血糖浓度上升及肾上腺素分泌增加等现象。因此交感神经系统在环境急剧变化时，可以动员机体许多器官的潜在力量，以适应环境的急变。

　　副交感神经的活动相对比较局限，整个系统的活动主要体现在保护机体、调整恢复、促进消化、积蓄能量及加强排泄、生殖功能等方面。例如，机体在安静时，心脏活动受抑制，瞳孔缩小以避免强光的进入，消化功能增强以促进营养物质吸收和能量补给等。

综上所述，交感神经系统和副交感神经系统之间密切联系又相互制约，共同调节内脏活动，使所支配的脏器经常保持动态平衡，以适应整体的需要。

二、自主神经的主要功能

交感神经和副交感神经在体内分布广泛，对许多器官都有一定作用。自主神经的主要功能如表 10-3 所示。

表 10-3 自主神经的主要功能

器 官	交感神经	副交感神经
循环器官	心率加快,心肌收缩力加强,腹腔内脏、皮肤、唾液腺、外生殖器血管收缩,骨骼肌血管收缩(肾上腺素能)或舒张(胆碱能)	心率减慢、心房收缩减弱,外生殖器血管舒张
呼吸器官	支气管平滑肌舒张	支气管平滑肌收缩,呼吸道黏膜腺体分泌
消化器官	抑制胃肠运动,促进括约肌收缩,使唾液腺分泌黏稠的唾液	促进胃肠运动、胆囊收缩,促进括约肌舒张、分泌稀薄唾液,使胃液、胰液、胆汁分泌增加
泌尿器官	膀胱逼尿肌舒张,尿道内括约肌收缩,有孕子宫平滑肌收缩、无孕子宫平滑肌舒张	膀胱逼尿肌收缩,尿道内括约肌舒张
眼	瞳孔开大肌收缩,瞳孔放大	瞳孔括约肌收缩,瞳孔缩小,睫状肌收缩,泪腺分泌
皮肤	皮肤汗腺分泌,竖毛肌收缩	
内分泌和代谢器官	肾上腺髓质分泌激素,肝糖原分解	胰岛素分泌

三、各级中枢对内脏活动的调节

（一）脊髓

交感神经和部分副交感神经起源于脊髓灰质侧角的中间外侧柱，故脊髓是内脏反射活动的初级中枢，临床观察发现，在脊休克期之后，脊休克患者可出现血管张力反射、发汗反射、排尿反射、排便反射、勃起反射的恢复，但这种反射调节功能是初级的，不能很好地适应生理功能的需要。例如，反射性排尿虽可进行，但排尿不受意识控制，且排尿常不完全。

（二）脑干

脑干是许多内脏活动的中枢，其中延髓具有特别重要的作用。因为心血管运动、呼吸运动、胃肠运动、消化腺分泌等的基本反射中枢位于延髓。动物实验或临床观察显示，如延髓被压迫或受损，可迅速出现呼吸、心跳等生命活动停止，造成死亡。因此，延髓被认为是基本生命中枢。此外，脑桥中有角膜反射中枢，中脑还有瞳孔对光反射中枢。

（三）下丘脑

下丘脑内有许多神经核团，神经核团在内脏活动的调节中起重要作用。现已知道，下丘脑是较高级别的调节内脏活动的中枢，它能把内脏活动和其他生理活动联系起来，其主要功能表现在以下几个方面。

1. 对摄食行为的调节 摄食行为是动物维持个体生存的基本活动。动物实验发现，下丘脑内有摄食中枢（feeding center）和饱中枢（satiety center）。用电极刺激动物下丘脑外侧区，可引起动物多食，破坏此区域后，动物则拒食；刺激下丘脑腹内侧核，可引起动物拒食，而破坏此核后，动物的食欲则增加，甚至出现肥胖。因此认为，下丘脑外侧区存在摄食中枢，腹内侧核存在饱中枢。一般来说，摄食中枢和饱中枢的神经元活动具有相互抑制的关系。

2. 对水平衡的调节 下丘脑能调节水的摄入与排出，下丘脑内控制摄水的部位可能位于下丘脑外侧区。破坏下丘脑外侧区后，动物饮水明显减少；刺激下丘脑外侧区，则可引起动物饮水增加。下丘脑控制排水的功能是通过改变抗利尿激素的分泌来实现的。下丘脑内存在着渗透压感受器，它能随血液中渗透压的变化调节抗利尿激素的分泌。

3. 对体温的调节 下丘脑不仅存在着大量对温度变化敏感的神经元，而且分布着体温调节的基本中枢。当体温超过或低于一定水平（这一水平称为调定点，正常值约为37.0 ℃）时，即可通过调节散热和产热活动使体温保持相对稳定。因此，对于维持体温的相对恒定，下丘脑起着十分重要的作用。

4. 对腺垂体及其他内分泌功能的调节 下丘脑的一些神经元合成各种调节腺垂体功能的肽类激素，这些激素对人体的内分泌功能调节具有重要作用（详见第十一章）。

5. 对生物节律的控制 机体内的各种活动按一定的时间顺序发生变化，这种变化的节律称为生物节律。根据周期的长短，生物节律可分为日节律、月节律、年节律等。其中，日节律是最重要的生物节律，人体许多生理功能都有日节律，如白细胞计数、体温、动脉血压和促肾上腺皮质激素的分泌等。

此外，下丘脑还参与情绪反应、性行为及睡眠等生命活动的调节。

（四）大脑皮层的边缘系统

大脑皮层的边缘系统和新皮层的某些区域与内脏活动关系密切。

边缘系统包括边缘叶及与其有密切关联的皮层和皮层下结构。边缘叶是指大脑半球内侧面皮层下围绕在脑干顶端周围的一些结构，包括海马、穹隆、海马回、扣带回和胼胝体回等，边缘叶在结构和功能上与大脑皮层内岛叶、颞极、眶回及皮层下的杏仁核、隔区、下丘脑和丘脑前核等密切相关。边缘系统是调节内脏活动的重要中枢，主要参与呼吸行为、摄食行为、性行为、情绪反应、学习记忆及内脏活动调节。另外，研究证明海马、穹隆、乳头体及乳头体丘脑束与近期记忆能力也有关。

第五节 脑的高级功能与脑电活动

一、条件反射

条件反射（conditioned reflex）是指机体在后天生活过程中，在非条件反射的基础上，于一定条件下建立起来的一类反射。条件反射学说是由俄国著名生理学家巴甫洛夫提出来的，它对生理学的研究发展起了重要作用。

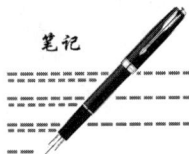

（一）条件反射的形成

1. 经典条件反射　在动物实验中，给狗食物引起其唾液分泌，是非条件反射，食物就是非条件刺激。而狗对铃声刺激则不会产生唾液分泌，因为铃声与食物无关，此时铃声称为无关刺激。但如果每次给狗吃食物之前先出现一次铃声，然后再给食物，这样反复多次后，当铃声一出现，狗就会出现唾液分泌，铃声本来是无关刺激，现已成为进食信号，即变成了条件刺激。由此看来，条件反射是通过无关刺激与非条件刺激在时间上的结合而建立起来的，这一过程称为强化。

2. 操作式条件反射　操作式条件反射比较复杂，它要求动物完成一定的操作，例如，将大鼠放入实验笼内，当它踩在杠杆上时，即喂以食物，这类条件反射的特征是，动物必须通过自己完成某些特定运动或操作后才能得到强化，故称此为操作式条件反射。

（二）条件反射的分化和消退

在条件反射建立的过程中，还存在另一种现象。当一种条件反射建立后，给予条件刺激相类似的刺激，也能同样获得条件反射的结果，这种现象称为条件反射的泛化。若只对原来的条件刺激给予强化，不强化与它相似的刺激，经多次重复后，与它相似的刺激就不再引起条件反射，这种现象称为条件反射的分化。分化是由于相似刺激得不到强化，使皮层产生了抑制过程，这种抑制称为分化抑制。分化抑制的出现对大脑皮层完成分析功能具有重要意义。

条件反射建立之后，若反复应用条件刺激而不给予非条件刺激强化，条件反射就会减弱，最后完全不出现，这称为条件反射的消退。例如，铃声与食物多次结合后，狗建立了条件反射，然后再反复单独应用铃声而不给予食物，则铃声引起的唾液分泌量会逐渐减少，最后完全不能引起唾液分泌。巴甫洛夫认为，条件反射的消退不是条件反射的丧失，而是大脑皮层内产生了抑制效应。

（三）条件反射的生物学意义

通过条件反射，机体对数量无限的各种刺激产生精确而完善的具有高度适应意义的反应，从而大大增强机体活动的适应性、预见性、灵活性、准确性，使机体更好地适应环境的变化。

（四）人类条件反射的特点

人类可以用现实、具体的信号来形成条件反射，如用光、声、嗅、味、触等感觉刺激直接作用于眼、耳、鼻、舌、身等感受装置。此外，抽象的词语也可以代替具体的信号引起条件反射。巴甫洛夫提出人脑功能有两个信号系统。他把现实、具体的信号称为第一信号，如灯光、铃声、食物的形状和气味等，它们都是以信号本身的理化性质来发挥刺激作用的。他把抽象词语称为第二信号，即语言和文字，它们是以信号所代表的含义发挥刺激作用的。如"灯光"这个词语，并不是单指某个具体的灯发出的光，而是概括了世界上一切灯发出的光，是具体事物的抽象和概括。人类大脑皮层对第一信号发生反应的功能系统，称为第一信号系统（first signal system），而对第二信号发生反应的功能系统则称为第二信号系统（second signal system）。动物只有第一信号系统，故第二信号系统是人类区别于动物的主要特征。第二信号系统是在第一信号系统活动的基础上建立的，是个体在后天发育过程中逐渐形成的。人类具有第二信号系统，他们能借助语言和文字表达思维，并通过抽象思维进行推理，从而扩展了认识能力和范围，并能发现和掌握事物的规律，以便认识和改造世界。

巴浦洛夫经典条件反射实验

巴甫洛夫（1849—1936 年），俄国心理学家、医师、高级神经活动学说的创始人、高级神经活动生理学的奠基人，同时他也是一位实验生理学家，早年因消化生理学研究而闻名。他的研究多以狗为被试，在实验中他和助手无意中发现了一个很有意思的现象：研究人员在给狗喂食时，狗会分泌唾液，这是一种正常的生理现象，但反复多次之后，狗只要看到食物，即使没有吃到，也会分泌唾液，甚至尚未看到食物，只要看到食物容器或听到研究人员的脚步声，都会分泌唾液。这个现象引起了巴甫洛夫的好奇，为此，他专门设计了一个实验，这便是著名的经典条件反射实验。巴甫洛夫构建了条件反射理论，他也因此获得了诺贝尔生理学或医学奖。

二、学习与记忆

学习和记忆是两个联系的神经活动过程。学习是指人或动物依赖于经验改变自身行为，以适应环境的神经活动过程。记忆则是通过学习得到的信息在脑内"贮存"和"读出"的神经活动过程。

（一）学习的分类

学习的分类方法有多种，按学习的形式分为非联合型学习和联合型学习两类。

1. 非联合型学习　非联合型学习不需要在刺激和反应之间形成某种明确的联系。不同形式的刺激使突触发生习惯化和敏感化的可塑性改变就属于这种类型的学习。例如，人类对有规律出现的强噪声会逐渐减弱反应，即出现习惯化；相反，在强的伤害性刺激之后，对弱刺激反应会加强，即出现敏感化。

2. 联合型学习　两个事物在时间上很靠近地重复发生，最后在脑内逐渐形成联系，称联合型学习。上述经典条件反射和操作式条件反射都属于联合型学习，从这个意义上说，学习的过程实际上就是建立条件反射的过程。

（二）记忆的分类及其机制

1. 记忆的分类　进入脑内的信息量是非常多的，但并非都能被记忆，它们的绝大部分会被遗忘掉，只有很少部分（约占能意识到的信息总量的1%）才能被长期记忆。记忆的分类方法很多，常按记忆时间长短将记忆分为短时程记忆和长时程记忆。短时程记忆的保留时间只有几秒到几分钟；长时程记忆的保留时间则由几小时、几天到数年不等，甚至终身被保留。

2. 人类的记忆过程　人类的记忆过程可以细分成 4 个阶段，即感觉性记忆、第一级记忆、第二级记忆和第三级记忆。前两个阶段相当于上述的短时程记忆，后两个阶段相当于长时程记忆。感觉性记忆是指通过感觉系统获得信息后，信息在脑感觉区内的贮存阶段，此阶段贮存时间很短，一般不超过 1 秒钟，若信息没有经过加工和处理就会很快消失。若信息在这个阶段经过加工和处理，那些不连续的先后进来的信息被整合成新的连续的印象，短暂的感觉性记忆就可转入第一级记忆。这种转移一般可通过两种途径来实现：一种是把感觉性记忆的资料变成口头表达性的符号而转移到第一级记忆，这是最常见的；另一种是非口头表达性的途径，目前人们对这种途径了解得不多，但它是幼儿学习所必须采取的途径。信息在第一级记忆中停留的时间仍然很短暂，平均约几秒钟；若反复运用和学习信息，信息可在第一级记忆中循环，从而延长信息在第一级记忆中停留的时间；这样就使信息容易转入第二级记忆之中。第二级记忆是一个大而持久的贮存系统。有些记忆的痕迹，如自己的名字和每天都进行操作的手艺等，通过长年累月的运用，是不易遗忘的，这一类记忆贮存在第三级记忆中。

　　脑内与记忆功能有密切关系的结构，目前已知的有大脑皮层联络区（指大脑皮层除感觉区和运动区以外的广泛区域）、海马及其邻近结构、丘脑和脑干网状结构等。学习和记忆的机制目前尚未研究清楚，大量研究资料表明，它们与神经元之间的环路联系、突触的可塑性、脑内有关蛋白质合成及新的突触联系的建立等有一定的关系。

　　（三）遗忘

　　遗忘（amnesia）是指部分或完全失去回忆或再认识的能力。遗忘是一种正常的生理现象。遗忘在学习后就开始，最初的遗忘速率很快，以后逐渐减慢，如学习 20 分钟后，遗忘的内容就达到 41.8%，一个月后遗忘的内容才达到 78.9%，遗忘并不意味着记忆的痕迹消失，因为复习已遗忘的材料总比学习新的材料容易。遗忘的原因包括两点：一是条件刺激长久不被强化所引起的消退抑制；二是后来信息的干扰。正常的生理性遗忘实际上具有适应性保护作用，有利于脑内贮存更有用的信息。临床医学中所指的遗忘症是由于疾病所致的记忆功能障碍。

三、大脑皮层的语言中枢

　　（一）大脑皮层语言中枢的损伤

　　语言是人类特有的通信手段，人类通过语言交流思想、进行思维训练和推理。在多数人中，语言功能定位于大脑左半球。临床发现，人类大脑皮层一定区域（图 10 - 19）的损伤，可导致各种特殊的语言活动功能障碍。①运动性失语症：若中央前回底部前方受损，患者可以看懂文字，听懂别人的谈话，却不会说话，不能用词语来口头表达自己的思想，该现象首先由布罗卡发现，所以该受损区被称为布罗卡皮层区。②失写症：因损伤额中回后部接近中央前回的手部代表区所致，患者能听懂别人的讲话和看懂文字，也会说话但不会书写，手部的其他运动并不受影响。③感觉性失语症：由颞上回后部损伤所致，患者能讲话、书写、看懂文字，也能听见别人的发言，而听不懂别人讲话内容的含义。④失读症：若角回受损，则患者看不懂文字的含义，但其视觉和其他语言功能（包括书写、说话和听懂别人的谈话等）均健全。

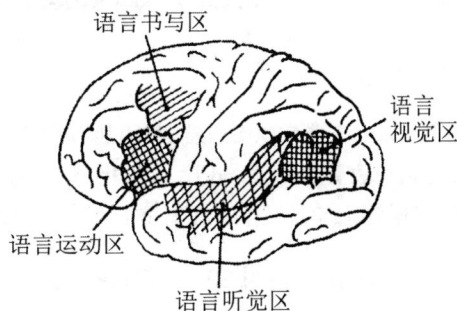

图 10 - 19　人类大脑皮层语言中枢

由此看来，语言活动与广大皮层区域活动有关，这些区域的功能是紧密关联的，严重的失语症可同时出现上述 4 种语言活动功能障碍。

（二）大脑皮层语言功能的一侧优势

主要使用右手的成人若产生上述各种语言活动功能障碍，通常是由于其左侧大脑皮层损伤所致，而右侧大脑皮层损伤并不产生明显的语言活动功能障碍。这种左侧大脑在语言活动功能上占优势的现象，反映了人类两侧大脑半球功能是不对称的，这种一侧优势的现象是人类特有的，它虽与一定的遗传因素有关，但主要是在后天生活实践中逐渐形成的，这与人类习惯使用右手进行劳动有密切关系。

一侧优势的现象说明了人类两侧大脑半球的功能是不对称的。左侧半球在语言功能活动上占优势，右侧半球在非词语认知功能上占优势，如空间辨认、深度知觉、触觉认识和对音乐的欣赏等。但是这种优势也不是绝对的，而是相对的，因为左侧半球也有一定的非词语认知功能，右侧半球也有一定的简单的语言活动功能。

四、脑电图

大脑皮层的神经元具有生物电活动。应用电生理方法，可在大脑皮层记录到两种不同形式的脑电活动。一种是感觉传入系统受刺激时，在大脑皮层的某一局限区域引出的形式较固定的电位变化，称为皮层诱发电位（evoked cortical potential）。另一种是无明显刺激的情况下，大脑皮层经常性自发地产生的节律性电位变化，称为自发脑电活动（spontaneous electricactivity of the brain）。临床上使用双极或单极记录法描绘出的头皮表面脑细胞群自发性的电位变化波形，称为脑电图（electroencephalogram，EEG）。直接在皮层表面记录的脑电波，称为皮层电图。

根据频率不同，脑电图的基本波形可分为 4 种（图 10-20）。

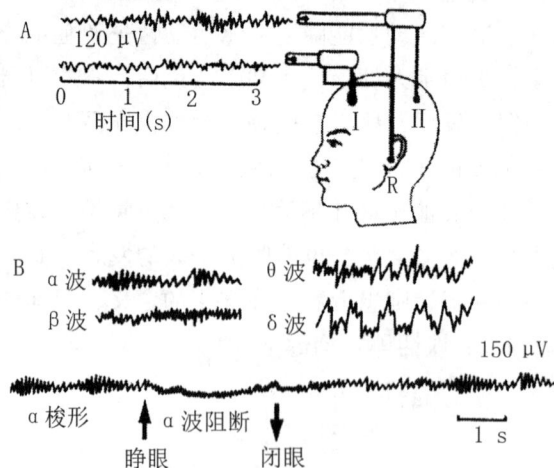

图 10-20　正常脑电图的描记和几种基本波形

A. 脑电图的描记方法：参考电极放置在耳郭（R），由额叶（Ⅰ）电极导出的脑电波振幅低，由枕叶（Ⅱ）电极导出的脑电波振幅高、频率较慢；B. 正常脑电图的基本波形

1. α波　频率为每秒 8~13 次，波幅为 20~100 μV。α波是成人处于安静状态时的主要脑电波。α波在清醒并闭眼的安静状态下出现，波幅先由小逐渐变大，再由大变小，如此反复而形成梭形，每一个梭形持续 1~2 秒，α波在枕叶的脑电图记录中最为显著。

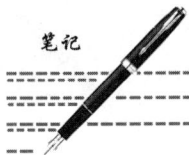

睁开眼睛或接受其他刺激时，α 波立即消失而呈现出快波，这一现象称为 α 波阻断。当再次安静闭眼时，α 波又重现。

2. β波　频率为每秒 14 ~ 30 次，波幅为 5 ~ 20 μV，当新皮层处于紧张活动状态时出现，在额叶和顶叶比较显著。

3. θ波　频率为每秒 4 ~ 7 次，波幅为 100 ~ 150 μV，一般在困倦时出现。

4. δ波　频率为每秒 0.5 ~ 3 次，波幅为 20 ~ 200 μV，成人常在睡眠状态下出现，当极度疲劳时或在麻醉状态下也可出现。

一般情况下，人类脑电波随大脑皮层不同生理情况而变化。当许多皮层神经元电活动趋于一致时，就会出现低频高振幅的波形，这种现象称为同步化，当许多皮层神经元电活动不一致时，就会出现高频低振幅的波形，这种现象称为去同步化。脑电波由高振幅慢波转变为低振幅快波时，兴奋过程增强；脑电波由低振幅快波转化为高振幅慢波时，抑制过程增强。

五、觉醒和睡眠

（一）觉醒

觉醒时机体能迅速适应环境变化，从事各种劳动。觉醒状态分为脑电觉醒状态和行为觉醒状态两种。脑电觉醒状态是指脑电图波形呈去同步化快波的状态，行为上不能表现为觉醒，对新异刺激无探究行为；行为觉醒状态是指出现觉醒时的各种行为表现。

觉醒状态的维持与脑干网状结构上行激动系统的作用有关。乙酰胆碱可能参与脑干网状结构上行唤醒作用的递质系统。进一步研究发现，觉醒状态的维持较复杂，即脑电觉醒状态和行为觉醒状态的维持有着不同的机制。行为觉醒状态的维持可能与黑质多巴胺递质系统的功能有关，脑电觉醒状态的维持可能与蓝斑上部的去甲肾上腺素递质系统有关。

（二）睡眠

睡眠时机体的意识暂时丧失，失去对环境的精确适应能力。其主要功能是促进精力和体力的恢复。每天所需要的睡眠时间依年龄、个体而有所不同。一般而言，成人每天所需睡眠时间为 7 ~ 9 小时，老年人需 5 ~ 7 小时，儿童需 10 ~ 12 小时，新生儿需 18 ~ 20 小时。

通过对整个睡眠过程的仔细观察发现，睡眠具有两种不同的时相状态：一种是脑电波呈同步化慢波的时相，称为慢波睡眠（slow wave sleep，SWS）；另一种是脑电波呈去同步化快波的时相，称为快波睡眠（fast wave sleep，FWS）或异相睡眠（paradoxical sleep，PS）或快速眼动睡眠（rapid eye movement sleep，REMS）。

慢波睡眠期间，视、嗅、听、触等感觉功能暂时减退，骨骼肌反射活动与肌紧张减弱，并伴有自主神经功能改变，如血压下降、心跳减慢、瞳孔缩小、尿量减少、体温下降、呼吸变慢、胃液分泌增多、唾液分泌减少、发汗功能增强等。

异相睡眠期间，各种感觉功能进一步减退，以致唤醒阈提高，骨骼肌反射活动和肌紧张进一步减弱，肌肉几乎完全松弛，睡眠更深。除以上表现外，异相睡眠期间还有间断的阵发性表现，如部分肢体抽动、血压升高、心跳加快、呼吸快而不规则，特别是可出现眼球快速运动。

在整个睡眠过程中两个时相相互交替，成人睡眠开始后首先进入慢波睡眠，持续

80～120分钟后转入异相睡眠，后者维持 20～30 分钟，又转入慢波睡眠。这种反复转化共 4～5 次，越接近睡眠后期，异相睡眠持续时间越长。在成人中，慢波睡眠和异相睡眠均可直接转为觉醒状态，但在觉醒状态下只能进入慢波睡眠，而不能进入异相睡眠。在异相睡眠期间被唤醒的人中，有80%正在做梦。由此认为，做梦是异相睡眠的特征之一。腺垂体生长激素的分泌与睡眠不同时相有关。在觉醒状态下，生长激素分泌减少，进入慢波睡眠后，生长激素分泌明显升高，转入异相睡眠后，生长激素分泌又减少。因此，慢波睡眠有利于促进生长和体力恢复。在动物实验中发现，异相睡眠期间，脑内蛋白质合成加快，所以异相睡眠与幼儿神经系统的成熟有密切关系，并有利于建立新的突触联系，促进学习和记忆。异相睡眠对促进精力恢复是有利的。但异相睡眠期间会出现间断的阵发性表现，这可能与某些疾病在夜间发作有关，如心绞痛、哮喘、阻塞性肺气肿缺氧性发作。心绞痛患者通常在发作前先做梦，梦中情绪激动，伴有呼吸加快、血压升高、心率加快，以致心绞痛发作而觉醒。

知识拓展

世界睡眠日

随着生活节奏的加快及竞争的加剧，失眠成为一种非常普遍的现象。医学研究表明，偶尔失眠会造成第二天疲倦和动作不协调，长期失眠则会导致注意力不能集中、记忆力出现障碍和工作力不从心等后果。世界卫生组织调查显示，27%的人有睡眠问题。为唤起全民对睡眠重要性的认识，2001 年国际精神卫生组织发起了一项全球性睡眠和健康计划，将每年的 3 月 21 日，即春季的第一天定为"世界睡眠日"，2003 年中国睡眠研究会把"世界睡眠日"正式引入我国。

本章小结

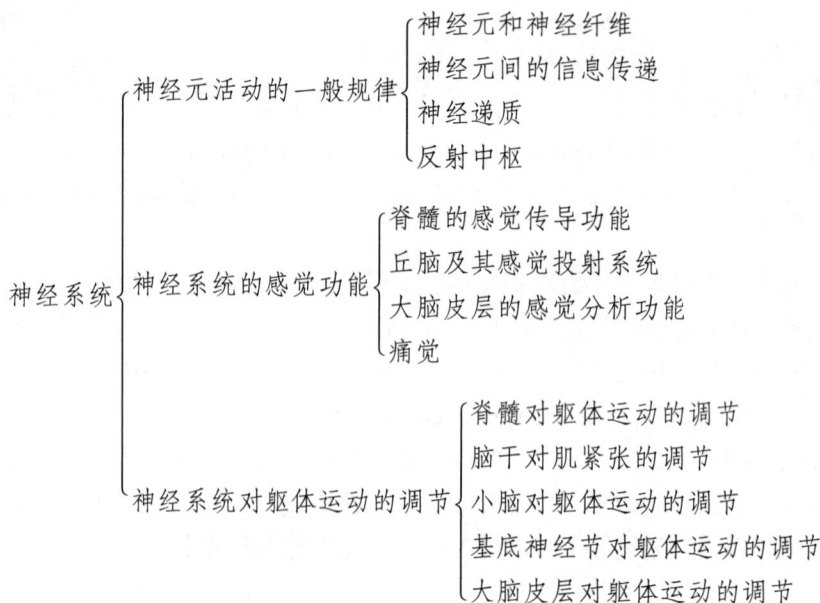

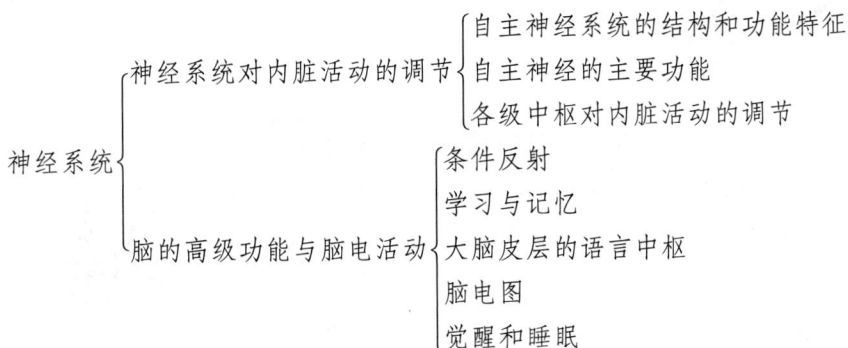

神经系统对内脏活动的调节 ┤ 自主神经系统的结构和功能特征
　　　　　　　　　　　　　　自主神经的主要功能
　　　　　　　　　　　　　　各级中枢对内脏活动的调节

神经系统 ┤

脑的高级功能与脑电活动 ┤ 条件反射
　　　　　　　　　　　　　学习与记忆
　　　　　　　　　　　　　大脑皮层的语言中枢
　　　　　　　　　　　　　脑电图
　　　　　　　　　　　　　觉醒和睡眠

思考题

　　　患者，女性，58岁，有高血压病史。患者早晨醒来出现右半身不能动和不能说话。血压是230/120 mmHg，心率不规则，眼底出现动脉狭窄、出血和渗出。患者不能自主活动，右侧手臂和腿部不能运动。当让她活动她的右手臂时，她将左手臂抬了起来。当患者微笑时，左侧面部的肌肉收缩，而右侧面部的肌肉不收缩。但是，她可以皱双侧眉和内聚双眼，右侧肢体的牵张反射增强，右侧巴宾斯基征阳性，因为该患者语言功能丧失，所以感觉测试无法进行。

　　　临床诊断：轻偏瘫。

　　　请思考：

　　　1. 是什么原因导致了这些神经功能的缺陷？

　　　2. 中枢神经系统的哪部分受到了损伤？损伤在哪一侧？

　　　3. 哪个运动传导通路被破坏了？为什么该患者仍然可以皱眉和内聚双眼？

　　　4. 该患者属于哪种类型的失语？

　　　5. 作为该患者的责任护士，在护理工作中应注意哪些问题？

（林玲　沈彬）

第十一章 内分泌

学习目标

1. 掌握生长激素的生理作用；甲状腺激素的生理作用；糖皮质激素的生理作用；胰岛素的生理作用。

2. 熟悉下丘脑的内分泌功能；腺垂体激素的分类；神经垂体激素的分类及生理作用；甲状腺激素的合成与代谢；甲状腺激素、糖皮质激素和胰岛素分泌的调节；肾上腺髓质激素的生理作用及分泌的调节。

3. 了解内分泌系统和激素的概念；激素的信息传递方式及分类；激素的作用机制；激素作用的一般特征；胰高血糖素的生理作用及分泌的调节。

4. 学会运用本章所学基本知识，解释相关护理操作要点（糖尿病、甲状腺功能亢进等）和日常生活现象。

5. 培养乐于助人、关爱残疾人的高尚品格；培养科学用药、规范用药的用药原则；在日常生活中养成合理膳食、科学膳食的好习惯。

情境导入

患者，女，51岁，心慌燥热，手抖，每日大便4次。下肢无力，皮肤增厚，双眼突出、视力模糊、眼胀、眼皮浮肿，声音嘶哑。甲状腺弥漫性肿大，甲状腺实质回声减低，血流信号明显增多，呈"火海样"。

临床诊断：甲亢。

请思考：

1. 该案例中主要涉及的生理学知识点有哪些？

2. 试用生理学知识解释案例中出现的主要异常改变。

3. 针对此患者，在护理中应注意哪些问题？

第一节 概 述

一、内分泌系统和激素的概念

内分泌（endocrine）是相对于外分泌而言的，是指细胞分泌的物质直接进入血液或其他体液的过程。内分泌系统由内分泌腺和分散存在于某些组织器官中的内分泌细胞组成。人体主要的内分泌腺包括垂体、甲状腺、肾上腺、胰岛、甲状旁腺、性腺和松果体

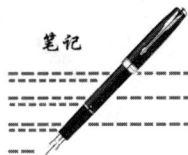

等；散在于组织器官中的内分泌细胞分布比较广泛，如消化道黏膜、心、肾、肺、下丘脑等组织的某些细胞都具有内分泌功能。由内分泌腺或散在的内分泌细胞所分泌的高效能生物活性物质称为激素（hormone）。一般来说，激素由内分泌细胞分泌后，经血液或组织液运输到各组织、器官的细胞而发挥作用。被激素作用的器官、内分泌腺、细胞分别称为靶器官（target organ）、靶腺（target gland）、靶细胞（target cell）。

内分泌系统与神经系统均是体内重要的功能调节系统，特别是在新陈代谢、生长发育与生殖的调节及内环境稳态维持等方面内分泌系统起着重要作用。在整体情况下，许多内分泌腺都直接或间接地受神经系统的控制。因此，内分泌系统在功能上与神经系统紧密联系、相辅相成，共同调节机体的功能活动，维持内环境的相对稳定。

二、激素的信息传递方式及分类

（一）激素的信息传递方式

目前认为，激素在细胞之间传递信息的方式有以下几种。

1. 远距分泌　大多数激素借助血液的运输到达远距离的靶细胞而发挥作用，称为远距分泌（telecrine），如生长激素、甲状腺激素等。

2. 旁分泌　某些激素通过组织液弥散到邻近的细胞而发挥作用，称为旁分泌（paracrine），如消化道的一些激素。

3. 自分泌　有些内分泌细胞分泌的激素在局部弥散又返回作用于该内分泌细胞自身，这种现象称为自分泌（autocrine）。

4. 神经分泌　下丘脑的一些神经元既能产生和传导神经冲动，又能分泌激素，这些神经元称为神经内分泌细胞。下丘脑某些神经内分泌细胞分泌的激素，或通过轴浆运输至神经垂体，或经垂体门脉运至腺垂体，这种方式称为神经分泌（neurocrine）。

（二）激素的分类

通常按照分子结构和化学性质，将激素分为如下两大类。

1. 含氮激素　此类激素分子结构中含有氮元素，包括蛋白质激素（如胰岛素、甲状旁腺激素和腺垂体分泌的各种激素等）、肽类激素（如下丘脑调节肽、抗利尿激素、降钙素、胰高血糖素等）、胺类激素（如肾上腺素、去甲肾上腺素和甲状腺激素等）。这类激素易被消化液分解而破坏，故不宜口服。甲状腺激素为氨基酸的衍生物，不会被消化酶破坏，故可口服。

2. 类固醇（甾体）激素　此类激素常以胆固醇为原料合成，化学结构与胆固醇也相似，故称类固醇激素。体内肾上腺皮质激素（如皮质醇、醛固酮）与性激素（如雌激素、孕激素和雄激素）属于此类。这类激素不会被消化液破坏，可口服应用。

近年来也有人主张把脂肪酸衍生物前列腺素列为第三类激素。

三、激素的作用机制

激素与靶细胞上的受体结合后把信息传递到细胞内，经过一系列复杂的反应过程，最终产生细胞的生物效应。激素的化学性质不同，其作用机制也不同。含氮激素和类固醇激素的作用机制如下。

（一）含氮激素作用机制——第二信使学说

1965 年 Sutherland 等提出第二信使学说，认为含氮激素随血液循环运输到达靶细胞，与细胞膜上的特异性受体结合后，可激活膜上的鸟苷酸调节蛋白（简称 G 蛋白），继而激活膜上的腺苷酸环化酶（adenylate cyclase，AC），在 Mg^{2+} 的参与下，ATP 转变为环磷酸腺苷（cAMP）。cAMP 再通过激活细胞内无活性的蛋白激酶系统，使蛋白质磷酸化，从而诱发靶细胞内特有的生理效应，如腺细胞分泌、肌细胞收缩、细胞膜通透性改变及各种酶促反应等。cAMP 发挥作用后，即被细胞内磷酸二酯酶降解为 5′-AMP 并失活（图 11-1）。由此可见，在含氮激素发挥作用的过程中，激素将信息传至靶细胞，而 cAMP 则将此信息在细胞内传播。因此，将激素称为第一信使（first messenger），而将 cAMP 称为第二信使（second messenger）。

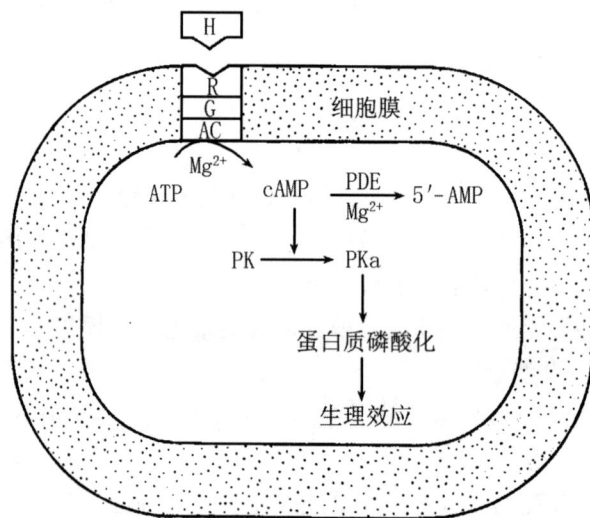

图 11-1　含氮激素作用机制示意图

H：激素；R：受体；AC：腺苷酸环化酶；PDE：磷酸二酯酶；

PKa：活化蛋白激酶；cAMP：环磷酸腺苷；G：鸟苷酸调节蛋白

第二信使学说受到了广泛的关注，尤其是近 20 年，随着分子生物学技术的运用，第二信使学说得到进一步的完善和发展，其内容主要有以下两点。

1. 激素与受体的相互关系　激素被受体识别并结合，是以激素与受体分子构型相对应为基础的，但激素与受体的分子构型不是固定不变的，它们之间可以相互诱导而改变自身的构型以适应对方的构型。激素与受体的结合力称为亲和力，受体的数量及受体与激素的亲和力可以随体内激素水平而变化。某一激素在与其受体结合时，使其受体或其他激素的受体数量增加、亲和力增强的现象称为上增调节，简称上调（up regulation）；反之，则称为衰减调节，简称下调（down regulation）。例如，糖皮质激素能使血管平滑肌细胞上的 α 受体数量增加，并增强与儿茶酚胺的亲和力，就属于上调；而长期使用大剂量的胰岛素，可使人淋巴细胞膜上的胰岛素受体数量减少，亲和力也降低，则属于下调。

2. 第二信使的种类　除 cAMP 是第二信使外，近年提出的可能是第二信使的物质还有：环磷酸鸟苷（cGMP）、三磷酸肌醇（IP_3）、二酰甘油（DAG）、Ca^{2+} 及前列腺素等。其中 IP_3 和 Ca^{2+} 在激素信息传递中的作用，引起人们高度重视。

（二）类固醇激素作用机制——基因调节学说

类固醇激素分子化学性质的特点是脂溶性高，分子量小。因此，这类激素可扩散进入细胞内，先与胞质受体结合成复合物，使受体发生变构，同时获得穿过核膜的能力而进入细胞核内。在核内，激素胞质受体复合物与核受体结合，转变为激素-核受体复合物，再与染色质的非组蛋白的特异位点结合，从而启动或抑制该部位的 DNA 转录，促进或抑制 mRNA 的形成，结果诱导或减少某种蛋白质（主要是酶）的合成，从而引起细胞相应的生物效应（图 11-2）。

但是上述含氮激素与类固醇激素的作用机制，并不是绝对的。如甲状腺激素虽属含氮激素，却可进入细胞内，通过基因调节发挥作用。某些类固醇激素（如糖皮质激素）也可作用于细胞膜上的受体，发挥作用。

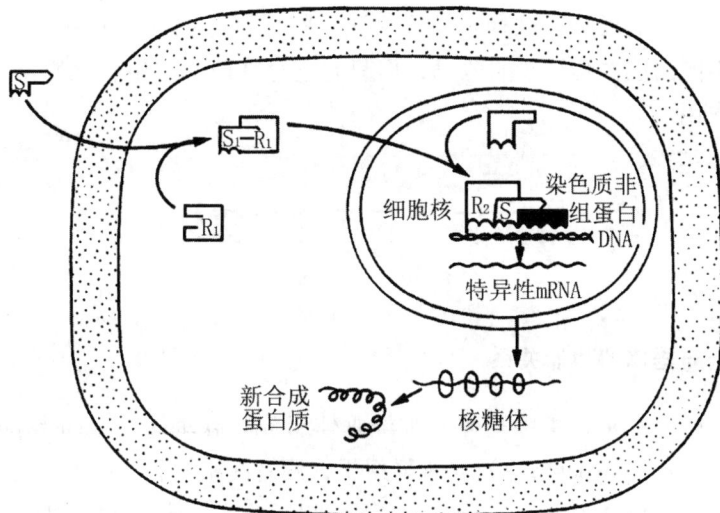

图 11-2　类固醇激素作用机制示意图
S：激素；R$_1$：胞质受体；R$_2$：核受体

四、激素作用的一般特征

尽管激素种类繁多、作用复杂，但其作用具有以下共同特性。

（一）激素的信息传递作用

激素对靶细胞作用时，既不引起新的功能活动，也不能为原有功能活动提供能量，仅起到将信息传递给靶细胞的"信使"作用，从而调节靶细胞固有的生理生化反应。

（二）激素作用的相对特异性

某种激素有选择地作用于某些靶器官和靶细胞的特性，称为激素的特异性。有些激素作用的特异性很强，只作用于某一种靶腺或某一种靶细胞。例如，促甲状腺激素只作用于甲状腺；促肾上腺皮质激素只作用于肾上腺皮质束状带等。而有些激素作用广泛，无特定靶细胞，如生长激素、甲状腺激素等可作用于几乎全身各部位的细胞，尽管如此，这些激素也是通过相应受体对细胞某些功能起特定作用。总之，激素作用特异性的本质是靶细胞膜或胞质内存在着能与激素结合的特异性受体。

（三）激素的高效能生物放大作用

激素在血液中的含量很低，一般在纳摩尔（nmol/L），甚至在皮摩尔（pmol/L）数量级，但激素的作用十分显著。例如，0.1 μg 的促肾上腺皮质激素释放激素可引起腺垂体释放 1 μg 促肾上腺皮质激素，后者能引起肾上腺皮质分泌 40 μg 糖皮质激素，放大了 400 倍，从而增加约 6000 μg 糖原的贮存。这是由于激素与受体结合后，在细胞内产生了一系列酶促放大作用，形成了一个高效能的生物放大系统。

（四）激素间的相互作用

各种激素的作用可以相互影响，主要表现在 3 个方面。①相互协同：如糖皮质激素、肾上腺素、胰高血糖素等，它们虽然作用于代谢的不同环节，但都可以使血糖升高。②相互拮抗：如胰岛素能降低血糖，这就与胰高血糖素等的升高血糖作用相拮抗。③允许作用：是指某些激素本身并不能直接对某器官或细胞发生作用，但它的存在却使另一种激素产生的效应明显增强，这种现象称为激素的允许作用（permissive action）。例如，皮质醇本身并不能引起血管平滑肌收缩，但只有它存在时，去甲肾上腺素才能更有效地发挥其缩血管作用。

第二节　下丘脑与垂体

一、下丘脑与垂体的功能关系

垂体位于大脑基底部，由腺垂体和神经垂体组成。腺垂体（adenohypophysis）是腺组织，神经垂体（neurohypophysis）是神经组织，两者在结构和功能上都与下丘脑有着密切的联系，因此把它们分为下丘脑－腺垂体系统和下丘脑－神经垂体系统两部分。

（一）下丘脑－腺垂体系统

一般认为下丘脑与腺垂体之间没有直接的神经联系，而是通过特殊的血管系统－垂体门脉系统发生功能联系。垂体上动脉的分支在下丘脑的正中隆起及漏斗柄上部形成初级毛细血管丛，初级毛细血管丛再汇集成静脉沿垂体柄下行，在腺垂体再次形成次级毛细血管丛，构成了下丘脑－腺垂体系统（图 11-3）。

在下丘脑基底部存在一个促垂体区，促垂体区主要包括正中隆起、弓状核、视交叉上核、腹内侧核、室周核等核团。这些核团的神经元（称肽能神经元）能合成和分泌至少 9 种有活性的下丘脑调节肽（表 11-1），通过垂体门脉系统到达腺垂体，调节腺垂体的内分泌活动。此外，促垂体区的神经元还与来自中脑、边缘系统及大脑皮层等处的神经纤维构成突触联系，接受它们传导来的神经冲动，并把神经信息转变为激素信息。由此可见，下丘脑为连接神经调节和体液调节的枢纽。

（二）下丘脑－神经垂体系统

下丘脑与神经垂体有着直接的神经通路。下丘脑的视上核、室旁核和灰白结节的神经纤维下行到垂体后叶，构成了下丘脑－垂体束（图 11-3）。现已知的神经垂体所释放的激素（抗利尿激素与催产素），实际上是在下丘脑视上核与室旁核的神经元中合成，通过下丘脑－垂体束纤维的轴浆运输到神经垂体贮存并释放的。

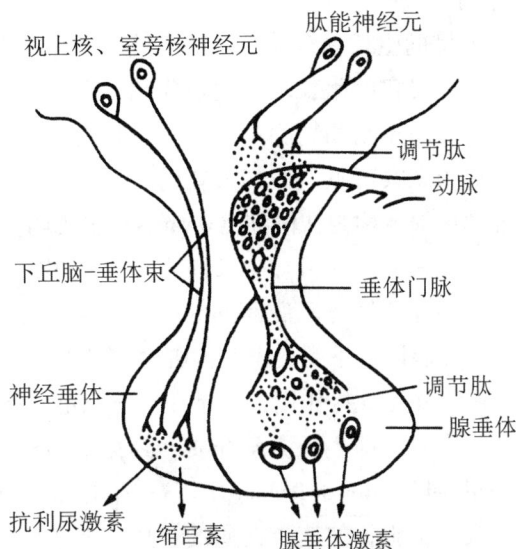

图 11 - 3 下丘脑与垂体功能联系示意图

表 11 - 1 下丘脑调节肽的种类和主要作用

种类	主要作用
促甲状腺激素释放激素（TRH）	促进促甲状腺激素的分泌
促性腺激素释放激素（GnRH）	促进黄体生成素、卵泡刺激素的分泌
生长激素释放激素（GHRH）	促进生长激素的分泌
生长激素释放抑制激素（GHRIH）	抑制生长激素的分泌
促肾上腺皮质激素释放激素（CRH）	促进促肾上腺皮质激素的分泌
催乳素释放因子（PRF）	促进催乳素的分泌
催乳素释放抑制因子（PRIF）	抑制催乳素的分泌
促黑激素释放因子（MRF）	促进促黑激素的分泌
促黑激素释放抑制因子（MIF）	抑制促黑激素的分泌

二、腺垂体

腺垂体是人体内最重要的内分泌腺，它能合成和分泌 7 种激素，即促甲状腺激素、促肾上腺皮质激素、促卵泡激素、黄体生成素、生长激素、催乳素、促黑激素。前 4 种均有各自的靶腺，此类激素通过促进靶腺合成、分泌激素而发挥作用，因此将这些激素称为"促激素"。关于"促激素"的生理作用及分泌调节则在相关腺体中介绍。下面将重点介绍生长激素、催乳素和促黑激素。

（一）生长激素

生长激素（growth hormone，GH）是腺垂体分泌较多的激素，有明显的种属差异，从其他哺乳动物（除猴外）提取的生长激素对人无效。人生长激素（human growth hormone，hGH）含有 191 个氨基酸，近年来利用 DNA 重组技术可以大量生产人生长激素，以供临床使用。

生理学

1. 生长激素的生理作用

（1）促进生长作用：人体的生长受多种激素的影响，但生长激素是起关键作用的调节因素。生长激素对各组织、器官的生长均有促进作用，尤其对骨骼、肌肉及内脏器官的作用更为显著。实验证明，幼年动物切除垂体后，生长随即停止，如及时补充生长激素，则可使其生长恢复。临床观察可见，假如人在幼年时生长激素分泌不足，将出现生长停滞，身材矮小，但智力正常，称为侏儒症（dwarfism）；如生长激素分泌过多，则将出现生长发育过度，甚至患巨人症。成人如生长激素分泌过多，因骨骺已闭合，长骨不再增长，生长激素可刺激肢端部的短骨和颌面部的扁骨增生，且肝、肾等内脏器官也增大，以致出现手足粗大、鼻高唇厚、下颌突出及内脏器官增大的现象，称为肢端肥大症。

生长激素对人体生长过程并无直接作用，而是在营养充足的条件下刺激肝、肾、心、肺等组织并产生一种小分子多肽，即生长激素介质。其化学结构与胰岛素近似，故又称为胰岛素样生长因子（insulin-like growth factor，IGF）。生长激素介质促进硫酸盐进入软骨组织，促进氨基酸进入软骨细胞，加速蛋白质的合成，加速软骨增殖与骨化，使长骨加长。生长激素介质对肌肉等组织也有类似作用，但对脑组织的生长发育无影响。饥饿或缺乏蛋白质时，生长激素不能刺激生长激素介质生成，故儿童营养不良时，其生长较正常儿童迟缓。

知识拓展

侏儒症

侏儒症又称矮小症，指儿童的身高低于同性别、同年龄、同种族儿童平均身高的 2 个标准差，每年生长速度低于 5 cm 者。成人身高常常在 130 cm 左右。主要病因如下。①骨骼系统疾病，如软骨营养不良和抗维生素 D 性佝偻病。②染色体异常，如唐氏综合征（21 三体综合征）、猫叫综合征（5 号染色体短臂缺失）和先天性卵巢发育不良症。③先天性酶的代谢缺陷，如黏多糖病和肝糖原累积症。④内分泌障碍，如垂体性侏儒症、克汀病。⑤家族性矮小症和原发性侏儒症，体质性生长发育延缓或青春期延迟。

（2）对代谢的作用：①生长激素可通过生长激素介质促进氨基酸转入细胞内，加速 DNA 和 RNA 的合成而促进蛋白质合成，减少蛋白质分解。②对糖代谢的作用随剂量不同而不同，生理水平的生长激素可刺激胰岛素分泌，加强细胞对糖的利用，使血糖降低；但过量的生长激素则可抑制糖的利用，使血糖升高。③促进脂肪的分解，增强脂肪酸氧化供能。由于脂肪分解提供了能量，所以也减少了糖的消耗，使血糖升高。因此，生长激素分泌过多可产生垂体性糖尿病。

2. 生长激素分泌的调节

（1）下丘脑对生长激素分泌的调节：生长激素的分泌受下丘脑生长激素释放激素与生长抑素的双重调节，生长激素释放激素促进腺垂体分泌生长激素，而生长抑素则抑制腺垂体分泌生长激素。在整体条件下，生长激素释放激素的作用占优势。一般认为，生长激素释放激素经常性地调节腺垂体生长激素的分泌，而生长抑素只有在应激刺激引起生长激素分泌过多时，才显著地发挥对生长激素分泌的抑制作用，二者相互配合，共同调节腺垂体生长激素的分泌。

（2）睡眠对生长激素分泌的调节：人在觉醒状态下生长激素分泌较少，进入慢波睡眠后，生长激素分泌明显增加，在进入慢波睡眠后约60分钟，血中生长激素浓度达到高

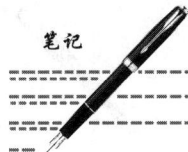

峰。转入快波睡眠后，生长激素分泌又减少。

（3）其他调节因素：①代谢因素的影响，血中糖浓度降低、脂肪酸与氨基酸增多均能影响生长激素的分泌，其中以低血糖对生长激素分泌的刺激最强。②某些激素，如甲状腺激素、雌激素与睾酮均能促进生长激素的分泌。

（二）催乳素

催乳素（prolactin，PRL）是含有199个氨基酸的蛋白质激素，其作用极为广泛，且随动物种属不同而有所不同。

1. 催乳素的生理作用

（1）对乳腺的作用：催乳素可促进乳腺生长发育、引起并维持泌乳。女性青春期乳腺的发育是多种激素（雌激素、孕激素、生长激素、皮质醇、胰岛素、甲状腺激素及催乳素）共同作用的结果。在妊娠期间，催乳素、雌激素和孕激素分泌增多，使乳腺进一步发育，并具备泌乳能力，但此时催乳素并不刺激乳腺分泌乳汁，这是由于血中雌激素与孕激素浓度较高，与催乳素竞争受体的缘故。分娩后，血中雌激素与孕激素浓度显著降低，催乳素发挥其启动和维持泌乳的作用。

（2）对性腺的作用：催乳素对卵巢的功能有一定影响，随着卵泡的发育成熟，卵泡内的催乳素含量逐渐增加，在颗粒细胞上出现催乳素受体，催乳素与受体结合，可刺激黄体生成素受体生成，黄体生成素与受体结合，可促进排卵、黄体生成及孕激素和雌激素的分泌。实验表明，小剂量催乳素对卵巢雌激素、孕激素的合成有促进作用，但大剂量催乳素则有抑制作用。在男性中，催乳素可促进前列腺和精囊的生长，促进睾酮的合成。

（3）参与应激反应：在应激状态下，血中催乳素浓度升高，与促肾上腺皮质激素和生长激素的浓度升高一同出现，刺激停止数小时后才逐渐恢复到正常水平，可见，催乳素也参与了应激反应。

2. 催乳素分泌的调节　催乳素的分泌受下丘脑催乳素释放因子与催乳素释放抑制因子的双重调节。前者促进催乳素分泌，后者抑制其分泌，平时以催乳素释放抑制因子的抑制作用为主。在哺乳期，婴儿吸吮乳头，可反射性地促使催乳素大量分泌。此外，促甲状腺激素释放激素对催乳素的分泌也有促进作用。

（三）促黑激素

人的促黑激素（melanocyte stimulating hormone，MSH）属多肽激素，促黑激素的靶细胞是机体的黑素细胞。人的黑素细胞主要分布在皮肤、毛发、虹膜和视网膜的色素层、软脑膜。促黑激素的主要作用是促进黑素细胞中的酪氨酸的合成和激活，从而促进酪氨酸转变为黑色素，使皮肤和毛发等的颜色加深。

促黑激素的分泌受下丘脑促黑激素释放因子与促黑激素释放抑制因子的双重调节，前者促进促黑激素分泌，后者抑制其分泌，平时促黑激素释放抑制因子的抑制作用占优势。

三、神经垂体

神经垂体内储存着两种神经垂体激素——抗利尿激素和催产素（oxytocin，OXT），这两种激素由下丘脑的视上核和室旁核合成，经下丘脑－垂体束轴浆运输到神经垂体贮存。在一定条件下，这两种激素由神经垂体释放入血液。神经垂体本身不含腺细胞，不能合成激素。

（一）抗利尿激素

抗利尿激素是含有9个氨基酸的多肽。大剂量的抗利尿激素有收缩血管、使血压升高的作用，因此又称为血管升压素（vasopressin，VP）。生理情况下，血浆中抗利尿激素浓度很低，抗利尿作用十分明显，而对血压几乎没有调节作用。但在大失血或大剂量使用时，血中抗利尿激素浓度显著升高，引起全身小动脉收缩，使血压升高。临床上使用垂体后叶素（主要含血管紧张素）治疗某些出血性疾病（如肺咯血），正是利用其强烈的缩血管作用。

抗利尿激素的抗利尿作用及其释放的调节见第八章内容。

（二）催产素

催产素也是一种含有9个氨基酸的多肽，其化学结构与抗利尿激素相似，所以生理作用有一定的交叉。

1. 催产素的生理作用　催产素的主要靶器官是乳腺和子宫。

（1）对乳腺的作用：催产素可使乳腺导管周围肌上皮细胞收缩，使已经具有泌乳功能的乳腺排乳。同时，催产素还有维持哺乳期乳腺生长发育的作用。

（2）对子宫的作用：催产素可促进子宫平滑肌收缩，但此效应与子宫的功能状态有关。其对非孕子宫作用较弱，而对妊娠子宫作用较强，临床上常利用此作用来诱导分娩及防止产后出血。雌激素可增加子宫平滑肌对催产素的敏感性。

2. 催产素分泌的调节　哺乳时，吸吮乳头使母体产生的感觉信息经传入神经传至下丘脑，可反射性地引起神经垂体贮存的催产素释放入血，促进乳汁的射出，称为排乳反射。排乳反射是典型的神经内分泌反射，在此基础上极易建立条件反射。例如，母亲看见婴儿或听见婴儿的哭声，可以引起排乳反射。

在临产或分娩时，子宫和阴道受到的牵拉与压迫刺激可反射性地引起催产素的释放，有助于子宫的进一步收缩。

第三节　甲状腺

甲状腺是人体内最大的内分泌腺，正常成人甲状腺的重量为25 g左右。甲状腺由许多大小不等的腺泡组成，腺泡由上皮细胞围成，腺泡上皮细胞能合成和释放甲状腺激素。

一、甲状腺激素的合成和代谢

甲状腺激素（thyroid hormone）主要有两种，分别是四碘甲腺原氨酸（T_4，又称甲状腺素）和三碘甲腺原氨酸（T_3）。T_4、T_3都是酪氨酸的碘化物。甲状腺分泌的激素主要是T_4，约占总量的90%；T_3分泌量少，但活性却是T_4的5倍。T_4在外周组织脱碘可转变为T_3。T_3是甲状腺激素发挥生理作用的主要形式。

（一）甲状腺激素的合成

甲状腺激素合成的原料为碘和酪氨酸，碘来自食物，人体每天从食物中摄取100～200 μg的碘，其中1/3被甲状腺摄取。甲状腺激素的合成过程包括如下3个步骤（图11-4）。

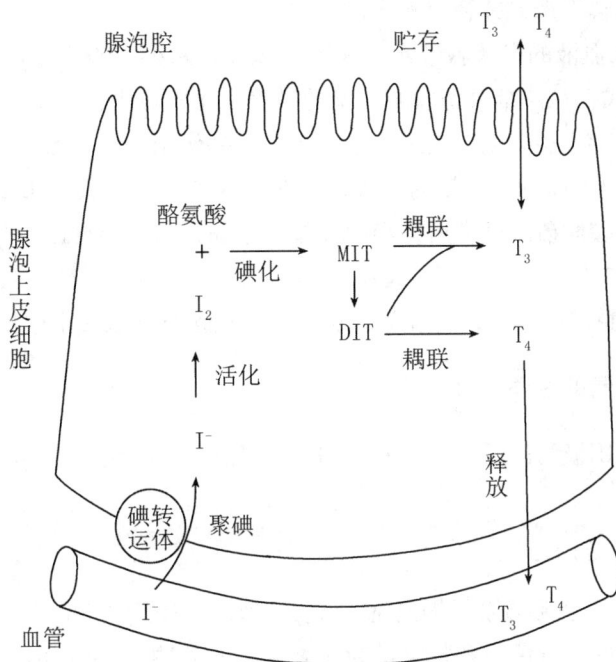

图 11-4　甲状腺激素合成、贮存和分泌
MIT：一碘酪氨酸；DIT：二碘酪氨酸

1. **腺泡聚碘**　由肠吸收的碘以 I^- 的形式存在于血浆中，浓度约为 250 μg/L。甲状腺内 I^- 的浓度比血液高 20～25 倍，说明甲状腺具有很强的聚碘能力，临床上常采用测定甲状腺摄取放射性碘的能力来判断甲状腺的功能。由于甲状腺上皮细胞静息电位为 -50 mV，因此，甲状腺对碘的摄取是逆电化学梯度的主动转运过程。

2. **I^- 的活化**　由腺泡上皮细胞摄取的 I^- 并不能与酪氨酸结合，必须在过氧化酶催化下活化。若过氧化酶先天不足，I^- 活化发生障碍，可导致甲状腺肿大。

3. **酪氨酸的碘化与甲状腺激素的合成**　活化后的 I^- 取代酪氨酸残基上氢原子的过程称为酪氨酸碘化。由腺泡上皮细胞合成的甲状腺球蛋白（thyroglobulin，TG）含有 5000 个氨基酸，3% 是酪氨酸残基，10% 可被碘化。碘化后的酪氨酸先形成一碘酪氨酸（MIT）和二碘酪氨酸（DIT），然后 2 分子 DIT 耦联生成 T_4，1 分子 DIT 和 1 分子 MIT 耦联生成 T_3。在一个甲状腺球蛋白分子上，T_4 与 T_3 之比为 20：1，因此甲状腺分泌的激素主要是 T_4。

以上 I^- 的活化、酪氨酸碘化以及耦联的过程主要发生在腺泡上皮细胞顶缘微绒毛处，且都需要在甲状腺过氧化酶（thyroperoxidase，TPO）的催化下完成。因此，能抑制甲状腺过氧化酶的药物，如硫脲嘧啶，有阻断 T_4、T_3 合成的作用，可用于治疗甲状腺功能亢进。

（二）甲状腺激素的贮存、释放、运输与代谢

1. **贮存**　合成的甲状腺激素以甲状腺球蛋白的胶质形式贮存于腺泡腔内，其贮量非常大，可供人体利用 50～120 天，因此，对甲状腺功能亢进患者治疗时，用药需要较长时间才能奏效。

2. **释放**　在促甲状腺激素的刺激作用下，甲状腺腺泡上皮细胞通过入胞作用将腺泡腔内的甲状腺球蛋白胶质吞入细胞内，在溶酶体蛋白水解酶的作用下，将 T_4、T_3 从甲状

腺球蛋白分子上水解下来，并释放入血。

3. 运输　进入血液的甲状腺激素，其运输方式有两种：99%以上和某些血浆蛋白结合，1%以游离形式存在。结合型和游离型的激素可互相转化，使游离型激素在血液中保持一定浓度，只有游离型激素才能进入组织细胞发挥作用，T_3 主要是以游离型存在。

4. 代谢　血浆中 T_4 的半衰期为 7 天，T_3 的半衰期为 1.5 天。20% 的 T_4 与 T_3 在肝内降解，与葡萄糖醛酸和硫酸结合后，经胆汁排入小肠，随大便排出。其余 80% 的 T_4 在外周组织脱碘酶的作用下转变为 T_3 或逆 – T_3（rT_3）。这是血液中 T_3 的主要来源（占 75%），T_3 进一步脱碘而失活，所脱下的碘可由甲状腺再摄取或由尿排出。

二、甲状腺激素的生理作用

甲状腺激素作用极为广泛，几乎对全身组织细胞均有影响，主要是调节代谢和促进生长发育过程。

（一）对代谢的影响

1. 能量代谢　甲状腺激素可提高绝大多数组织细胞的新陈代谢，加大耗氧量，增加产热量，尤以心、肝、骨骼肌和肾脏最为显著。实验表明，1 mg 甲状腺激素可使人体产热量增加 4184 kJ，基础代谢率提高 28%。甲状腺激素的产热效应与 $Na^+ – K^+ – ATP$ 酶的活性明显升高有关。也有人认为，甲状腺激素也能刺激脂肪酸氧化，产生大量热量。因此，甲状腺激素分泌过多的患者，因产热增加而怕热喜凉、多汗，基础代谢率比正常值高出 25%~80%；甲状腺激素分泌不足的患者则产热量减少，喜热畏寒，基础代谢率可比正常值低 20%~40%。

2. 物质代谢

（1）蛋白质代谢：甲状腺激素对蛋白质代谢程度随剂量不同而不同。生理剂量的 T_3、T_4 可促进蛋白质的合成，从而有利于机体的生长、发育。但大剂量的甲状腺激素却使蛋白质分解代谢增强，出现负氮平衡。因此，甲状腺激素分泌不足时，蛋白质合成减少，这时，细胞间的黏液蛋白增多，黏液蛋白可吸附一部分水和盐，在皮下形成一种特殊的、指压而不凹陷的水肿，称为黏液性水肿；甲状腺激素分泌过多时，蛋白质分解加速，特别是骨骼肌蛋白质大量分解，以至于出现肌肉收缩无力，也可促进骨蛋白质分解，导致不同程度的骨质疏松。

（2）糖代谢：甲状腺激素可促进小肠黏膜对糖的吸收，增强糖原的分解，抑制糖原的合成，使血糖升高；同时此激素又能加强外周组织对糖的利用，使血糖降低。但总的来说，此激素的升血糖作用大于降血糖作用。因此，甲状腺功能亢进时，血糖升高，甚至出现糖尿。

（3）脂类代谢：甲状腺激素既促进胆固醇的合成，又加速胆固醇的降解，但总的效果是降解大于合成。因此，甲状腺功能亢进的患者血胆固醇常低于正常，反之，甲状腺功能减退的患者血胆固醇常高于正常。

知识拓展

甲状腺功能亢进症

甲状腺功能亢进症（简称甲亢）是一种由于体内过量的三碘甲腺原氨酸（T_3）和四碘甲腺原氨酸（T_4）造成的临床症状。临床上80%以上的甲亢是由Graves病引起的，Graves病的病因并不清楚，可能和发热、睡眠不足、精神压力大等因素有关，但临床上绝大多数患者并不能找到发病的病因。Graves病常常合并其他自身免疫病，如白癜风、脱发、1型糖尿病等。

甲亢会造成机体代谢亢进和交感神经兴奋，从而引起心悸、出汗、进食和排便次数增多、体重减少等症状。多数甲亢患者还会有突眼、眼睑水肿、视力减退等症状。

2019年6月25日，世界首个恒河猴甲亢模型从中国科学院昆明动物所运抵西安交通大学第一附属医院。该院院长施秉银宣布，其团队经过多年科研攻关，在国际上首次成功制备恒河猴甲亢模型，并通过比较实验方法证明，在新生期诱导免疫耐受可以有效预防灵长类动物甲亢的发病。该研究成果为人类甲亢疫苗的研发及甲亢的预防奠定了坚实的科研基础。

（二）对生长、发育的影响

甲状腺激素促进机体生长、发育，特别是对婴儿脑和长骨的生长、发育影响极大。甲状腺激素对生长发育的影响，在婴儿出生后最初的4个月最为明显。胚胎时期缺碘、甲状腺激素合成不足或出生后甲状腺功能低下的婴儿，如在出生后4个月内得不到甲状腺激素的补充，则将由于脑和长骨生长发育障碍而出现智力低下、身材矮小等现象，称为克汀病（或称呆小症），以后再补充甲状腺激素也很难逆转。因此在缺碘地区为预防呆小症的发生，应在妊娠期补碘。

甲状腺激素影响生长、发育的机制，与它可促进神经细胞的生长、长骨骨骺的发育和骨的生长有关，此外，甲状腺激素还对垂体生长激素有促进作用，缺乏甲状腺激素，生长激素便不能很好地发挥作用，而且生长激素的合成与分泌也会减少。

（三）其他作用

1. 对中枢神经系统的作用　甲状腺激素不仅能影响中枢神经系统的生长发育，对已分化成熟的神经系统也具有十分重要的作用。甲状腺激素可提高中枢神经系统的兴奋性。因此，甲状腺功能亢进的患者多有烦躁不安、多言多动、喜怒无常、失眠多梦等症状。甲状腺功能减退的患者则常出现记忆力减退、行动迟缓、表情淡漠和终日嗜睡等症状。

2. 对心血管系统的作用　甲状腺激素对心血管系统的活动也有明显影响。T_3和T_4可使心率加快，心肌收缩力增强，增加心输出量及心脏做功。故甲状腺功能亢进的患者常出现心动过速，甚至因心肌过度耗竭导致心力衰竭。由于甲状腺激素可使组织耗氧量增多，组织相对缺氧，小血管扩张，外周阻力降低，导致甲状腺功能亢进的患者收缩压增高、舒张压正常或稍低、脉压增大。新近资料表明，甲状腺激素增强心脏活动是由于它直接作用于心肌，促使肌质网释放Ca^{2+}，增加心肌细胞内Ca^{2+}浓度的缘故。

知识拓展

克汀病

克汀病（cretinism）又叫呆小症，它分为散发性甲状腺功能减退症和地方性甲状腺功能减退症。散发性甲状腺功能减退症是由于先天性甲状腺发育不良、异位或甲状腺激素合成途径酶的缺陷所致，临床上比较常见。地方性甲状腺功能减退症多见于甲状腺肿流行的地区，是由于地区性的水土和食物中碘缺乏所致。克汀病的主要表现就是生长发育落后和基础代谢率降低，先天性的甲状腺功能减退症可伴有智力低下。

婴儿如果在出生后3个月内接受治疗，服用适量的甲状腺片，智商与生长发育一般不会因此受到影响。如果在半岁时才开始服用药物，孩子的生长发育也可以逐渐恢复到正常，智商一般可以达到70左右，但治疗效果明显降低。如果1岁以后才开始治疗，孩子的体格发育一般能够纠正，智商则可以达到50左右。如果3岁以后再进行治疗，孩子的智商就难以达到同龄人的水平。

三、甲状腺激素分泌的调节

甲状腺激素分泌活动主要受下丘脑－腺垂体－甲状腺轴的调节。此外，甲状腺还有一定程度的自身调节。

（一）下丘脑－腺垂体－甲状腺轴

下丘脑分泌的促甲状腺激素释放激素（TRH）经垂体门脉系统运至腺垂体，促进腺垂体合成和释放促甲状腺激素（TSH），促甲状腺激素经血液循环到达甲状腺，其作用包括两个方面：一是促进甲状腺细胞增生、腺体增大；二是促进甲状腺激素的合成与释放，包括增强甲状腺腺泡上皮细胞的聚碘、碘的活化、耦联和释放过程，使血中T_3、T_4增多（图11－5）。

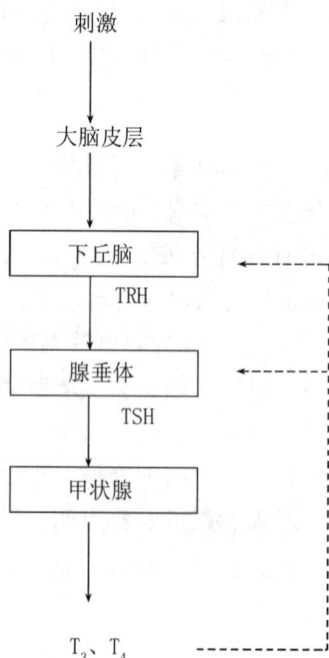

图11－5 甲状腺激素分泌调节示意图
TRH：促甲状腺激素释放激素；TSH：促甲状腺激素

在整体情况下，下丘脑神经内分泌细胞可受内、外环境因素的影响而改变促甲状腺激素释放激素的分泌量，从而影响甲状腺的分泌活动。例如，寒冷刺激的信息到达中枢后，通过一定的神经联系使促甲状腺激素释放激素分泌增多，继而通过促甲状腺激素的作用促进甲状腺激素的分泌，结果使机体产热量增加，有利于御寒。

血液中游离的 T_3、T_4 浓度升降，对腺垂体促甲状腺激素的合成和分泌起着经常性反馈调节作用。当 T_3、T_4 增高时，抑制促甲状腺激素的分泌；当 T_3、T_4 降低时，促甲状腺激素的分泌增加。从而使血液中 T_3、T_4 和 TSH 的浓度维持正常生理水平。当饮食中经常缺碘造成 T_3 和 T_4 合成减少时，T_3 和 T_4 对腺垂体的负反馈作用减弱，使促甲状腺激素分泌增多，促甲状腺激素刺激甲状腺细胞增生，导致甲状腺肿大，临床上称为地方性甲状腺肿或单纯性甲状腺肿。

（二）甲状腺的自身调节

甲状腺的自身调节是甲状腺本身对碘供应变化的一种适应能力。当饮食中碘含量不足时，甲状腺对碘的摄取、利用能力增强，对促甲状腺激素的敏感性提高，使 T_3、T_4 的合成与释放不会因碘缺乏而减少。反之，当碘供应过多时，甲状腺对碘的摄取减少，对促甲状腺激素的敏感性也降低，甲状腺激素的合成也不致过多。这种调节是在没有神经和体液因素影响的情况下进行的，故称自身调节。

（三）自主神经的影响

许多资料证明，甲状腺接受交感神经和副交感神经双重支配。交感神经兴奋可使甲状腺激素合成和分泌增加；副交感神经兴奋则使甲状腺激素的分泌减少。

第四节　肾上腺

人体的肾上腺位于两侧肾的内上方，由皮质和髓质组成。由于肾上腺皮质和肾上腺髓质在胚胎发生、组织结构、激素的化学性质和生理功能上均不相同，因此它们实际上是两个独立的内分泌腺。

一、肾上腺皮质

肾上腺皮质起源于中胚层，从外向内分为球状带、束状带和网状带 3 层不同的细胞。球状带分泌的激素主要参与体内水盐代谢的调节，故称为盐皮质激素（mineralocorticoid），主要有醛固酮。束状带分泌的激素有生糖作用，故称为糖皮质激素（glucocorticoid），主要有皮质醇（又称氢化可的松）。网状带主要分泌性激素，以雄激素为主，也有少量雌激素。肾上腺皮质瘤的患者，除盐皮质激素和糖皮质激素增多外，雄激素也增多。如果患者是女性，则可出现一些男性化的体征。

关于醛固酮的生理作用和分泌调节在肾脏的排泄功能一章中已经介绍，有关性激素的内容将在生殖一章中介绍，这里主要讨论糖皮质激素。

（一）糖皮质激素的生理作用

人体糖皮质激素以皮质醇（cortisol）分泌量最大，作用也最强。皮质醇几乎对全身所有细胞均有作用。

1. 对物质代谢的作用

（1）糖代谢：皮质醇既可促进糖异生，增加肝糖原的储存，又可抑制肝外组织对糖的摄取和利用，因此使血糖浓度升高。如果糖皮质激素分泌过多（或服用此类激素过多），会出现血糖升高，甚至出现糖尿，由此引起的糖尿称为类固醇性糖尿。相反，肾上腺皮质功能低下的患者（如艾迪生病），糖皮质激素分泌不足，则可出现低血糖。

（2）蛋白质代谢：皮质醇促进肝外组织，特别是肌肉组织的蛋白质分解，抑制肝外组织对氨基酸的摄取，减少蛋白质合成。皮质醇加速氨基酸入肝，并成为糖异生的原料。因此，糖皮质激素分泌过多（或服用此类激素过多），常引起肌肉消瘦、皮肤变薄、骨质疏松、淋巴组织萎缩及创口难以愈合等，婴幼儿还会出现生长减慢。

（3）脂肪代谢：皮质醇一方面可促进脂肪分解（特别是四肢），使血液中游离脂肪酸浓度升高，增加脂肪酸在肝内氧化；另一方面可使脂肪重新分布，使四肢脂肪减少，面部和躯干脂肪增多。当肾上腺皮质功能亢进或过多使用皮质醇时，会出现面圆、背厚、躯干部脂肪堆积而四肢消瘦的特殊体形，称向心性肥胖。

（4）水盐代谢：皮质醇有一定的保钠排钾作用，还可降低肾小球入球小动脉阻力，增加肾小球血浆流量，使肾小球滤过率增加，有利于水的排出。肾上腺皮质功能减退的患者常有水排出障碍，严重时可出现水中毒，此时若适量补充糖皮质激素，则症状可获得缓解，而补充盐皮质激素却无效，这说明糖皮质激素对水代谢有特殊作用。

知识拓展

肾上腺皮质功能亢进症

肾上腺皮质功能亢进症是由于肾上腺增生或腺瘤等各种病因导致一种或数种肾上腺皮质激素分泌过多的综合征，临床上较为罕见。典型症状表现为向心性肥胖、满月脸、水牛肩、皮肤薄、皮肤紫纹、高血压等。部分患者通过手术治疗可痊愈。本病呈家族聚集性，少数导致本病的病因具有遗传性。若未及时治疗，可能会导致严重的心脑血管并发症。

2. 在应激反应中的作用　当人体突然受到创伤、手术、寒冷、饥饿、疼痛、感染、紧张、焦虑、惊恐等有害刺激时，血液中促肾上腺皮质激素（adrenocorticotropic hormone，ACTH）和糖皮质激素的浓度急剧升高，这种现象称为应激反应。能引起应激反应的刺激，称为应激刺激。在应激反应中，人体通过促肾上腺皮质激素和糖皮质激素的增加，来提高机体对各种应激刺激的耐受力和抵抗力，帮助机体度过"难关"。所以，应激反应是一种非特异性反应。例如，切除肾上腺髓质的动物可以抵抗应激刺激而不产生严重后果。而切除肾上腺皮质的动物，给予维持量的糖皮质激素，在安静环境中，动物可正常生存，一旦遭受有害刺激时则易于死亡。因此，糖皮质激素是生命所必需的激素。实验发现，在应激反应中，除了促肾上腺皮质激素、糖皮质激素的分泌增加外，其他许多激素（如生长激素、催乳素、抗利尿激素、醛固酮等）的分泌也增加，交感－肾上腺髓质系统的活动也大大增强，血中儿茶酚胺含量也相应增加，这说明应激反应是多种激素参与的一种非特异性全身反应。

3. 对其他组织器官的作用

（1）血细胞：皮质醇能增强骨髓造血功能，使血液中红细胞和血小板的数量增多。同时它能促使附着在小血管壁的粒细胞进入血液循环，使血液中中性粒细胞增多。皮质醇还能使淋巴细胞 DNA 的合成过程减弱，抑制胸腺与淋巴组织的细胞分裂，因而使淋巴细胞数量减少。皮质醇促进单核－巨噬系统吞噬和分解嗜酸性粒细胞，使后者在血液中的数量减少。

（2）心血管系统：糖皮质激素本身对血管没有直接作用，但它能提高血管平滑肌对儿茶酚胺的敏感性，使血管平滑肌具有一定的紧张性，有利于维持正常的血压；另外，糖皮质激素还能降低毛细血管壁的通透性，有利于维持血容量。因此，肾上腺皮质功能低下时，血管扩张，毛细血管通透性增大，血压下降。

（3）神经系统：皮质醇有提高中枢神经系统兴奋性的作用。当肾上腺皮质功能亢进时，患者常表现为烦躁不安、失眠、注意力不易集中等。

（4）消化系统：糖皮质激素能增加胃酸和胃蛋白酶原的分泌，并使胃黏膜的保护和修复功能减弱。因此，长期大量服用糖皮质激素，可诱发和加剧胃溃疡，临床上应给予注意。

大剂量的皮质醇还有抗炎、抗毒、抗过敏和抗休克等药理作用，是临床上应用皮质醇治疗多种疾病的依据。

（二）糖皮质激素分泌的调节

糖皮质激素的分泌主要受下丘脑－腺垂体－肾上腺皮质轴的调节。

1. 下丘脑促肾上腺皮质激素释放激素（CRH）的作用 下丘脑肽能神经元分泌的促肾上腺皮质激素释放激素通过垂体门脉系统被运输到腺垂体，促进腺垂体促肾上腺皮质激素（ACTH）的合成和释放。人体处于应激状态时，各种应激刺激传入中枢神经系统，最后信息汇集于下丘脑，使下丘脑－腺垂体－肾上腺皮质轴的活动加强，血中 ACTH 和糖皮质激素水平明显升高。

2. 腺垂体促肾上腺皮质激素的作用 腺垂体分泌的促肾上腺皮质激素经血液循环到达肾上腺皮质，一方面能促进糖皮质激素的合成和释放，另一方面也能促进束状带和网状带的生长发育，因此，当腺垂体功能低下时，ACTH 分泌减少，肾上腺皮质束状带和网状带萎缩。正常情况下，腺垂体每天分泌一定量的 ACTH，以维持糖皮质激素的基础分泌。ACTH 的分泌呈现日节律波动，入睡后 ACTH 的分泌逐渐减少，午夜最低，随后又逐渐升高，至觉醒起床前进入分泌高峰，白天维持在较低水平，入睡时再减少。ACTH 分泌的日节律波动使糖皮质激素的分泌也出现相应的周期性波动。这种波动与睡眠状态下低水平血糖的维持、觉醒后高水平血糖的需求相适应。在早晨，ACTH 和糖皮质激素的分泌达到高峰，可为新的一天机体活动提供足够的能量，具有重要生理意义。

3. 糖皮质激素对腺垂体和下丘脑分泌的负反馈调节 当血液中糖皮质激素浓度升高时，通过反馈作用既可抑制腺垂体 ACTH 的分泌，又可作用于下丘脑使促肾上腺皮质激素释放激素分泌减少。此外，血中 ACTH 的升高也可通过反馈作用抑制促肾上腺皮质激素释放激素的释放（图 11－6）。需要注意的问题如下。①在应激状态下，可能由于下丘脑和腺垂体对反馈刺激的敏感性降低，使这些负反馈作用暂时消失，ACTH 和糖皮质激素的分泌大大增加。②由于糖皮质激素对 ACTH 和促肾上腺皮质激素释放激素的分泌存在负反馈作用，因此，长期大量使用糖皮质激素的患者，会引起肾上腺皮质萎缩，分泌功能降低。此时若突然停药，可能出现糖皮质激素分泌不足的症状，甚至危及生命。故不能突然停药，应采取逐渐减量停药或间断给予 ACTH 的方法以防止肾上腺皮质萎缩。

总之，正常情况下，下丘脑－腺垂体－肾上腺皮质之间密切联系、协调统一，既维

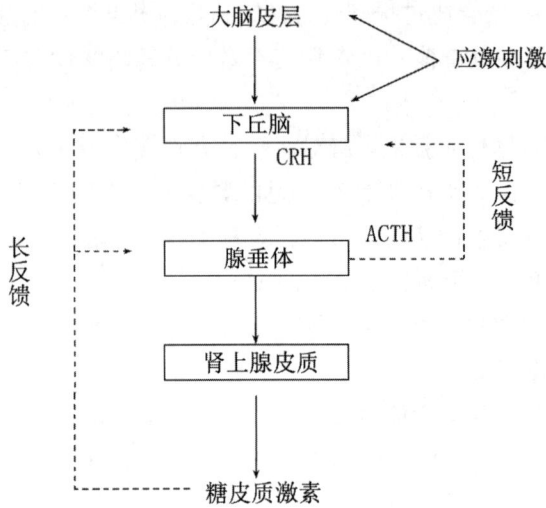

图 11-6　糖皮质激素分泌调节示意图

CRH：促肾上腺皮质激素释放激素；ACTH：促肾上腺皮质激素

持血液中糖皮质激素浓度相对稳定，又保证在应激状态下发生适应性变化。

二、肾上腺髓质

肾上腺髓质起源于外胚层，髓质组织中含有嗜铬细胞，能合成、分泌肾上腺素（epinephrine）和去甲肾上腺素（norepinephrine，NE），它们均属于儿茶酚胺类化合物，正常情况下，髓质中肾上腺素和去甲肾上腺素的比例约为 4∶1，但在不同情况下，分泌的比例会发生变化。

（一）髓质激素的生理作用

肾上腺素和去甲肾上腺素的生理作用已在各有关章节中分别介绍，现列表（表 11-2）总结如下。

表 11-2　肾上腺素与去甲肾上腺素的生理作用比较

项　目	肾上腺素	去甲肾上腺素
心脏	心率加快，收缩力增强，心输出量增加	离体心率加快；在体心率减慢（通过减压反射）
血管	皮肤、胃肠、肾等的血管收缩；冠状动脉、骨骼肌血管舒张	全身血管广泛收缩
外周阻力	变化不大或稍降低	增大
血压	升高（主要因心输出量增加）	显著升高（主要因外周阻力增大）
支气管平滑肌	舒张（作用强）	稍舒张（作用较弱）
胃肠活动	抑制	抑制
代谢	血糖升高，血中游离脂肪酸增多，产热作用增强	同肾上腺素
瞳孔	放大	放大

肾上腺髓质直接受交感神经节前纤维的支配，交感神经兴奋时，髓质激素分泌增多，

因此，称为交感－肾上腺髓质系统。当人体遇到紧急情况时，如恐惧、焦虑、剧痛、失血等，这一系统的活动明显加强，肾上腺髓质激素分泌量大大增加，作用于中枢神经系统，提高其兴奋性，使机体处于警觉状态，反应灵敏；呼吸加强、加快，肺通气量增加；心跳加快，心肌收缩力增强，心输出量增加，血压升高；肝糖原分解增加，血糖升高，脂肪分解加强，血中游离脂肪酸增多，葡萄糖与脂肪酸氧化过程增强，以适应在应急情况下对能量的需要。总之，在紧急情况下，由交感－肾上腺髓质系统活动增强所引发的适应性变化称为应急反应。实际上，引起应急反应的各种刺激，也是引起应激反应的刺激，但"应急"是交感－肾上腺髓质系统活动加强，使血液中肾上腺髓质激素浓度明显升高，从而充分调动机体各器官的潜在能力，以适应环境的急剧变化。"应激"是下丘脑－腺垂体－肾上腺皮质轴活动加强，使血液中 ACTH 和糖皮质激素浓度明显升高，以增加机体对有害刺激的耐受力。两者相辅相成，共同提高机体对有害刺激的抵抗力。

（二）髓质激素分泌的调节

1. 交感神经的作用　肾上腺髓质接受交感神经节前纤维支配，交感神经兴奋时，末梢释放乙酰胆碱，作用于肾上腺髓质嗜铬细胞上的 N 型受体，使肾上腺素与去甲肾上腺素分泌增加。

2. ACTH 的作用　实验表明，ACTH 可通过糖皮质激素间接刺激肾上腺髓质，使髓质激素合成增加，也可直接作用于肾上腺髓质，增加髓质激素的合成。

3. 反馈调节　去甲肾上腺素合成达一定量时，可反馈抑制去甲肾上腺素合成过程中的限速酶（酪氨酸羟化酶），使去甲肾上腺素合成减少；肾上腺素过多时也能抑制苯乙醇胺氮位甲基移位酶，使肾上腺素合成减少。

第五节　胰　岛

胰岛是散在于胰腺外分泌细胞之间的许多内分泌细胞群的总称，像海洋中的小岛一样，故称胰岛。根据形态和染色特点，人类胰岛细胞可分为 A 细胞、B 细胞、D 细胞和 PP 细胞。A 细胞约占胰岛细胞的 20%，分泌胰高血糖素（glucagon）；B 细胞占 60% ~ 70%，分泌胰岛素（insulin）；D 细胞占 10%，分泌生长抑素。生长抑素最初是在下丘脑被发现和提纯的，它对生长激素的合成和释放有抑制作用。目前认为胰岛 D 细胞分泌的生长抑素并不进入血液循环，而是通过旁分泌抑制 A 细胞和 B 细胞的分泌。PP 细胞很少，分泌胰多肽。本节主要介绍胰岛素和胰高血糖素。

一、胰岛素

胰岛素是由 51 个氨基酸组成的小分子蛋白质。1965 年，我国科技工作者首先成功地合成了具有高度生物活性的胰岛素，同时对胰岛素的空间结构和功能进行了一系列研究，取得重大成果，对胰岛素基础研究和临床研究乃至内分泌学研究作出了巨大贡献。正常人空腹状态下血清胰岛素浓度为 35 ~ 145 pmol/L。胰岛素的半衰期为 5 分钟，主要在肝内灭活。

（一）胰岛素的生理作用

胰岛素是促进合成代谢的激素，对机体能源物质的贮存和人体生长有重要作用。

1. 对糖代谢的作用 胰岛素一方面促进全身组织对葡萄糖的摄取和利用，加速肝和肌糖原合成，并促进葡萄糖转变为脂肪；另一方面还抑制糖原分解和糖异生，因而能使血糖降低。当胰岛素缺乏时，血糖升高，血糖超过肾糖阈时，将出现糖尿，引起糖尿病。糖尿病患者使用适量胰岛素，可使血糖维持正常浓度，但使用过量，则可引起低血糖，甚至发生低血糖休克。

2. 对脂肪代谢的作用 胰岛素能促进脂肪的合成与贮存，同时抑制脂肪的分解，降低血中脂肪酸的浓度。当胰岛素缺乏时，脂肪代谢紊乱，脂肪的贮存减少，分解加强，血脂升高，可引起动脉硬化，进而导致心、脑血管系统的严重疾病。与此同时，由于脂肪酸分解的增多，生成大量酮体，可引起酮血症和酸中毒，甚至昏迷。

3. 对蛋白质代谢的作用 胰岛素一方面能促进细胞对氨基酸的摄取和蛋白质合成，另一方面抑制蛋白质的分解，因而有利于生长。但胰岛素单独作用时，对生长的促进作用并不是很强，只有与生长激素共同作用时，才能发挥明显的效应。此外，胰岛素还能促进钾离子进入细胞，使血钾降低。

临床上常将胰岛素、葡萄糖作为能量合剂的成分，用于治疗某些组织损伤或糖利用障碍疾病，如肝炎、肝硬化、心肌损害等。

知识拓展

糖尿病

糖尿病（DM）的典型症状为"三多一少"，即多尿、多饮、多食和体重减轻，可伴有皮肤瘙痒。长期的碳水化合物、脂肪和蛋白质代谢紊乱还可引起多种慢性并发症的产生，如眼、肾、神经、心脏、血管等组织器官慢性进行性病变、功能减退及衰竭；病情严重或应激时可发生急性严重代谢紊乱，如糖尿病酮症酸中毒（DKA）、高渗高血糖综合征。

（二）胰岛素分泌的调节

1. 血糖浓度 血糖浓度是调节胰岛素分泌的最重要因素。血糖升高可直接刺激 B 细胞，使胰岛素分泌增多，从而使血糖降低；反之则可抑制胰岛素的分泌，使血糖回升。血糖浓度对胰岛素分泌的负反馈作用是维持血中胰岛素及血糖正常水平的重要机制。

2. 激素作用 促胃液素、促胰液素、缩胆囊素和抑胃肽等胃肠激素，对胰岛素的分泌都有一定促进作用。胰高血糖素在胰岛内既可通过旁分泌直接刺激 B 细胞分泌胰岛素，入血后又可通过提高血糖浓度而间接促进胰岛素的分泌。此外，甲状腺激素、生长激素、皮质醇等也可通过升高血糖浓度而间接刺激胰岛素的分泌。因此长期大量应用这些激素，有可能使 B 细胞衰竭而导致糖尿病，应予以注意。肾上腺素对胰岛素的分泌则有抑制作用。

3. 神经调节 胰岛受迷走神经和交感神经支配。迷走神经兴奋时，可通过乙酰胆碱作用于 B 细胞膜上的 M 受体，直接引起胰岛素分泌；也可通过刺激胃肠道激素的分泌，间接地促进胰岛素的分泌。交感神经兴奋时可通过去甲肾上腺素作用于 B 细胞膜上的 α 受体，抑制胰岛素的分泌。

4. 氨基酸和脂肪酸的作用 血液中多种氨基酸（如精氨酸、赖氨酸）都有刺激胰岛素分泌的作用。此外，血液中脂肪酸和酮体大量增加时，胰岛素分泌也增加。

二、胰高血糖素

胰高血糖素是含有 29 个氨基酸的多肽，是动员体内供能物质的重要激素之一。胰高血糖素在血液中的半衰期为 5~10 分钟，主要在肝灭活，肾也有降解作用。

（一）胰高血糖素的生理作用

胰高血糖素的作用与胰岛素相反，是一种促进分解代谢的激素。它具有很强的促进肝糖原分解及糖异生的作用，使血糖明显升高；可促进脂肪的分解及脂肪酸的氧化，使血液中酮体增多；还可促进蛋白质的分解并抑制其合成，因而使组织蛋白质含量下降；同时能使氨基酸迅速进入肝细胞，经糖异生转变为肝糖原。总之，胰高血糖素是促进分解代谢、动员体内供能物质的重要激素之一。

（二）胰高血糖素分泌的调节

胰高血糖素的分泌与胰岛素相同，也主要受血糖浓度的影响。血糖浓度降低时，胰高血糖素分泌增加；反之，胰高血糖素分泌减少。胰高血糖素的分泌还受神经系统调节，交感神经兴奋时，胰高血糖素分泌增加，而迷走神经兴奋时，胰高血糖素分泌减少。此外，胰高血糖素的分泌还受胰岛素的影响。胰岛素可通过旁分泌直接作用于 A 细胞，抑制胰高血糖素的分泌；也可通过降低血糖浓度而间接促进胰高血糖素的分泌。

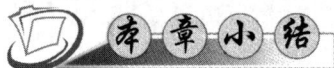

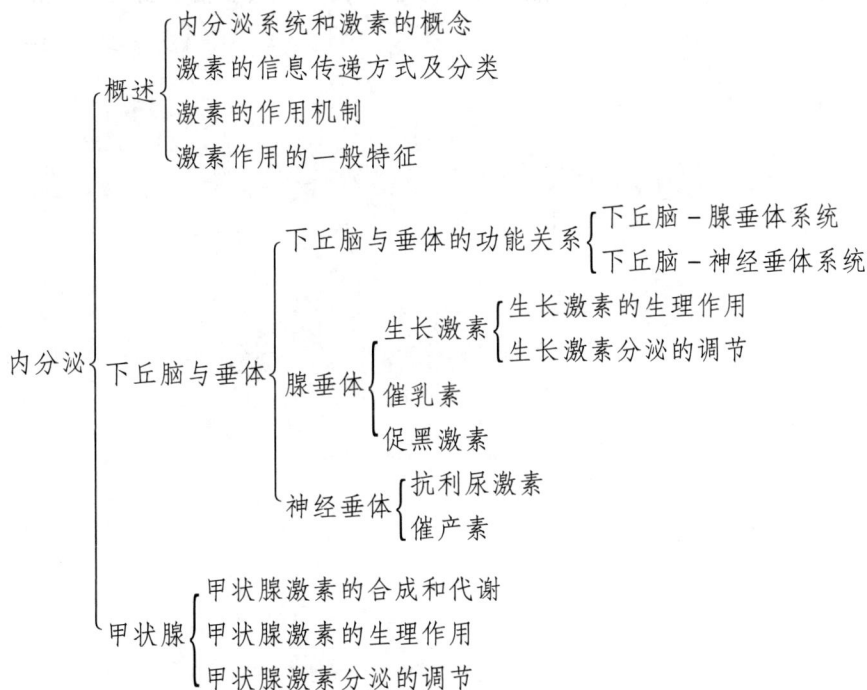

本章小结

```
         ┌ 内分泌系统和激素的概念
         │ 激素的信息传递方式及分类
    概述 ┤
         │ 激素的作用机制
         └ 激素作用的一般特征

                                                    ┌ 下丘脑－腺垂体系统
                        ┌ 下丘脑与垂体的功能关系 ┤
                        │                           └ 下丘脑－神经垂体系统
                        │
                        │                ┌ 生长激素 ┌ 生长激素的生理作用
                        │                │          └ 生长激素分泌的调节
         ┌ 下丘脑与垂体 ┤ 腺垂体 ┤ 催乳素
         │              │        └ 促黑激素
内分泌 ┤                │
         │              └ 神经垂体 ┌ 抗利尿激素
         │                         └ 催产素
         │
         │        ┌ 甲状腺激素的合成和代谢
         └ 甲状腺 ┤ 甲状腺激素的生理作用
                  └ 甲状腺激素分泌的调节
```

$$\text{内分泌}\begin{cases}\text{肾上腺}\begin{cases}\text{肾上腺皮质}\begin{cases}\text{糖皮质激素的生理作用}\\\text{糖皮质激素分泌的调节}\end{cases}\\\text{肾上腺髓质}\begin{cases}\text{髓质激素的生理作用}\\\text{髓质激素分泌的调节}\end{cases}\end{cases}\\\text{胰岛}\begin{cases}\text{胰岛素}\begin{cases}\text{胰岛素的生理作用}\\\text{胰岛素分泌的调节}\end{cases}\\\text{胰高血糖素}\begin{cases}\text{胰高血糖素的生理作用}\\\text{胰高血糖素分泌的调节}\end{cases}\end{cases}\end{cases}$$

思考题

患者自诉近2个月来出现乏力、双下肢酸胀等不适症状，精神、食欲和睡眠一般，无明显口渴，尿多，消瘦，无胸闷胸痛，无心悸气促，无耳鸣，恶心，呕吐等症状，大便正常。辅助检查：尿常规结果显示尿糖（++），黄清，镜检（-）；血糖：14.5 mmol/L。

临床诊断：糖尿病。

请思考：

1. 该案例中主要涉及的生理学知识点有哪些？
2. 针对此患者，在护理中应注意哪些问题？

（孔春艳　师瑞红）

第十二章　生　殖

1. 掌握睾酮、雌激素和孕激素的生理作用；月经周期的概念。

2. 熟悉睾丸的生精功能；卵巢的生卵功能；月经周期中子宫内膜的变化及机制。

3. 了解睾丸功能的调节。

4. 能够运用本章所学知识，解释临床相关疾病的发病机制（如女性不孕症等），培养临床思维能力。

5. 树立正确的性道德观、伦理观和价值观；认识到生殖健康对身心健康具有现实且长远的意义；培养感恩情怀。

情境导入

> 张某，男，29岁。结婚3年，未避孕、未育2年余。实验室检查：精子活率45.0%，活力A级0.6%，B级1.8%。精子染色：死精子率64%，精子密度、精液量、精液液化时间等均正常。体格检查：双侧睾丸大小、质地正常，无压痛。
>
> 临床诊断：死、弱精子症。
>
> 请思考：
>
> 1. 简述正常情况下睾丸的生精过程。
>
> 2. 作为责任护士，应该如何给予患者正确的引导？

第一节　男性生殖

一、睾丸的功能

睾丸是男性的主性器官，它具有双重功能：既有产生精子的功能，又可以产生雄激素，即具有内分泌功能。

（一）睾丸的生精功能

睾丸主要由曲细精管和间质细胞组成，曲细精管是雄性生殖细胞发生和发育成熟的场所。原始的生殖细胞为精原细胞，从青春期开始，精原细胞分阶段发育形成精子，然后进入管腔，储存于附睾。生精过程是：精原细胞→初级精母细胞→次级精母细胞→精子细胞→精子。整个过程大约历时两个半月。

（二）睾丸的内分泌功能

睾丸的间质细胞可以分泌雄激素，主要为睾（丸）酮（testosterone）。另外，睾丸还分泌少量的雌激素。

睾酮的生理作用如下。

1. 对性器官和副性征的作用　睾酮能刺激前列腺、阴茎、阴囊、尿道等附性器官的生长和发育。青春期开始后，雄激素分泌增多，生殖器官发育显著。同时，雄激素促进男性副性征的出现，主要表现为毛发增多、骨骼粗壮、肌肉发达、喉结突出、声音低沉及皮脂腺分泌增多等。

2. 维持生精作用　睾酮自间质细胞分泌后，可经支持细胞进入曲细精管，与生精细胞相应的受体结合，促进精子的生成。

3. 对代谢的影响　对代谢的主要作用是促进蛋白质合成，特别是肌肉、骨骼及生殖器官的蛋白质合成，从而使尿氮减少，呈现正氮平衡。睾酮还能促进骨骼生长与钙盐沉积，刺激红细胞的生成，使体内红细胞增多。

二、睾丸功能的调节

睾丸曲细精管的生精功能和间质细胞的内分泌功能均受下丘脑－腺垂体－睾丸轴的调节，并通过反馈机制，使睾丸的活动适应机体的需要。（图12-1）

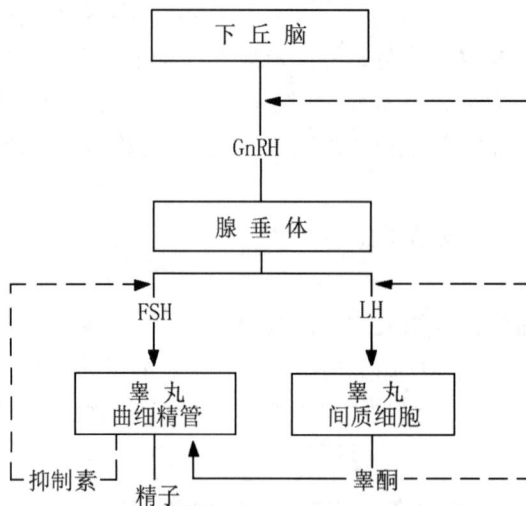

图12-1　下丘脑－垂体－睾丸轴的功能和睾酮负反馈作用示意图
图中实线代表促进；虚线代表抑制

（一）睾丸生精功能的调节

睾丸生精功能受促卵泡激素（FSH）和黄体生成素（LH）的双重调节，两者对生精功能都有促进作用。FSH启动精子的发生过程，调控精原细胞的分化和增殖；LH刺激睾丸间质细胞合成睾酮，睾酮维持精子的发生过程。另外，FSH还促进睾丸的支持细胞分泌抑制素，抑制素可通过负反馈作用抑制腺垂体分泌FSH，使FSH的分泌稳定在一定水平，保证睾丸生精功能的正常进行。

（二）睾丸内分泌功能的调节

睾丸内分泌功能直接受 LH 的调节。腺垂体分泌的 LH 经血液运输到达睾丸后，可促使间质细胞分泌睾酮。当血液中睾酮的浓度达到一定水平后，负反馈作用于下丘脑和腺垂体，抑制促性腺激素释放激素（GnRH）和 LH 的分泌，从而使血液中睾酮的浓度保持在一个相对稳定的水平。（图 12 - 1）

第二节 女性生殖

一、卵巢的功能

卵巢是女性的主性器官，也具有双重功能：一种是生成卵子的功能；另一种是内分泌功能，分泌雌激素和孕激素，还有少量的雄激素。

（一）卵巢的生卵功能

卵巢中含有原始卵泡数十万个，在青春期以前原始卵泡长期处于静止状态，在青春期开始后，由于 FSH 的作用，部分静止的原始卵泡开始发育，先发育为初级卵泡和次级卵泡，最后发育为成熟卵泡。

在每个月经周期中，一般可有 15 ~ 20 个原始卵泡同时开始发育，但一般只有一个卵泡能发育成熟。卵泡发育成熟后即突出于卵巢表面，在 LH 和 FSH 的共同作用下，卵泡成熟后破裂，卵细胞和它周围的放射冠等一起排入腹腔，并很快进入输卵管，这个过程称为排卵。排卵后，卵泡壁内陷，残存的卵泡组织继续发育，逐渐形成黄体，称为月经黄体。黄体细胞能分泌大量的孕激素，同时也能分泌雌激素。月经黄体有两种去向：若排出的卵未受精，排卵后的 7 ~ 8 天，黄体发育到顶峰，并在排卵后第 10 天开始退化，最后被结缔组织所代替，变成白体（图 12 - 2），一般黄体的寿命约为 14 天；若排出的卵受精，在人绒毛膜促性腺激素的作用下，黄体继续发育，一直到妊娠 5 ~ 6 个月后开始退化，称为妊娠黄体。

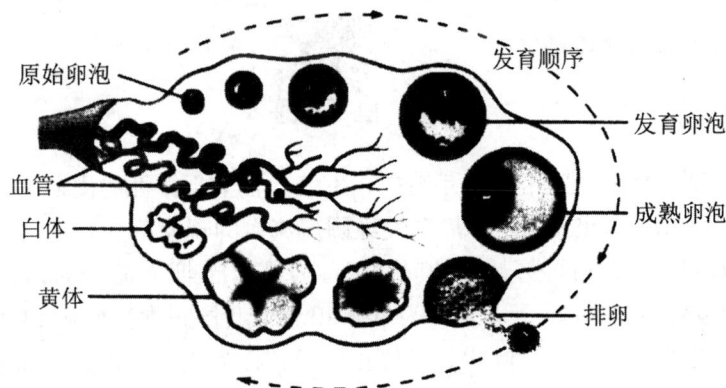

图 12 - 2 卵泡发育示意图

（二）卵巢的内分泌功能

卵巢可分泌多种激素，主要有雌激素、孕激素和少量的雄激素。

1. **雌激素**　雌激素属于类固醇激素，体内分泌的雌激素中雌二醇的分泌量最大。雌激素的主要生理作用有如下几个方面。

（1）促进女性附性器官的生长发育：主要包括以下作用。①促进阴道上皮细胞分裂增生和角化，并使细胞内糖原含量增加，糖原分解产生的乳酸使阴道呈酸性，增强阴道抗菌能力。②促进子宫平滑肌细胞的增生，提高子宫平滑肌对缩宫素的敏感性；可促使子宫内膜发生增殖期的变化，血管和腺体增生；还可使子宫颈口松弛，宫颈黏液分泌增加、变得稀薄，有利于精子的通过。③促进输卵管的运动，有利于受精卵（胚泡）向子宫腔内运行。

（2）激发女性副性征的出现：雌激素可促进乳房发育，刺激乳腺导管和结缔组织增生，产生乳晕，使音调变高，骨盆宽大，脂肪和毛发的分布具有女性特征等。

（3）对代谢的影响：①增强脂肪组织中脂肪的合成，促进胆固醇降解与排泄，使血中胆固醇减少。②促进肾小管对 Na^+ 的重吸收，同时提高肾小管对血管升压素的敏感性，使体内水钠潴留，增加细胞外液量。③刺激成骨细胞的活动，促进骨骺的愈合，并加强钙盐沉积。

2. **孕激素**　主要为孕酮，体内分泌的孕激素主要由黄体细胞分泌，也可由肾上腺皮质和胎盘产生。通常只有在雌激素作用的基础上孕激素才能发挥作用。

（1）对子宫的作用：孕激素使子宫内膜在增生期的基础上出现分泌期的改变，即进一步增生变厚，且有腺体分泌，这是在雌激素使内膜发生增殖的基础上产生的，有利于胚泡着床。它还能使子宫平滑肌的兴奋性降低，减少子宫收缩，抑制母体对胚胎的免疫排斥反应，为胚胎生长提供"安静"环境。另外，孕激素还可减少子宫颈黏液的分泌量，使黏液变稠，不利于精子穿透。

（2）对乳腺的作用：主要促进乳腺腺泡和导管的发育，为分娩后泌乳奠定基础。

（3）产热作用：孕激素可促进机体产热，使基础体温升高。在月经周期中，女性基础体温在排卵前先出现短暂降低，而在排卵后升高 0.5 ℃左右，并在黄体期一直维持在此水平。排卵后体温升高便是孕激素作用的结果，临床上有时将这一基础体温的改变作为判断排卵日期的一种标志。

二、月经周期及其形成机制

（一）月经周期

女性从青春期开始，在整个生育年龄中，生殖器官呈规律性的周期变化，表现为每月1次的子宫内膜剥落和出血，这种周期性经阴道流血的现象称为月经（menstruation）。从一次月经开始到下一次月经开始前的时间，称为月经周期（menstrual cycle）。月经周期的长短因人而异，平均约28天，范围为20~40天。我国正常女性从13~15岁开始出现第一次月经，称为初潮，45~50岁月经停止出现，称为绝经。在月经周期中，子宫内膜的变化是在卵巢激素作用下产生的，可分为以下3期。（图12-3）

1. **月经期**　月经期是从月经开始至出血停止，即月经周期的第1~4天。在此期间，黄体开始退化、萎缩，分泌量迅速减少。子宫内膜由于突然失去孕激素、雌激素的支持，子宫内膜血管痉挛，导致内膜缺血、坏死、剥落和出血，即月经来潮。月经期一般持续

3~5 天，出血量为 50~100 ml。经血中混有剥落的子宫内膜，由于子宫内膜组织中含有较丰富的纤溶酶原激活物，使经血中的纤溶酶原被激活成纤溶酶，所以经血不会发生凝固。

2. 增殖期 增殖期是从月经停止之日起至卵巢排卵之日止，即月经周期的第 5~14 天，历时 10 天左右。增殖期也称排卵前期，在此期间，卵巢中的卵泡处于发育和成熟阶段，并不断分泌雌激素。雌激素促使子宫内膜增生变厚，其中血管、腺体增生，但腺体尚不分泌。

3. 分泌期 分泌期是从排卵后到下次月经前，即月经周期的第 15~28 天，也称黄体期或排卵后期。在此期间，在黄体分泌的孕激素与雌激素作用下，子宫内膜进一步增生变厚，血管扩张、充血，腺体迂曲并分泌黏液，子宫内膜变得松软并富含营养物质，子宫平滑肌相对较静止，为妊娠做好准备。如果受孕，黄体即发育成妊娠黄体。如未受孕，黄体将萎缩，进入月经期。

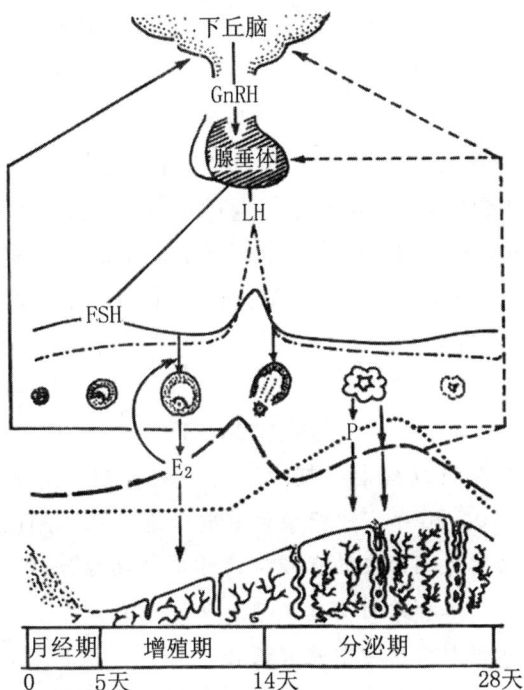

图 12-3 月经周期形成原理示意图

图中实线代表促进作用；虚线代表抑制作用；E2：雌二醇；P：孕酮

知识拓展

功能失调性子宫出血

功能失调性子宫出血，简称功血，这种疾病是由于下丘脑 - 腺垂体 - 卵巢（H - P - O）轴异常调节引起的神经内分泌异常引发的非正常子宫出血的非器质性病变。功血是妇科常见疾病，约占妇科门诊患者的 10%。临床上将这种疾病分为两种，即无排卵型功血和排卵型功血。前一种，常发生于青春期和绝经过渡期。青春期功血是由于神经内分泌中枢发育不全或成熟延迟所致。绝经妇女出现的功血主要是由于下丘脑 - 腺垂体 - 卵巢轴功能减退、卵巢功能不断衰退而引起的。

（二）月经周期形成的机制

月经周期的形成主要是下丘脑－腺垂体－卵巢轴活动的结果。

月经期：此期卵子未受精，黄体开始退化、萎缩，功能衰退，血中孕激素和雌激素水平迅速降至最低点，导致子宫内膜功能层中的螺旋状动脉痉挛收缩，于是功能层内膜缺血坏死，加之溶酶体释放蛋白水解酶，使坏死的子宫内膜溶解、脱落而出现出血，形成月经期。

增殖期：此期开始时，血中雌激素和孕激素浓度很低，对垂体 FSH 和 LH 的反馈抑制作用较弱，血中 FSH 逐渐升高。逐渐升高的 FSH 可使卵泡颗粒细胞膜上的 FSH 受体增多，因而对 FSH 的敏感程度提高，FSH 促使新的卵泡生长、发育及成熟，而 LH 和 FSH 的共同作用可促使卵泡颗粒细胞和内膜细胞合成和分泌雌激素。在排卵前 1 周，血中雌激素浓度明显上升，选择性抑制腺垂体 FSH 的分泌，使血中 FSH 有所下降。在排卵前 1 天左右，血中雌激素浓度达到顶峰，在其作用下，下丘脑 GnRH 的分泌增多，从而使腺垂体 FSH 和 LH 分泌增加，其中 LH 分泌增加最为明显，形成 LH 高峰（LH surge）。在大量 LH 的作用下，卵泡破裂发生排卵，破裂的卵泡发育成黄体而进入黄体期。

分泌期：卵泡排卵后，进入分泌期，此期黄体在 LH 的作用下分泌大量孕激素和雌激素，随着黄体的不断增长，雌激素和孕激素的分泌也不断增加。到排卵后的 8~10 天，雌激素和孕激素在血中的浓度达到高水平，通过对下丘脑发挥负反馈抑制作用，使下丘脑 GnRH 分泌减少，血中 FSH 和 LH 水平也逐渐下降至最低程度。血中雌激素、孕激素的浓度也很快减少，由于黄体的退化、萎缩，血中雌激素和孕激素的浓度迅速下降到最低水平，于是又进入月经期。

知识拓展

更年期综合征

更年期是指妇女从生育期向老年期过渡的一段时期，是卵巢功能逐渐衰退的时期。始于 40 岁，历时 10~20 年，以绝经为重要标志。在此期间，因性激素分泌量减少，出现以自主神经功能失调为主的症候群，称更年期综合征。该病在营养不良、精神和情绪不稳定，以及手术和放射治疗使卵巢功能丧失、雌激素水平下降迅速的患者中发病率高。该病症状较严重，治疗效果较好。

三、妊娠与分娩

（一）妊娠

妊娠是新个体产生的生理过程，包括受精、着床、妊娠的维持等。分娩是胎儿娩出母体的生理过程。

1. 受精 受精是精子和卵子结合的过程，受精部位一般在输卵管壶腹部。

2. 着床 胚泡通过与子宫内膜相互作用而植入子宫内的生理过程称为着床。

3. 妊娠的维持 胚泡着床后，一部分发育成胚胎，将来发育成胎儿，胚泡最外层的一部分细胞发育成滋养层。不久滋养层细胞发育成绒毛膜，此时，母体子宫内膜增生成为蜕膜，母体的蜕膜和子体的绒毛膜相结合而形成胎盘。胎盘主要分泌的激素有人绒毛膜促性腺激素、雌激素、孕激素和人绒毛膜生长激素等。因此，胎盘是妊娠期间一个重要的内分泌器官。

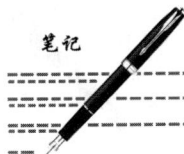

（二）分娩

胎儿及其附属物自子宫娩出母体的过程称为分娩。人类的孕期（从末次月经开始第1天算起）约为280天。分娩启动的机制尚不十分清楚。分娩时子宫肌强烈收缩，子宫颈受刺激后可反射性地引起缩宫素的释放，缩宫素可加强子宫底部肌肉强烈收缩。子宫肌肉产生节律性收缩，其强度、持续时间和频率随分娩过程逐渐增加，节律性收缩使子宫腔的容积逐渐减小，宫腔内的压力逐步增大，压迫胎儿通过开大的宫颈口，直至胎儿经阴道娩出。

分娩后，母体血液中雌激素和孕激素的浓度大大降低，解除了对泌乳素的抑制作用，在泌乳素作用下乳腺开始分泌乳汁。在哺乳过程中，婴儿吸吮乳头，可反射性地引起缩宫素与泌乳素分泌增加。缩宫素作用于乳腺导管的肌上皮细胞使之收缩，促进乳汁排出，引起射乳反射；缩宫素能够促进子宫平滑肌收缩，有助于产后子宫恢复。哺乳引起的高浓度泌乳素，不仅可促进乳汁分泌，而且对促性腺激素的分泌具有抑制作用。因此，在哺乳期间可出现月经暂停，一般为4~6个月，它能起到自然调节生育间隔的作用。在断奶后，婴儿不再吸吮乳头，缩宫素与泌乳素分泌减少，乳腺泌乳逐渐停止。

本章小结

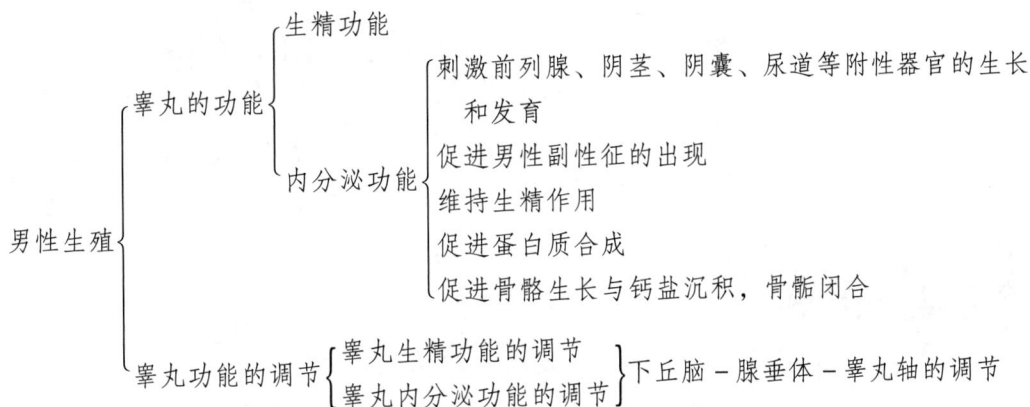

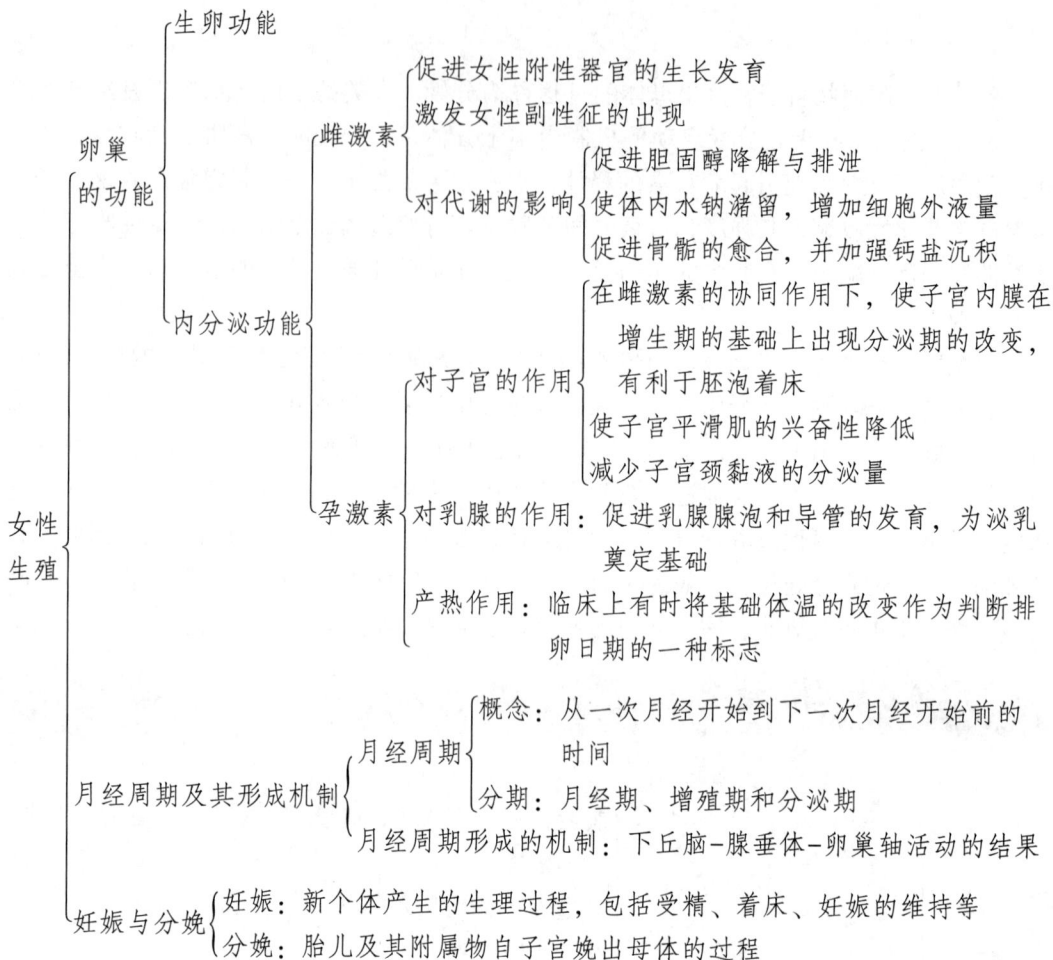

生卵功能

卵巢的功能
　内分泌功能
　　雌激素
　　　促进女性附性器官的生长发育
　　　激发女性副性征的出现
　　　对代谢的影响
　　　　促进胆固醇降解与排泄
　　　　使体内水钠潴留，增加细胞外液量
　　　　促进骨骺的愈合，并加强钙盐沉积
　　孕激素
　　　对子宫的作用
　　　　在雌激素的协同作用下，使子宫内膜在增生期的基础上出现分泌期的改变，有利于胚泡着床
　　　　使子宫平滑肌的兴奋性降低
　　　　减少子宫颈黏液的分泌量
　　　对乳腺的作用：促进乳腺腺泡和导管的发育，为泌乳奠定基础
　　　产热作用：临床上有时将基础体温的改变作为判断排卵日期的一种标志

女性生殖

月经周期及其形成机制
　月经周期
　　概念：从一次月经开始到下一次月经开始前的时间
　　分期：月经期、增殖期和分泌期
　月经周期形成的机制：下丘脑-腺垂体-卵巢轴活动的结果

妊娠与分娩
　妊娠：新个体产生的生理过程，包括受精、着床、妊娠的维持等
　分娩：胎儿及其附属物自子宫娩出母体的过程

思考题

某患者，女，28岁，6个月前孕42天行人工流产术，术后一直未来月经，雌激素和孕激素试验均为阴性，该患者闭经的原因是什么？

（杨丽娜）

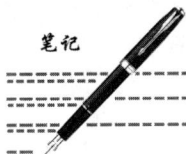

参考文献

［1］朱大年，王庭槐．生理学．9 版．北京：人民卫生出版社，2018.

［2］王福青．生理学．郑州：河南科学技术出版社，2005.

［3］白波．生理学．8 版．北京：人民卫生出版社，2018.

［4］周华，崔慧先．人体解剖生理学．7 版．北京：人民卫生出版社，2016.

［5］彭波．正常人体功能．4 版．北京：人民卫生出版社，2019.

［6］约翰·E. 霍尔．医学生理学．13 版．北京：北京大学医学出版社，2019.